実践できる
在宅看護技術ガイド

Gakken

■ 編集

角田直枝　　茨城県立中央病院・茨城県地域がんセンター　看護局長

■ 執筆者（執筆順）

石井佳子　　東京女子医科大学東医療センター　皮膚・排泄ケア認定看護師
松井美嘉子　前・日本訪問看護財団認定看護師教育課程主任教員　訪問看護認定看護師
後藤茂美　　公益社団法人山梨県看護協会 貢川訪問看護ステーション　皮膚・排泄ケア認定看護師
福田美紀　　前・日本訪問看護財団あすか山訪問看護ステーション副所長　訪問看護認定看護師
阿蒜ひろ子　千葉県立佐原病院看護師長　訪問看護認定看護師　NST専門療法士
和田敬子　　前・愛知県看護協会認定看護師教育課程専任教員　摂食・嚥下障害看護認定看護師
前田恵津子　前・愛知県看護協会認定看護師教育課程専任教員　摂食・嚥下障害看護認定看護師
高橋洋子　　日本訪問看護財団立おもて参道訪問看護ステーション所長　訪問看護認定看護師
宮澤智子　　前・日本訪問看護財団認定看護師教育課程専任教員　訪問看護認定看護師
青根ひかる　社会医療法人 誠光会 草津市訪問看護ステーション　摂食・嚥下障害看護認定看護師
齋藤恵美子　みらい在宅ケア株式会社みらい訪問看護ステーション　訪問看護認定看護師
伊藤美江子　帝人在宅医療株式会社望星台訪問看護ステーション厚木所長　訪問看護認定看護師

編集担当：瀬崎志歩子，増田和也，黒田周作
編集協力：新居功三
表紙・カバー・本文デザイン：㈲レディバード
DTP：㈲レディバード
本文イラスト：渡辺富一郎

はじめに

　在宅看護は在宅医療の推進のもと，20年あまりで急速に変化を遂げてきた．1992年に訪問看護制度が施行されて以降，2000年に介護保険制度が始まり，2006年には訪問看護認定看護師が誕生した．制度や報酬も在宅看護の発展をあと押しし，在宅療養者も年々増加してきた．

　訪問看護師がかかわる在宅療養者は，年齢や疾患などはさまざまであるが，その多くは食事・清潔・排泄・移動などの日常生活動作に介助を要し，また，呼吸や循環に関連する疾患をもつことが多い．このような在宅療養においては，日常生活が変わりなく維持できることが療養者のみならず家族・介護者にとっても大きな願いである．そのためには，訪問看護師の専門的な技術や的確な判断による，健康の維持増進と異常の早期発見が必須といえる．

　本書『実践できる 在宅看護技術ガイド』では，在宅療養者の多くに共通する次の3つのケアに焦点をあてて，そこに関連する専門的な技術を写真や図表を数多く提示してわかりやすく解説した．外的刺激から身を守り，安全と清潔を維持するために重要である「スキンケア」，健康維持には必須である「栄養摂取のためのマネジメント」，そして生命維持に直結する呼吸が適切にしかも苦痛なくできることをめざした「呼吸ケア」，これらが確実に実施されることによって，療養者の生活は安心なものとなるであろう．

　さらに本書を構成している節の一つひとつは，在宅看護に従事する看護師たちから，職場内での指導や研修会での疑問・質問，あるいは認定看護師への相談といった形で現れた，在宅看護の現場にとって非常に重要だと考えられる事柄を抽出して構成した．

　執筆者は訪問看護認定看護師が大半を占めるが，それ以外には皮膚・排泄ケア認定看護師や摂食・嚥下障害看護認定看護師のなかで訪問看護に従事する認定看護師も加わっている．

　このように，在宅療養者の増加と求められる看護の幅広さに応えるため，異なる専門性をもつ認定看護師が続々と在宅看護に関与しだしたことも，発展の一端を示すものである．

　認定看護師たちの実践から生まれた本書は，在宅看護に携わって間もない看護師にとっては疑問を解決するものとなるであろうし，経験を有する看護師にとっては，日ごろの看護の根拠の確認や最新の知識・技術を補うものとなるであろう．

　本書がより多くの訪問看護師の実践を助け，在宅看護に看護師を惹きつけ，ひいては多くの在宅療養者を支えるものとなることを祈っている．

2013年8月

角田 直枝

Contents 実践できる 在宅看護技術ガイド

Chapter 1 在宅で行うスキンケア

1 皮膚のアセスメントとケア　石井 佳子…2
皮膚のアセスメントとは…2／高齢者の皮膚の特徴…2／脆弱な皮膚の洗浄方法…3／皮膚の適切な保護方法…4

2 尿失禁時のスキントラブル　石井 佳子…7
尿失禁によるスキントラブルとは…7／スキントラブル予防のポイント…7／尿失禁によるスキントラブルの予防法…7／褥瘡がある療養者の尿失禁…10／間違いやすい皮膚の症状・疾患…10

3 便失禁時のスキントラブル　石井 佳子…12
便失禁でかぶれる原因とは…12／肛門周囲皮膚障害の発生機序…12／肛門周囲皮膚障害の予防ケア…12／便失禁による皮膚トラブル…14／便失禁の生活指導…15／褥瘡があり便失禁する場合のケア…15

4 ストーマ周囲のスキントラブル　石井 佳子…16
ストーマ周囲皮膚炎の原因…16／原因を確かめる観察ポイント…18／ストーマ周囲皮膚炎への対応…19／皮膚・排泄ケア認定看護師との連携…19

5 人工呼吸器に関するスキントラブル　松井美嘉子…21
人工呼吸器によるスキントラブルとは…21／スキントラブルの予防…23

6 胃瘻のスキントラブル　後藤 茂美…24
カテーテルの種類…24／胃瘻造設術後のスキンケアの原則…24／スキントラブルへの対応…26／家族・サービス事業所職員との情報共有…28

7 チューブ・ドレーン周囲のスキントラブル　後藤 茂美…29
スキントラブルの誘因…29／基本的なスキンケア…29／部位別の管理方法…30／スキントラブルの原因と対策…32

8 褥瘡の予防とケア　後藤 茂美…35
褥瘡の要因の検索…35／創のアセスメントと薬剤・ドレッシング材の選定…35／褥瘡の局所ケア…37／褥瘡の発生・再発予防のスキンケア…38／家族と関係職種との連携…39

9 瘙痒感（かゆみ）や乾燥状態のスキンケア　石井 佳子…41
瘙痒感（かゆみ）のケア…41／かゆみを伴う皮膚のアセスメント…41／乾燥と瘙痒のメカニズム…42／スキンケアの実際…42

10 浮腫のスキントラブル　福田 美紀…44
浮腫の種類…44／浮腫の評価…44／複合的理学療法の実施…44／スキンケアのポイント…44／スキントラブル時の対応…47／セルフケアの指導…47／日常生活上の注意点…48

11 糖尿病のスキントラブル　石井 佳子…49
糖尿病による主な皮膚病変…49／糖尿病足病変の予防…50／糖尿病足病変の治療…52

Chapter 2 在宅で行う栄養ケアマネジメント

1. **栄養アセスメント**　阿蒜ひろ子…56
   栄養アセスメントの目的…56／栄養アセスメントの方法…56／栄養状態の評価方法…58／栄養摂取量（必要エネルギー）の決定方法…58

2. **食欲低下時の栄養管理**　阿蒜ひろ子…61
   食欲低下の原因…61／低栄養の早期発見の方法…61／食欲を高めるかかわり…62／栄養状態維持のために必要な栄養素…62／水分の必要性…62／食欲低下が改善されない場合…64

3. **低栄養時のケア：療養者の栄養管理**　阿蒜ひろ子…65
   低栄養の特徴…65／低栄養の原因…65／低栄養の状態別分類…65／療養者の栄養管理…66／低栄養の予防と早期発見…67

4. **下痢・便秘時のケア**　阿蒜ひろ子…69
   下痢とは…69／下痢の原因…69／下痢にかかわる腸の病態生理…70／下痢に対する栄養管理の注意点…70／下痢便の性状による食事の検討…70／ストレスが原因の下痢（過敏性腸症候群）…71／便秘とは…71／便秘の種類と原因…71／便秘の日常管理…71／便秘に対する栄養管理…71

5. **口腔ケア：う歯・誤嚥性肺炎予防**　和田 敬子，前田恵津子…73
   口腔乾燥が起こる原因…73／口腔乾燥に伴うリスク…73／口腔ケアの方法…75

6. **摂食・嚥下障害の予防と対応**　前田恵津子…78
   摂食・嚥下の全体像…78／日常生活における観察…78／摂食・嚥下障害への対応…80／摂食・嚥下障害の予防…80

7. **経鼻栄養：経鼻栄養チューブの挿入と栄養剤**　高橋 洋子，宮澤 智子…84
   経鼻栄養の特徴…84／経鼻栄養チューブの選択…84／経鼻栄養チューブの挿入方法…84／自己（事故）抜去の予防…85／栄養剤注入時の注意点…85／感染管理…86／経鼻栄養が原因となる症状…86／栄養剤の種類と特徴…87

8. **経腸栄養：胃瘻に用いるカテーテルのケアと栄養剤**　高橋 洋子，宮澤 智子…90
   胃瘻の適応…90／カテーテルの種類…90／カテーテルの管理…90／栄養剤の注入方法…91／在宅での訪問介護職員との連携…94

9. **在宅中心静脈栄養：HPN**　高橋 洋子，宮澤 智子…95
   HPNの適応としくみ…95／HPNによる合併症…95／HPNに用いるカテーテルの種類…95／完全皮下埋め込み式カテーテルの管理…96／トラブルとそれに伴う症状…97／感染管理…97／HPNと外出…98

10. **経管栄養から経口摂取への移行**　青根 ひかる…99
    在宅での経口摂取再開とは…99／療養者の体調の観察…99／介護能力の確認…100／主治医の了解…100／医療機関との連携…100／摂食条件の設定…101／リスク管理…101

11. **脱水時のケア**　高橋 洋子，宮澤 智子…103
    体内の水分バランス…103／脱水の分類と主な原因…103／脱水時の主な症状…104／脱水の予防…104／脱水への対処…104

Chapter 3 在宅で行う呼吸ケア

1. **呼吸アセスメント：呼吸管理**　齋藤恵美子…108
   在宅看護における呼吸アセスメントとは…108／五感を駆使する呼吸のフィジカルアセスメント…108／呼吸音聴取の基本…109／正確な情報提供…110／身体構造の理解…110／緊急時の対応…111

2. **排痰・吸引**　齋藤恵美子…112
   在宅での気管吸引とは…112／在宅での吸引器の選択…112／気管吸引の目安…113／排痰の方法…113／在宅での気管吸引の感染予防策…114／ヘルパーへの吸引指導…115／緊急時の対応…115

3. **吸入**　齋藤恵美子…117
   吸入の目的…117／吸入器の種類…117／粒子の大きさと気道の沈着部位…117／吸入の実際…119／療養者・家族指導…119／吸入器の取り扱い方…119／小児の場合の吸引指導…119／緊急時の対応…120

4. **気管カニューレ（気管切開）**　齋藤恵美子…121
   気管切開の目的…121／気管カニューレの種類…121／気管切開している療養者のケア…121／気管カニューレの交換…122／日常生活にかかわる指導…123／小児の場合…124／緊急時の対応…124

5. **呼吸困難感や緊急時の対応**　松井美嘉子…125
   呼吸困難感を訴える療養者への対応…125／療養者の姿勢・体位の観察…125／問診…125／フィジカルアセスメント…127／緊急時の対応…127／過換気症候群…128

6. **在宅人工呼吸療法：HMV① TPPV（気管切開下間欠的陽圧換気）**　松井美嘉子…130
   人工呼吸器の理解…130／在宅人工呼吸器のアラーム対応…130／気管カニューレ挿入中のケア…132／日常のケア…132／チームケアでの支援…135

7. **在宅人工呼吸療法：HMV② NPPV（非侵襲的陽圧換気）**　松井美嘉子…136
   NPPVの対象者は？…136／NPPVの特徴…136／NPPV導入の説明…137／NPPV導入前の確認…137／マスクのフィッティング…137／呼吸のタイミングの確認…138／NPPV開始時の注意点…138／機器の手入れ・点検…138／日常のケア…139

8. **人工呼吸器装着中の環境整備**　松井美嘉子…141
   HMV実施における環境整備…141／災害時・緊急時の対応…141／救急車を要請する場合…142／メンテナンス…142

9. **在宅酸素療法：HOT**　伊藤美江子…145
   酸素療法の意義とその説明…145／コンプライアンスが低い療養者の指導方法…145／療養者が酸素療法を受け入れない理由と対策…145／入浴時の呼吸困難感の軽減…146／排泄時の呼吸困難感の軽減…147／運動療法…147／急性増悪の観察と予防…147／鼻カニューレと機器の管理…148／災害時・停電時の対応…149

10. **人工呼吸療法時の口腔ケア：人工呼吸器関連肺炎（VAP）防止・感染管理**　伊藤美江子…151
    VAPを起こす原因と在宅での対処方法…151／口腔内で細菌が増殖する原因と対策…151／口腔アセスメント…152／口腔ケア時の注意点…152／吸引の順序…153／人工呼吸中の口腔ケアの回数…153／家族への指導…153

11. **呼吸器疾患の在宅での服薬指導**　伊藤美江子…155
    服薬ができない療養者の指導…155／気管支拡張薬の種類と特徴…156／吸入ステロイド薬…157／吸入指導…157

12. **呼吸にかかわる疼痛ケア：息切れと呼吸苦**　伊藤美江子…159
    息切れの原因…159／息切れへの対応…159／COPD療養者の息切れ…159／息切れを起こしやすい動作…160／呼吸訓練…160／呼吸介助法…161／咳嗽介助…162／強制呼出（ハッフィング）の介助…162

index…164

Chapter 1

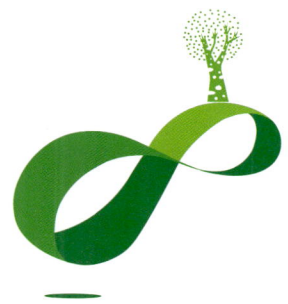

在宅で行うスキンケア

1 皮膚のアセスメントとケア
2 尿失禁時のスキントラブル
3 便失禁時のスキントラブル
4 ストーマ周囲のスキントラブル
5 人工呼吸器に関するスキントラブル
6 胃瘻のスキントラブル
7 チューブ・ドレーン周囲のスキントラブル
8 褥瘡の予防とケア
9 瘙痒感（かゆみ）や乾燥状態のスキンケア
10 浮腫のスキントラブル
11 糖尿病のスキントラブル

皮膚 1	# 皮膚のアセスメントとケア

石井佳子

> **ケアのポイント**
> - 高齢者の皮膚はドライスキンとなりがちで，バリア機能が弱いうえ，脆弱である．
> - 脆弱な皮膚を洗浄する際には，できるだけダメージを与えず，皮脂成分をとりすぎないように注意する．
> - 保湿剤でドライスキンを保護し，皮膚障害を予防・改善させる環境を整える．

皮膚のアセスメントとは

1. 皮膚のアセスメントの目的

スキントラブル予防のために，皮膚のアセスメントを行う．アセスメントにより療養者の皮膚の特徴を知り，皮膚の清潔を保ち，保湿する．

2. 観察のポイント

療養者や家族への指導にあたっては，清潔行為のつもりで頻繁な洗浄を行い，皮膚へのダメージを与えていることがあるため注意する．

排泄時に頻繁な石けん洗浄をし，皮膚が乾燥していないか，おむつを重ね付けすることによって蒸れたり皮膚が浸軟（p.7を参照）していないかどうかを観察する．

乾燥やかゆみのため，自身の爪で引っ掻いていないかどうかを観察する．

習慣で熱い湯に入浴したり，ナイロンタオルで身体をこすったりしていないか，皮膚に傷をつけていないかを観察する．

高齢者の皮膚の特徴

表皮の再生周期は約28日間といわれているが，高齢者はこの期間が延長し，いわゆる新陳代謝が悪くなった状態になる．

表皮内の有棘細胞層の減少，表皮突起の平坦化により皮膚は菲薄化する（表1）．

表皮と真皮の結びつきが弱いため，真皮の弾力性も失われ，皮膚は剥離しやすく，外力でずれを起こしやすい．つまり皮膚の耐久性が著しく低下している．

加齢により主な皮脂成分であるセラミド（角質細胞間脂質）が減少しドライスキン（図1）となる．毛包，皮脂腺の萎縮によって，汗や皮脂成分が減少し，表皮のバリア機能[*1]を果たす皮脂膜が形成されにくくなる．

皮脂膜，セラミド，天然保湿因子（natural moisturizing factor：NMF）が角層の水分を保持して潤いを保っている（図2）．

表1 高齢者の皮膚の特徴

皮膚の部分	特徴
表皮	・皮野，皮溝が不明瞭 ・平滑化，光沢あり，菲薄化 ・角層が厚い ・細胞内水分の減少
表皮と真皮の結合	・表皮突起の平坦化 ・基底膜がはがれやすい
真皮	・コラーゲンの架橋結合の減少 ・エラスチンの変性で菲薄化

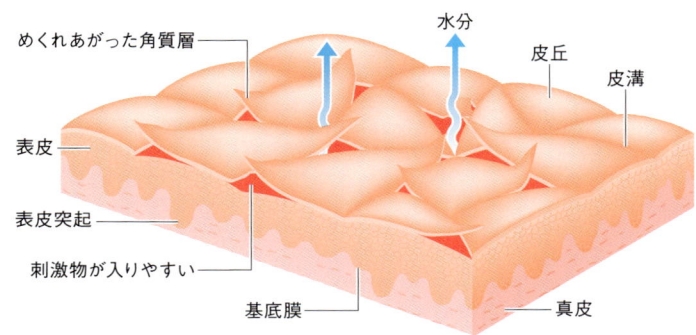

角質水分量が減少し，皮膚の表面がひび割れて角質層のバリア機能が破綻した状態であり，角層の隙間から，微生物やアレルゲンが侵入しやすい状態である

図1 ドライスキン

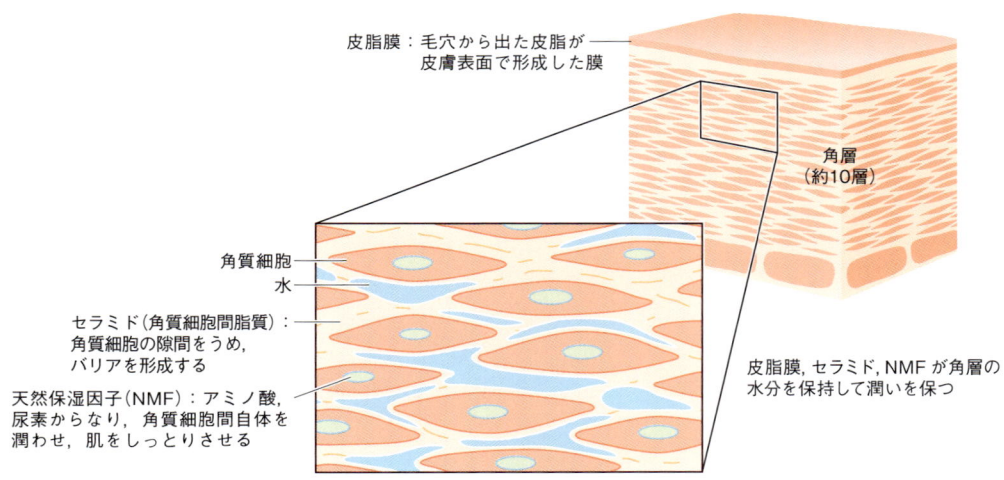

図2 角層の構造

脆弱な皮膚の洗浄方法

1. 洗浄方法

ガーゼやタオルで皮膚をこするなど，物理的な刺激や頻繁な洗浄は，皮膚の皮脂成分を喪失させ，表皮のバリア機能を破綻させるため（図3），ドライスキンになりやすい．そのため，できるだけ皮膚にダメージを与えずに効果的に汚れを落とす方法を選択する．

入浴は熱い湯につかると，皮脂成分がとれすぎ，皮膚が乾燥するため，熱すぎない湯（40℃以下）にゆったりつかるようにする．

石けんは十分に泡立てる（図4）．泡は油分である汚れを包み込み，皮膚から汚れを引き離すため，こすらなくても十分に汚れが浮き上がり，清潔になる（図5）．

ナイロンタオルや垢すりは皮膚に傷をつけるため，軟らかい天然素材のものを使い，皮膚を強くこすらない．

石けん成分が残らないように十分に洗い流すことが大切である．

*1 **表皮のバリア機能** 表皮の角層を覆う皮脂膜により皮膚のバリア機能が保たれている．バリア機能には2つあり，1つは体内の水分を保持し，皮膚の乾燥を防ぐ機能であり，もう1つは外界からの微生物やアレルゲンの侵入を防ぐ機能である．皮脂膜はpH4.0～6.0と弱酸性であり，細菌の繁殖を抑制し，化学的刺激から皮膚を守っている．

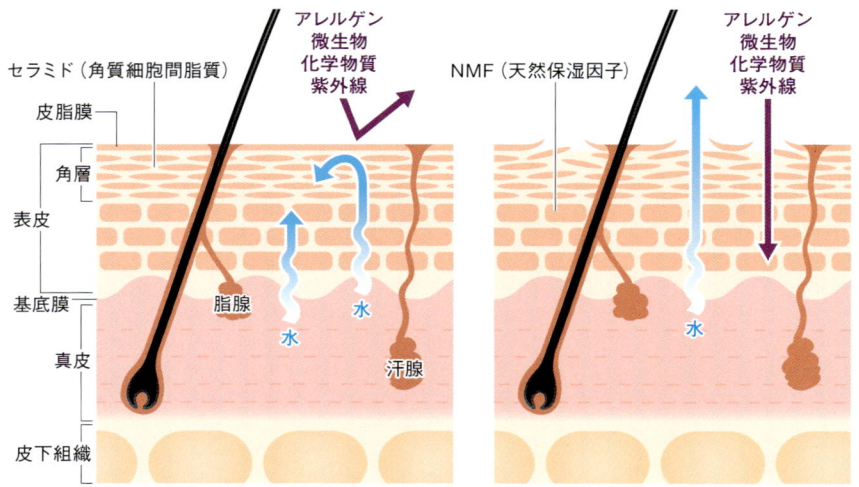

図3　皮膚のバリア機能

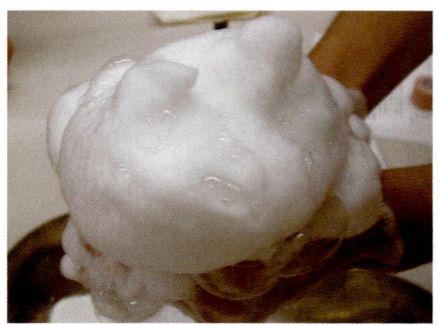

図4　理想的な泡

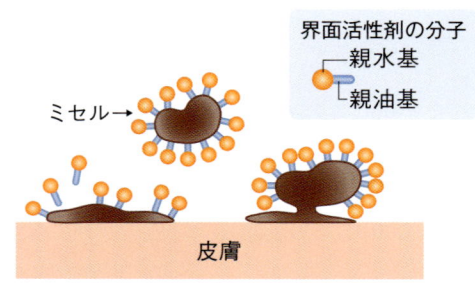

図5　皮膚洗浄のメカニズム

2. 洗浄剤の選び方

石けんにはpHの違いにより，アルカリ性のものと弱酸性のものがある（**表2**）．

アルカリ性：アルカリ性の石けんは密度の濃い厚みのある泡で洗浄効果も高いが，皮脂成分をとりすぎる傾向がある．

弱酸性：皮膚へのダメージを最小限にする弱酸性の洗浄剤が多く出回っているが，泡立ちが少なく，洗浄力は弱くなる．

陰部や腋窩など，細菌が繁殖しやすいところはアルカリ性の石けんでしっかり汚れを落とす．身体全体を洗う場合やアトピー性皮膚炎など，ドライスキンが認められる場合には弱酸性の石けんを選ぶ．

泡立てる必要がないリキッド状の洗浄剤（セキューラ®CL，**図6**）や天然オイルで汚れをとるクリーム状の清浄剤（リモイス®クレンズ，**図7**）があり，これらは泡立てる手間が省けるのと，洗い流す必要もないため，手早く部分的な汚れを落とす場合に便利である．ストーマ用品を販売している代理店などで購入できる．

皮膚の適切な保護方法

1. ドライスキンに対するケア

ドライスキンは角質水分量が減少し，皮膚の表面がひび割れ，健康な皮膚がもつバリア機能が障害された状態である．

本来の健康な皮膚を取り戻すためには，皮脂成分，セラミド，天然保湿因子（NMF）が十分に機能するようなスキンケアを行う．

40歳前後からは保湿ケアとともに皮脂の主成分であ

表2 皮膚洗浄剤の種類とpH

形状		pH	商品名
固形	化粧石けん	9.3〜10.0	花王ホワイト,植物物語,ラックスシルキーケア
	薬用石けん	9.8〜10.8	ミューズ,薬用ハーネス,牛乳石けん
	透明石けん	10.4〜10.5	ホネケーキ,アトピコ
	ベビー石けん	10.1〜10.6	ピジョンベビー,ジョンソン®ベビー
	アミノ石けん	9.2〜9.4	ニュートロジーナ®,コラージュ
	弱酸性石けん	6.4	ミノン®
クリーム状		9.3〜10.7	ポンズ,スキンライフ
		6.9	ビオレ
		5.4〜5.5	ミノン®クレンジングフォーム
		5.0〜6.0	ソフティ®
白色ローション状		9.4〜10.2	植物物語,ラックス
		7.1	ビオレU
透明液状		6.1	ミノン®全身シャンプー
		5.2	セキューラ®CL

a. 弱酸性洗浄料

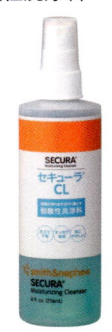

セキューラ®CL
(スミス・アンド・ネフュー ウンド マネジメント)

図6 泡立てる必要のない洗浄剤の例

b. 保湿・洗浄クリーム

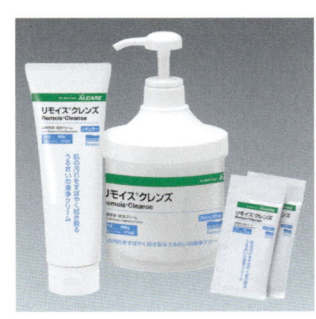

リモイス® クレンズ
(アルケア)

図7 洗い流さない洗浄剤の例

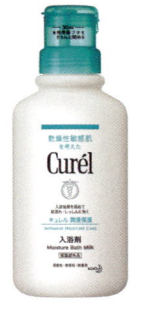

キュレル薬用入浴剤
(花王)

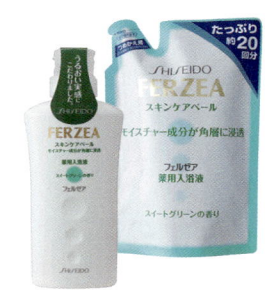

フェルゼア薬用スキンケアベール入浴液
(資生堂薬品)

図8 薬用入浴剤の例

るセラミドなどを含むクリームを塗る.油分で皮膚の表面をカバーし水分の蒸散を防ぐ.

濡れたままの皮膚は水分蒸散量が増すため,すぐに水分をとる.こすらずに押さえ拭きをする.

洗顔直後に保湿した肌は,洗顔5分後に保湿した肌に比べて,30分後の角質水分量が20%以上多かったという報告もある.皮膚を洗ったあとは素早く保湿する.

四肢など部分的なところは,外用軟膏を使用し,全身ケアの場合は,保湿効果のある入浴剤を使用する(図8).

セルフケアが低下している場合は,家族や介護者へ,

a. 尿素配合　　　　　　　　　　　　　　　b. ヘパリン類似物質軟膏　c. 天然型ビタミンEとグリチルリチン酸ニカリウム入り

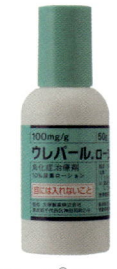 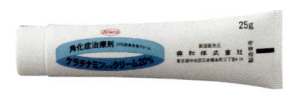 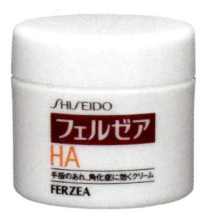 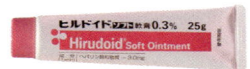 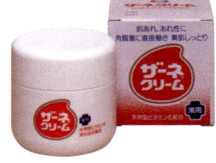

ウレパール®ローション10%（大塚製薬）　ケラチナミンコーワクリーム20%（興和創薬）　フェルゼアHA20クリーム（資生堂薬品）　ヒルドイド®ソフト軟膏0.3%（マルホ）　ザーネ®クリーム（医薬部外品）（エーザイ）

図9　保湿剤の例

保湿剤（図9）を塗るタイミングや回数を具体的に指導する．

夏季のクーラー，冬季の暖房は直接風に当たらない工夫をする．濡れたタオルを室内に干すなどして室内湿度は50〜60%に保つようにする．

2. その他のケア

その他，食器洗い用洗剤や湯水はなるべく直接皮膚に触れないように工夫する．

転倒やけがによる皮膚の損傷を避ける．爪で皮膚を掻かない．

菲薄した皮膚に絆創膏を貼る場合は，粘着剤の成分をアクリル系のものよりゲル系の，皮膚に刺激の少ない物をえらび，皮膚を引っ張らずに沿うように貼る．また，テープの下に皮膚被膜剤を塗布する．

身体を締め付けるガードルやゴムのきつい下着は着用しない．

引用・参考文献
1) 溝上祐子，河合修三編著：知識とスキルが見てわかる専門的皮膚ケア──スキントラブルの理解と予防的・治療的スキンケア．p.30〜31，メディカ出版，2008．
2) 溝上祐子：カラー写真とイラストで見てわかる！創傷管理．p.63〜65，メディカ出版，2006．
3) 田中秀子，溝上祐子監：失禁ケアガイダンス．p.284〜287，日本看護協会出版会，2007．
4) 後藤百万，渡邊順子：徹底ガイド排尿ケアQ&A．p.154〜155，202〜203，総合医学社，2006．

Column

保湿剤を塗るタイミング

保湿剤は入浴直後の肌がまだ湿っているときに塗布するのが効果的である．皮膚が浸軟状態であると，ヒアルロン酸などの保湿成分を含んだローションは浸透しやすくなり，軟膏やクリームは油膜で保護する効果が高くなる．

背部など介護者1人ではケアがむずかしい箇所は，入浴サービス介助者に協力してもらい，入浴直後に保湿剤を全身塗布するようにする．

効果的な軟膏の使い方

皮膚の表面は汗や不感蒸泄で絶えず汚れている．このような汚れた皮膚に軟膏を塗っても，薬剤が十分に浸透できず病変に対する有効濃度は達成できない．入浴やシャワー浴で汚れや前回塗布した軟膏を十分に落としたあとに塗るのが最適である．

一般に使われるステロイド外用薬は微温湯と石けんで落とす．一方，油性のホウ酸亜鉛化軟膏は落とそうとして強く皮膚をこすらずに，オリーブ油，サラダ油などをティッシュペーパーに浸してやさしく取り除くように拭き取る．

皮膚 2 尿失禁時のスキントラブル

石井佳子

ケアのポイント
- 尿失禁によるスキントラブルの発生機序を理解する．
- 尿を皮膚に付着させないために，吸収力・皮膚の浸軟を予防するおむつやパッドを選択する．
- 排泄物を長時間付着させたままにせず，弱酸性の洗浄剤で洗浄し，撥水性のある軟膏，クリーム，オイルを塗布し，皮膚を保護する．
- 皮膚の清潔と浸軟の予防が大切である．

尿失禁によるスキントラブルとは

尿の成分による化学的刺激が原因である．尿が体外に出てから時間が経つと分解されてアルカリ性になり，それが皮膚に付着することにより皮膚のバリア機能が損傷される．

尿の持続的な付着により皮膚が浸軟し，脆弱になる．そこに，おむつによるずれや清拭時の摩擦が加わることにより，容易に皮膚表面に傷がつき，皮膚のバリア機能が破壊され，真菌や細菌の増殖が起こりやすくなる．

尿失禁によるスキントラブルの発生機序を図1に示す．

スキントラブル予防のポイント

尿失禁によるスキントラブル予防にあたっては，①尿を皮膚に付着させない，②陰部とその周囲の皮膚は愛護的にケアし，皮膚のバリア機能を損傷しないことがポイントとなる．

ただし，予防できる失禁は回避し，治療可能な失禁は治すことが優先される．安易に「失禁＝パッド，おむつ」と考えないことである．

大切なのは，皮膚の清潔と浸軟[*1]の予防である．

尿失禁によるスキントラブルの予防法

1. 適切なおむつの選択

尿を殿部の皮膚全体に付着させないために，排尿口付近で尿をスポット吸収できるおむつを選択する（図2）．

排尿記録をつけて，1日の排尿パターンを知り，排尿量に適したおむつやパッドを選択する（表1）．

たとえば，夜間に2,000 mL吸収できるおむつを使用すれば，夜間おむつを頻繁に交換することもなく，療養者も介護者もぐっすり眠ることができる．

おむつを重ねた使用（重ねづけ）は高温多湿の環境になり，皮膚の浸軟を助長するため行わない．しかし，どうしても重ねづけをするときは，皮膚に直接あたる尿取りパッドの中央に切り込みを入れて，2枚目にも吸収させるようにして使用する．

蒸れ対策として，通気性のよいネット状のパンツに尿

[*1] **浸軟** 水分に浸漬して角質層の水分が増加し，一過性に体積が増えてふやけることであり，可逆性の変化である．浸軟によって角質細胞と細胞のあいだを接着しているデスモゾームの構造がゆるむため，表皮剥離を起こしやすく，外界からの異物や微生物の侵入が容易となる．白色ワセリン（保湿剤）の使用は，透過性が少なく，水分の蒸散を損なうため，角質水分量を増加させ，さらに浸軟を助長してしまうことがある．

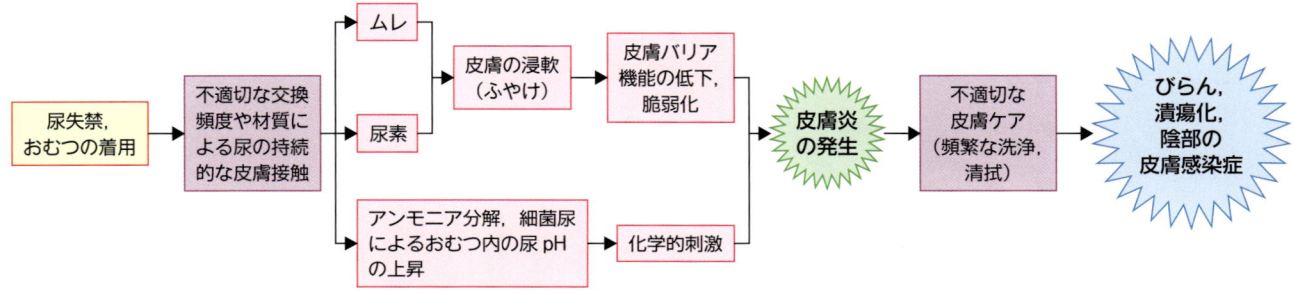

図1 尿失禁によるスキントラブルの発生機序

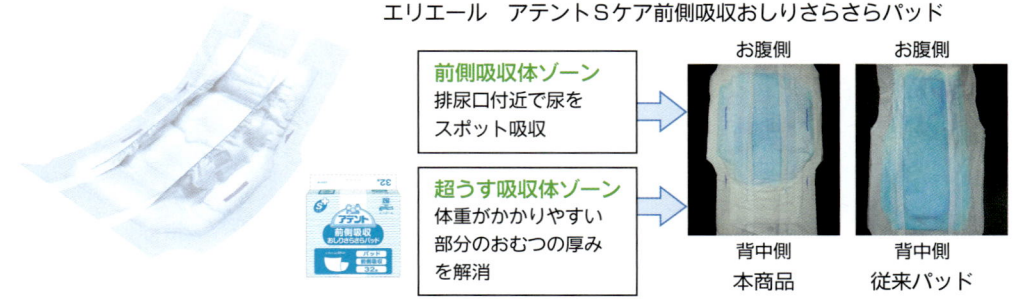

図2 前側吸収パッド

表1 おむつの総吸収量の例

商品名（メーカー）	幅×長さ（cm）	尿回数・吸収量の目安
リリーフ昼用モレ安心・肌さらさら（花王）	21×54	3回分
ライフリー長時間あんしん尿とりパッド昼用スーパー（ユニチャーム）	28×55	4回分
リリーフ昼・長時間用モレ安心・肌さらさら（花王）	29×49	4回分
ライフリー一晩中あんしん尿とりパッド夜用スーパー（ユニチャーム）	28×60	6回分
リリーフ夜用モレ安心・肌さらさら（花王）	32×60.5	6回分
アテントSケア夜1枚安心パッド多いタイプ（エリエール）	32×63	6回分，約900mL
アテントSケア軟便安心パッド（エリエール）	30×56	軟便：約200g，尿：約750mL
アテントSケア前側吸収おしりさらさらパッド（エリエール）	28×49	450mL

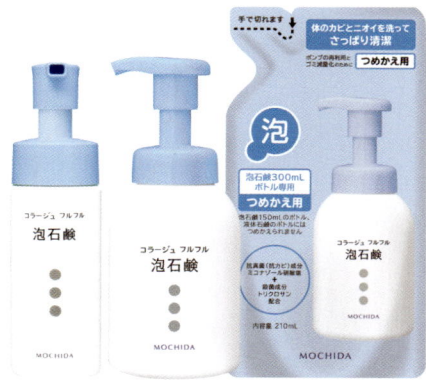

コラージュフルフル泡石鹸（持田ヘルスケア）

図3　薬用泡石けん

a. 非アルコール性皮膚被膜剤

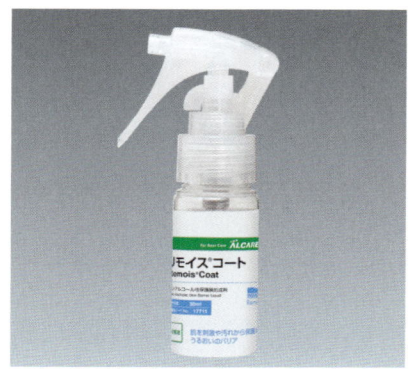

リモイス®コート（アルケア）
肌を刺激から保護する非アルコール性被膜剤．保湿成分が含まれる

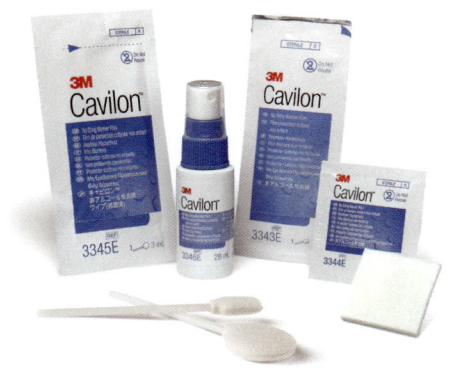

3M™ キャビロン™ 非アルコール性皮膜（スリーエムヘルスケア）
皮膚の上に皮膜をつくり，皮膚呼吸を妨げない非アルコール性皮膚被膜剤．スプレータイプのほかにスティックタイプも使いやすい

b. 撥水クリーム

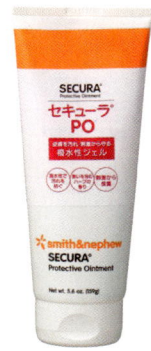

セキューラ®PO
（スミス・アンド・ネフュー ウンド マネジメント）
消炎効果や代謝促進，血行促進効果が得られ，ワセリンよりもすぐれている

リモイス® バリア（アルケア）
ホホバオイル，ヒアルロン酸ナトリウムなどの保湿成分を含む撥水性スキンケアクリーム．なめらかなクリームでのびがよく，べとつかない

c. 保湿剤

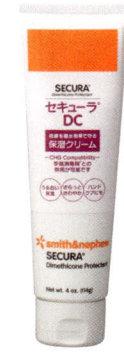

セキューラ®DC
（スミス・アンド・ネフュー ウンド マネジメント）
ワセリンやパラフィンなどの保湿成分を含む撥水性保護・保湿クリーム．のびがよくべとつかない

図4　皮膚保護剤の例

取りパッドを組み合わせる方法もある．

2. 尿失禁時の陰部洗浄のポイント

おむつ交換時には十分に泡立てた石けんを使用し，排泄物が皮膚に残らないように，かつ石けん成分を皮膚に残さないように，ていねいに洗浄する．

ベッドサイドでは，陰部洗浄用ボトルか，台所用洗剤の空きボトルや飲料のペットボトルの蓋にキリで穴をあけた容器などを用いて，38℃くらいのたっぷりの微温湯で洗い流す．

介助は柔らかいビニール手袋をはめた手で行い，感染防止と爪で皮膚に傷つけないように留意する．

洗浄剤はなるべく弱酸性のものを使い，1回／日の使用にとどめ，あとは微温湯のみの洗浄にする．

頻繁なおむつ交換が必要な場合には，そのたびに微温湯で流し清拭すると皮膚を傷めることがあるので，洗い流さなくてもよい清浄クリーム（リモイス®クレンズ，p.5，図7を参照）や泡状清拭剤（スキナクレン）などを使用してもよい．

また，真菌感染の予防効果のある，抗真菌成分ミコナゾール硝酸塩を配合した，薬用泡石けん（コラージュフルフル泡石鹸，図3）があり，スーパーマーケットやドラッグストアで購入できる．

拭き取りは，こすらずに押さえ拭きをする．市販の目の粗いガーゼよりもタオルや不織布ガーゼのほうが肌当たりもよく，吸湿性がよい．

市販のおしり拭きを使うときは，アルコールの含まれていないものを使用する．

3. 皮膚の浸軟を予防する方法

排泄のたびに，時間をおかずにおむつを交換することが基本的なケアであるが，あらかじめ皮膚表面に撥水性のあるクリーム，オイル，被膜剤を皮膚洗浄後に薄く塗布することで，皮膚に直接尿がつくのを防止でき，保湿もできる（図4）．

褥瘡がある療養者の尿失禁

褥瘡部位をポリウレタンフィルムドレッシング材（以下，フィルム材と略す）でカバーし，尿の流入を防止す

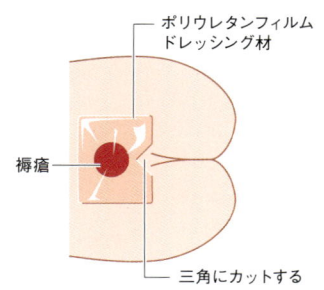

図5 殿部付近のシートの貼り方

る．ただし褥瘡部分に対するアセスメントを頻繁に行い，フィルム材貼付によるトラブルを起こさないようにする．

フィルム材は未滅菌タイプでよいが，なるべく剥離刺激の少ないものを選択する．

殿裂付近にフィルムを貼る場合は，殿裂付近を三角にカットしておくか（図5），あらかじめ薄いハイドロコロイド材を貼付してから貼ると浮きにくくなる．

撥水剤を塗布する場合は，先に塗布してしまうとフィルム材を貼ることができないため，貼ってから塗布する．

間違いやすい皮膚の症状・疾患

尿失禁に起因するスキントラブルに似ていて，鑑別が困難なものには，褥瘡，老人性皮膚瘙痒症，股部白癬，皮膚カンジダ症，デルマドロームなどがある．

1. 褥瘡

褥瘡かどうか判断に迷うときには，おむつや体位変換，不適切なポジショニングによる圧迫やずれが加わっていないかをチェックし，原因を除去するとともに適切な皮膚ケアを行って様子をみる．

2. 老人性皮膚瘙痒症

老人性皮膚瘙痒症は，明らかな発疹がなく，ほかの疾患に合併する皮膚症状でない場合に診断される．

高齢者の場合，ドライスキンによる皮膚瘙痒症の場合が多いため，①保湿剤を塗布する，②こすり洗いをしない，③石けんを多用しないなど，皮脂をとりすぎない，といったスキンケアが重要である．

3. 股部白癬

股部白癬はいわゆる真菌による感染症で,「いんきんたむし」とよばれる.

鼠径部,大腿内側,会陰部に瘙痒感の強い境界鮮明な紅斑がみられ,辺縁は環状ないし,弧状の紅斑と丘疹で,辺縁に症状が強く,中心部は自然に治癒していく傾向がみられるのが特徴である.

4. 皮膚カンジダ症

皮膚カンジダ症は,カンジダ菌による皮膚炎で,抵抗力が低下した場合などに発症する.寝たきりの高齢者では,おむつ皮膚炎に併発することが多く,皮膚カンジダ症の予防のためには,おむつを当てたままにしないなど,皮膚を湿潤させない工夫が必要である.

5. デルマドローム

デルマドロームとは,内臓や全身疾患に起因する皮膚症状のことで,糖尿病や肝臓疾患などにより,全身の脆弱な部位に発症する.

疥癬や帯状疱疹がおむつ装着部位に発症する場合もあり,皮膚科の診断治療が必要である.

引用・参考文献

1) 西出 薫:排尿とスキントラブル.後藤百万,渡邉順子編:徹底ガイド 排尿ケアQ&A.ナーシングケアQ&A 12,p.200〜207,総合医学社,2006.
2) 溝上祐子,河合修三編著:知識とスキルが見てわかる 専門的皮膚ケア──スキントラブルの理解と予防的・治療的スキンケア.p.80〜82,メディカ出版,2008.
3) 田中秀子,溝上祐子監:失禁ケアガイダンス.p.284〜286,348〜349,日本看護協会出版会,2007.
4) 日本看護協会認定看護師制度委員会創傷ケア基準検討会編著:スキンケアガイダンス.p.239〜245,日本看護協会出版会,2002.

Column

眠りを妨げず,介護者も安心のケアとは

夜間のおむつ交換は,とくに患者の体位を変換しなくてはならないため,睡眠の妨げになるのと同時に,介護負担が大きい.夜間のおむつ交換の回数を減らすために,吸収量の多いおむつを選択することで,夜間も皮膚をさらさらの状態に保つことができる.1枚当たりは高価ではあるが,1か月のランニングコストを考えると経済的な場合もある.

また,おむつにセンサーがついていて,尿を素早く吸引することで皮膚の湿潤を予防する機器も開発されている(尿吸引ロボ「ヒューマニー」,ユニチャーム).

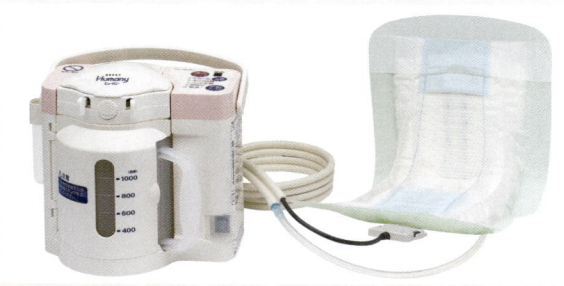

夜間おむつをつける人などが対象で,尿を自動的に感知し,吸引する."朝まで肌をぬらさない"が本品の特徴である.機械本体は10万円,介護保険適用で自己負担額は1万円となる.パッドは1枚300円前後である.レンタル制度も利用可能.

尿吸引ロボ ヒューマニー (ユニチャーム)

皮膚 3　便失禁時のスキントラブル

石井佳子

> **ケアのポイント**
> - 肛門周囲皮膚障害の発生機序は，患者の皮膚状態とともに，排泄物の付着だけでなく，機械的刺激が加わることが大きく関連している．
> - 便失禁の原因を追求して，排便コントロールすることがスキントラブル予防にもなる．
> - スキントラブル発生時は，皮膚障害の程度によりケア方法も異なるため，アセスメントをしっかりと行う．
> - スキントラブルの予防のためには，洗浄と皮膚の保護（皮膚保護剤や皮膚被膜剤の利用）が必要である．

便失禁でかぶれる原因とは

かぶれの原因は排泄物の付着だけでなく，機械的刺激が加わることで発生する．

スキントラブルの症状によって，その対処方法も異なるが，皮膚の清潔や肛門周囲皮膚への機械的刺激の緩和，適切なおむつや吸収体の選択，かぶれの原因をアセスメントし，排便コントロールを行っていくことが必要である．

肛門周囲皮膚障害の発生機序

従来，肛門周囲皮膚障害はおむつかぶれとして扱われ，排泄物中のアンモニアや消化酵素が皮膚に付着して起こるとされてきた．

しかし，アンモニアによるパッチテストの結果が単純には陽性反応を示さない．図1に示すように肛門周囲皮膚障害発生には，さまざまな要因がかかわっている．

肛門周囲皮膚障害の予防ケア

肛門周囲皮膚障害の原因と状態，その予防ケアを表1に示す．ここではとくに排泄物による刺激に対する予防とケアの方法について述べる．

1. 軟便用吸収パッド

軟便用に開発された軟便用吸収パッドは，便中の残渣により目詰まりを起こしにくい構造で，ろ過シートでろ過力を向上させ，さらにアンモニア臭を抑制する防臭効果がある（図2）．

2. 非吸水性コットン

非吸水性コットンは，水分を透過する非吸水繊維のポリエステル綿で，尿や下痢便の水分を拡散することなく，おむつやパッドに吸収させ，皮膚を乾燥した状態に保つことができる（図3）．ただし，不消化な下痢便では，便のカスが皮膚側に残留するため，皮膚被膜剤で皮膚を保護する必要がある．

非吸水性コットンのスキンクリーンコットンSCC®の1回の使用量は1袋の1/3ほどで，それを肛門部位にあて，ずれ予防のために殿裂で挟み，殿部から尾骨部に広げて使用する．

3. 肛門へのパウチング

肛門へのパウチング（図4）や板状皮膚保護材（図5）を

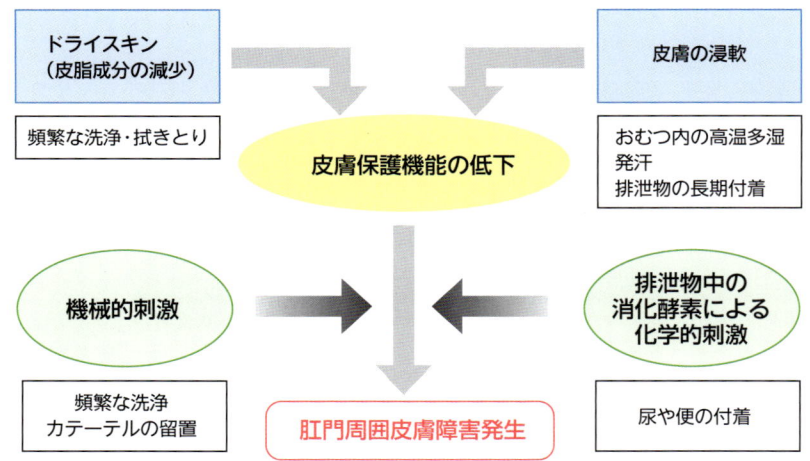

図1 肛門周囲皮膚障害の発生機序
（山崎洋次,溝上祐子:小児のストーマ・排泄管理の実際. p.137, へるす出版, 2003より引用）

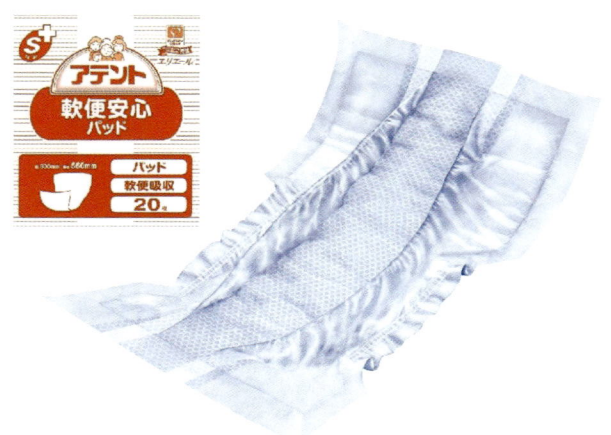

アテントSケア軟便安心パッド（大王製紙）

図2 軟便用吸収パッド

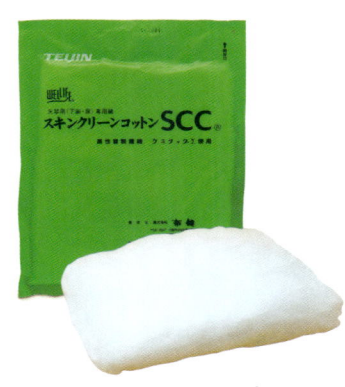

スキンクリーンコットンSCC®（帝健）
制菌ポリエステル綿を採用．非吸水性コットンなので，体表とおむつの隙間を埋めておけば，尿や下痢便の水分をおむつに伝わらせることができる

図3 非吸収性コットン

表1 肛門周囲皮膚障害の原因と状態，予防ケア

原因	皮膚の状態	予防ケア
ドライスキン	角質水分量が減少，皮膚の表面がひび割れて角質層のバリア機能が破綻した状態	・石けんを使用する洗浄は1日1回にとどめる ・洗浄後は保湿する
浸軟	水に浸漬して角質層の水分が増加，一過性に体積が増えてふやけた状態	・適切な吸収量のおむつを選択 ・おむつの重ねづけはしない ・皮膚被膜剤や撥水性クリームを塗る
排泄物の刺激	アルカリ性の消化酵素を含んだ水様便，下痢便による刺激	・排便コントロール ・皮膚被膜剤や撥水性クリームを塗る ・非吸水性コットンの使用 ・肛門へのパウチング
機械的刺激	清拭による摩擦，ずれ	・洗浄や清拭時にごしごし擦らない ・押さえ拭きをする ・おむつがずれないように装着する

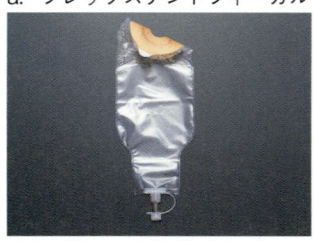
a. フレックステンドフィーカル

皮膚保護材は水様便や汗に溶けにくく、柔らかいため肛門周囲の凹凸に密着しやすい．袋にはコネクターがついており、チューブに接続してドレナージできる

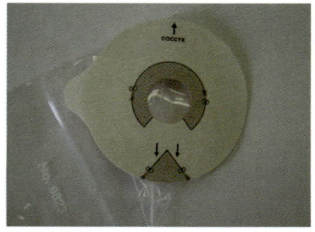
b. サイズ調整

肛門周囲、会陰側のカット可能な範囲が網模様になっている．会陰が狭い場合に会陰部側を三角にカットする

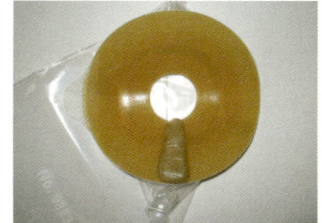
c. 補正方法

肛門周囲の凹凸を練り状皮膚保護材で補正し貼付する
（ホリスター）

図4　肛門へのパウチング

フレックステンド皮膚保護シート（ホリスター）

図5　板状皮膚保護材の例

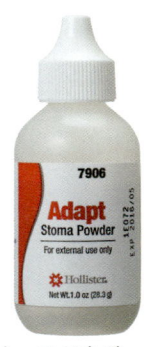

アダプトストーマパウダー（ホリスター）

図6　粉状皮膚保護剤

使用したケアは、熟練した技術が必要なため、できれば皮膚・排泄ケア認定看護師と連携し、一緒にケア方法を検討し実施するほうがよい．

便失禁による皮膚トラブル

便失禁による皮膚トラブルの分類別にケア方法を述べる．

NOTE
褥瘡との鑑別
便失禁による皮膚障害は、必ずしも圧迫部位に一致せず、広範囲に不整形な皮膚病態を示す．
皮膚に発赤やびらんを発見したとき、圧迫が加わる部位もしくは骨突出部位か、おむつや尿とりパッドの貼付範囲に一致しているか、圧迫されない肛門部周囲の皮膚症状が強く、肛門周囲から広がっていないかを見る．

1. 紅斑、浸軟

症状としては、かゆみを伴う．

きれいに洗浄後、抗炎症作用のある軟膏の使用を検討する．赤みが軽減したら撥水性クリームや皮膚被膜剤を使用し、新たな便の付着を防止する．

2. びらん、表皮剥離

症状としては、排泄物の接触による痛みが強い．

洗浄後、滲出液が多い場合は、ストーマ用の粉状皮膚保護剤（図6）を散布する．

排便時には、粉状皮膚保護剤は無理にとらず、油性清浄剤や保護オイル（図7）をしみ込ませたティッシュで軽く拭き、重ねて粉状皮膚保護剤を散布する．

3. 潰瘍

症状としては、炎症反応が強く、感染を伴う．

洗浄後、炎症症状を観察し、感染の有無を見極める．

a. 油性洗浄剤　　b. 油性皮膚保護剤：保護オイル

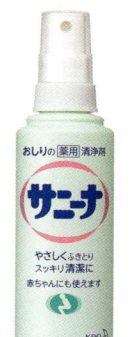
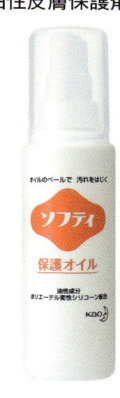

サニーナ（花王）　　ソフティ（花王）

図7　便失禁に便利なスキンケア用品

感染が疑わしい場合は医師へ報告する．感染がない場合は潰瘍部分に粉状皮膚保護剤を散布し，さらに板状皮膚保護材をモザイク状にカットして貼付する．

4. 感染を見極める

皮膚に発赤がある場合には，排泄物の接触によるのものか，細菌感染によるものなのかをアセスメントする必要がある．

安易にステロイド含有軟膏や市販のおむつかぶれ用の軟膏を使用せずに，主治医に報告して診察をうけ，必要な処置の指示をうける．

寝たきりで受診が困難な場合には，皮膚の画像を持参し，医師に相談する．日ごろより往診可能な皮膚科医師と連携しておくことが望ましい．

便失禁の生活指導

適度な固さの便をつくるために食物繊維を積極的に摂取するような食事指導をする．

失禁を心配するあまり，必要以上にパッドやおむつを使用したり，頻繁に肛門部を洗浄することがあるため，正しいスキンケア方法を，療養者と家族に指導する．

療養者自身の羞恥心のため，誰にも相談できずに諦めている場合もある．悩みや不安な思いを表出できる窓口となり，排泄の悩みを聞き，適切な施設を紹介したり，皮膚・排泄ケア認定看護師と連携をとりながら患者を支えていく．

褥瘡があり便失禁する場合のケア

排泄物に皮膚が直接さらされることがないように，創を密閉するドレッシング材を使用する．

軟膏，ガーゼドレッシングの場合には，肛門に近い部分だけでもパーミロール（日東メディカル）などのポリウレタンフィルムドレッシング材を殿裂部が浮かないように貼る（p.10,「図5　殿部付近のシートの貼り方」を参照）．

引用・参考文献
1) 溝上祐子, 河合修三編著：専門的皮膚ケア. p.70～77, メディカ出版, 2008.
2) 田中秀子, 溝上祐子監：失禁ケアガイダンス. p.345～372, 日本看護協会出版会, 2007.
3) 前田耕太郎：徹底ガイド排便ケアQ&A. p.111～123, 総合医学社, 2006.
4) 日本看護協会認定看護師制度委員会創傷ケア基準検討会：スキンケアガイダンス. p.239～245, 日本看護協会出版会, 2002.
5) 山崎洋次, 溝上祐子：小児のストーマ・排泄管理の実際. へるす出版, 2003.

Column

糞便塞栓による便汁の失禁

高齢者に多くみられる糞便塞栓は，直腸に硬便が貯留してしまい，その隙間を便汁が伝って流れ出る状態のことである．

便汁が出たことで排便があると判断してしまうと，直腸の中に便がどんどん溜まり，次第に痛くて坐位をとることもままならない状態になる．また，水分がどんどん吸収され，ますます硬便になり，排便痛のため排便できず悪循環になる．

摘便で硬便を取り除き，塩類下剤の使用などを医師と相談する．

また，水分・食物繊維を摂取し，排便のリズムをつくるように生活習慣を改善する．

皮膚 4 ストーマ周囲のスキントラブル

石井佳子

> **ケアのポイント**
> - ストーマの種類と特徴を理解する．
> - ストーマ周囲皮膚炎の原因をアセスメントし，その原因を取り除く．
> - 皮膚・排泄ケア認定看護師との連携方法について調べておき，いつでも相談できる体制づくりをしておく．

ストーマ周囲皮膚炎の原因

ストーマ周囲皮膚炎の原因としては，①排泄物の付着によるもの，②装具の剥離刺激によるもの，③粘着剤・皮膚保護材によるもの，④細菌感染によるもの，⑤装具交換手技の不備によるもの，があげられる．

1. 排泄物の付着による皮膚炎

便はアルカリ性で消化酵素が含まれているため，皮膚に付着すると皮膚炎やびらんを起こす．回腸ストーマでは酵素活性の高い水様便が多量に排泄され，皮膚への刺激はさらに強い（図1）．

尿路ストーマの排泄物は液状の尿であり，急性の皮膚障害は起こりにくいが，感染を併発するとアルカリ性尿になり，化学的刺激による皮膚障害を起こしやすくなる．

また，尿の水分によって皮膚が浸軟，肥厚して生じる皮膚炎には，偽上皮腫性肥厚[*1]（pseudo-epitheliomatous hyperplasia：PEH）がある（図2）．

1）ストーマサイズに合わせた面板のカット

ストーマ装具の面板開口部が大きすぎた場合，ストーマ周囲皮膚の露出面積が広くなり，排泄物が皮膚に付着してしまう．また，開口部が小さすぎた場合は，皮膚保護材が湿ったストーマ粘膜に接触するので，剥がれやすく漏れの原因になってしまう．実際のストーマサイズに対して5mm程度大きく面板をカットする．

ストーマ傍ヘルニアやストーマ脱出がある場合，臥位と坐位ではストーマサイズが大幅に変わることがあり，その場合は最大時のストーマサイズにあわせて開口部を開け，露出した皮膚にはペーストや用手成形皮膚保護剤を貼付する．

2）適正な装具交換間隔

使用後のストーマ装具の裏を見て，皮膚保護材の溶け具合が，1cm以内が交換する目安となる．しかし，排泄物の性状や発汗の状態によっては，もっと早く交換する必要もあるため，個々の状況による指導が必要である．

PEHのときには，装具を長くもたせようとせず，皮膚保護材の溶け具合が5〜8mmで交換する．皮膚の凹凸で面板が密着しにくい場合は，凹凸部に練り状，または用手成形皮膚保護剤を併用する．尿がアルカリ性であると皮膚の角質肥厚が起こる可能性が高い．キナ酸を含んだクランベリージュース（図3）を飲むとアルカリ性尿のpHを酸性に調整するのに有効である．

3）腹壁の状態に適応した装具の使用

しわや骨，くぼみの位置とストーマ装具との関係をみて，ストーマ近接部に密着する装具の形を選択する．

ストーマ周囲に，しわやくぼみがある場合は，練り状皮膚保護材や板状，用手成形皮膚保護材を併用したり，凸面装具を使用する．

[*1] **偽上皮腫性肥厚** ストーマからの排液が皮膚に長時間接触し，浸軟と化学的刺激を繰り返す慢性炎症から表皮過形成をきたし肥厚する．

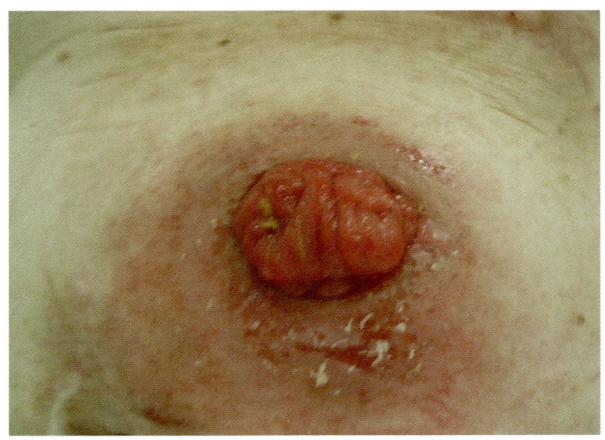

排泄物によりストーマ周囲皮膚がびらんした状態

図1 排泄物の付着による皮膚炎

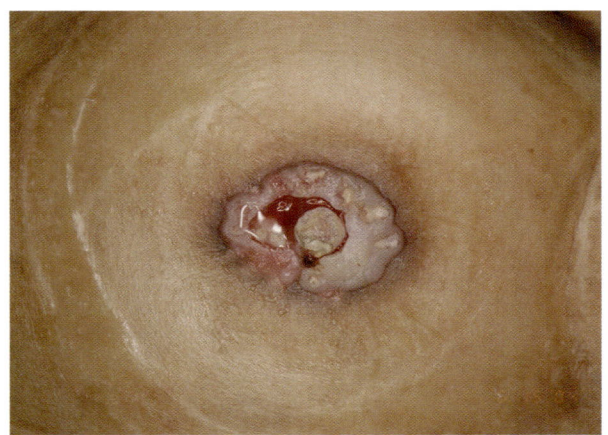

尿の水分により皮膚が浸軟，凹凸状に肥厚している

図2 偽上皮腫性肥厚

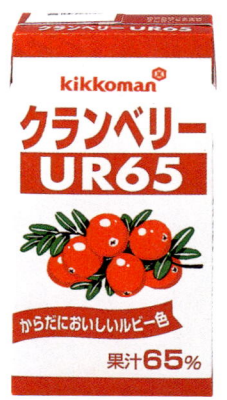

クランベリー UR65（日清オイリオ）

図3 クランベリージュース

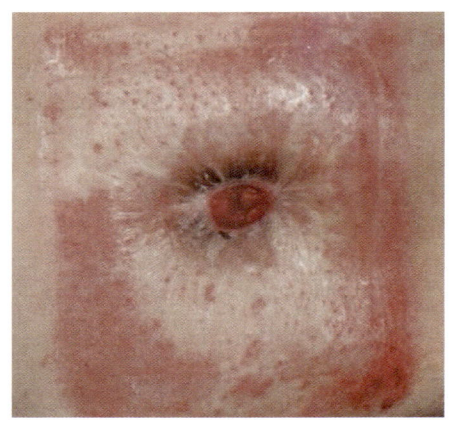

頻繁に，または皮膚を引っ張って剥がすことにより，表皮が剥離し，紅斑やびらんになり，真皮層が露出している

図4 機械的刺激による皮膚炎

腹壁の硬さ，軟らかさに適応する装具を選択する．また排泄物の性状によってはストーマ近接部をしっかり固定できる装具を選択する．

4) びらんしている場合の対応

ストーマ周囲皮膚がすでにびらんを起こしていて滲出液がある場合は，びらん部に粉状皮膚保護剤を散布して滲出液を吸収させ，その上から装具を装着する．

2. 機械的刺激による皮膚炎

機械的刺激により皮膚炎（図4）が起きる．機械的刺激には，面板を剥がすときの剥離刺激，ストーマ周囲を清拭するときの摩擦刺激，凸型はめ込み具の圧迫などがある．

装具を剥がした直後は除去反応といって一過性に皮膚が赤くなることがあるので，その場合は問題ない．

装具を剥がすときには，粘着剥離剤を用い，皮膚を引っ張らずに最後までやさしく扱う．入浴後やシャワーをかけてからのほうが，剥がしやすい．

剥がしたあとに粘着剤が皮膚に残っている場合は，こすらずに剥離剤でつまむようにとる．その後，刺激の少ない弱酸性の洗浄剤をよく泡立てて，こすらずに洗う．

凸型はめ込み具の過度な圧迫があれば取り除く．圧迫が強く，長時間継続すると，皮膚や皮下組織に虚血を生じることがある．

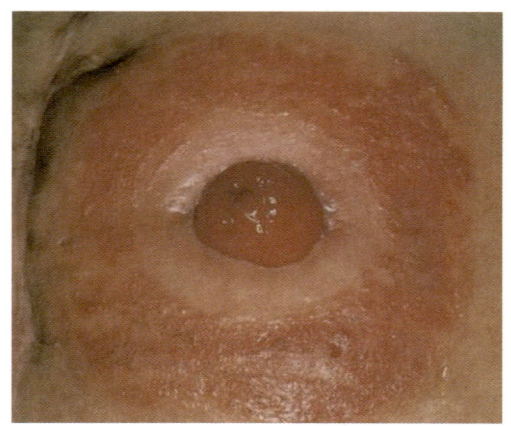

テープ付装具のテープの粘着剤による皮膚障害．または皮膚保護材によるアレルギーによる紅斑やびらん

図5　粘着剤・皮膚保護材による皮膚炎

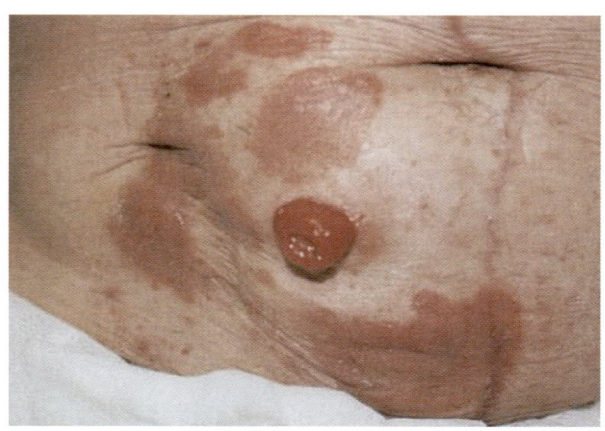

装具装着部にとどまらず，境界鮮明な紅斑が出現する．皮膚科で検鏡の結果，真菌が確認された

図6　細菌感染による皮膚炎（真菌感染）

3. 粘着剤・皮膚保護材による皮膚炎

　皮膚保護材そのものによる刺激（アレルギー反応）がある場合（図5）は，皮膚保護材を変更する．変更する場合は，やみくもに装具を変更しても，皮膚トラブルが増強したり，トラブルの本当の原因がわからなくなることがあるので，専門家と連携し行ったほうがよい．

　テープによる皮膚障害が発生した場合は，すみやかに使用を中止し，テープを使用しない装具に変更するか，テープ部分はカットして必要時ベルトで固定する．

　テープがないと漏れるのではないかと不安に思う療養者に対しては，皮膚障害が改善したら，ケア方法を変えたり，刺激の少ないテープを使用できることを説明し，納得してもらう．

4. 細菌感染による皮膚炎

　装具交換時に体毛が引き抜かれ，毛根部に細菌が侵入して毛嚢炎を引き起こすので，体毛を処理しておく．ハサミで短くカットしたり，カミソリを使用する（カミソリを使用する場合はストーマから外に向かって剃る）．

　炎症症状が強く，なかなか改善しないような場合，感染が疑わしい場合には，医師の診察を受け，できれば皮膚科医師に検査をしてもらい，確定診断にもとづいた薬物を使用する．真菌感染を伴っている場合は安易にステロイド含有軟膏を使用すると，悪化させてしまうので，注意する（図6）．

　ストーマ装具の粘着性が低下しないように，外用薬は軟膏タイプではなくローションタイプを考慮する．

原因を確かめる観察ポイント

　ストーマに関するスキントラブルが生じたときに観察すべきポイントは，①排泄物が漏れていないか，②紅斑や発赤がないか，③表皮剥離を起こしていないか，④ヘルニアなどの腹壁の変化やストーマ周囲にしわ，くぼみがないか，⑤圧迫やこすれたあとがないか，⑥感染の徴候がみられないか，⑦出血していないか，などである（表1）．

> **NOTE**
>
> **ストーマ周囲皮膚がびらん状態のときにストーマ装具を貼る場合**
>
> ひどい滲出液を伴うびらんの場合，板状皮膚保護材（面板）は密着しない．板状皮膚保護材は乾いた部位につき，粉状皮膚保護剤は濡れた部位にしかつかない性質をもっている．滲出液のあるびらんの部分は，そのままの状態で面板を装着しないで，粉状皮膚保護剤をおしろいのようにうっすらと散布し，その後，面板を装着して密着させる．
> 健常の乾いている皮膚には，逆に粉状の皮膚保護剤の粒子が板状皮膚保護材の密着性を低下させるので，粉を散布したら余分な粉は拭き取る．

表1　スキントラブルの原因を追究するための観察ポイント

①排泄物が漏れていないか	・ストーマサイズより板状皮膚保護材（面板）の開口部のカットが大きすぎないか ・便臭がしないか ・ストーマ装具の裏に便が付着していないか ・ストーマ装具の皮膚保護材の膨張溶解の程度が多くないか ・ストーマ周囲皮膚のしわやたるみを伸ばさずに装着していないか ・装具交換間隔は適切か
②紅斑や発赤がないか	・ストーマ近接部，皮膚保護材貼付部，皮膚保護材貼付外部など，どの部分にみられるか ・装具を剥がしたあと10分程度様子をみて，赤みか消えるか ・痛み，かゆみの有無 ・丘疹，小水疱，びらん，滲出液の有無 ・装具交換時，ストーマ粘膜から周囲皮膚に向かって洗浄していないか ・洗浄後の水分の拭き取りを，ストーマ粘膜をさわりながら1枚のガーゼであちこちを拭いていないか ・発汗量が多く，装具の保護材の裏が，全体的に白くふやけていないか
③表皮剥離を起こしていないか	・短期間に装具交換をしていないか ・剥離剤を使用せずに皮膚を引っ張って剥がしていないか ・粘着力や皮膚への刺激が強い保護材を使用していないか
④ヘルニアなどの腹壁の変化やストーマ周囲にしわ，くぼみかないか	・腹圧をかけたときにストーマ周囲の皮膚が盛り上がらないか ・臥床時と坐位でストーマサイズが大きく変化しないか ・坐位，立位，前屈位，臥位になり，それぞれの体位でしわ，たるみがないか ・装具交換時に装具の裏の保護材の溶解や膨潤の範囲が均一か ・装具装着時に，しわやたるみをのばして装着し，そのまましばらく押さえているか
⑤圧迫やこすれたあとがないか	・凸型はめ込み具内蔵型装具の場合，凸面に一致して圧迫のあとがないか ・装具を固定するベルトがきつすぎないか ・装着している皮膚が菲薄し弾力性がなくなって圧迫されたあとがないか ・装具装着周囲の皮膚に下着のゴムがこすれていないか
⑥感染の徴候がみられないか	・毛包炎，蜂窩織炎のように炎症が強く，周囲に広がっていないか ・痛みや熱感が強くないか ・真菌の感染が疑われないか
⑦出血していないか	・少しの刺激でストーマ粘膜皮膚接合部，ストーマ周囲からの出血がないか ・ストーマ周囲静脈瘤を疑うような基礎疾患をもっていないか ・ストーマ周囲皮膚に肉芽がないか

ストーマ周囲皮膚炎への対応

　ストーマ周囲皮膚炎への対応にあたっては，その原因が1つとは限らないため，それぞれのトラブルの原因をアセスメントし，それを取り除くことが必要である．

皮膚・排泄ケア認定看護師との連携

　専門家によるアドバイスも重要である．主治医や手術を受けた病院の相談室などで，ストーマ外来がある病院の情報を得て，紹介状を書いてもらう．
　ストーマの合併症やトラブル，生活上の情報収集などにも利用できるため，日常的に問題がなくても，1年に1回はストーマ外来を受診し，いつでも相談できる体制づくりをしておく．

寝たきりで、受診不可能な場合は、訪問看護師がストーマ外来へ電話相談をするか、皮膚の画像を送付して相談するなど工夫する.

> **NOTE**
> **ストーマ袋による接触皮膚炎には**
> 皮膚保護材貼付部外の部分に紅斑を認めることがあるが、とくに夏場、汗をかいたとき、ストーマ袋が接触することで起こる.
> 予防として、ストーマ袋にカバーをする. ハンカチを利用して簡単に汗取りカバーをつくることもできる.

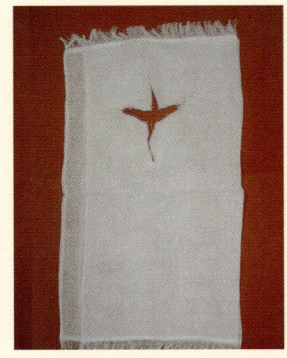
ハンカチに十字に穴をあける

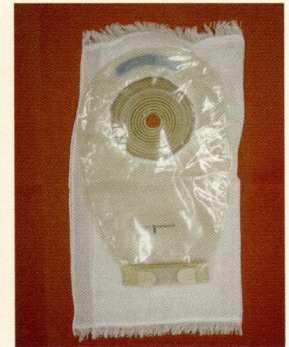
ストーマ装具とあわせた状態

> **NOTE**
> **ストーマ外来リスト**
> 日本創傷・オストミー・失禁管理学会のホームページ（http://www.etwoc.org/）にある「ストーマ外来リスト」で検索すると、全国のストーマ外来のある病院がリストアップされる.

引用・参考文献
1) 稲次直樹：なぜなる？ どうする？ どう防ぐ？ ストーマの合併症・管理困難. 消化器外科ナーシング, 12(2)：22～31, 2007.
2) 菅井亜由美：ストーマ・PEGスキントラブル対応法. スマートナース, 11(11)：12～35, 2009.
3) 溝上祐子：入門尿路ストーマケア. p.214～233, メディカ出版, 2004.
4) 大村裕子：カラー写真で見てわかるストーマケア. p.107～110, メディカ出版, 2006.
5) 溝上祐子, 河合修三：専門的皮膚ケア. p.86～93, メディカ出版, 2008.
6) ストーマリハビリテーション講習会実行委員会：ストーマの合併症. p.72, 77, 金原出版, 1998.
7) 倉本 秋, 上出良一, 渡辺 成監訳：ストーマとストーマ周囲皮膚障害. p.78, dansac, 2003.
8) 進藤勝久編：ストーマ周囲皮膚トラブル110番——コンサルタントET/WOCNに聞く. 消化器外科ナーシング, 9(11)：14～44, 2004.

Column

身体障害者手帳の申請

永久ストーマ造設患者は、手術の直後から身体障害者手帳の申請手続きができる. 福祉サービスには補装具の給付、税の減免、JR運賃・高速道路料金の割引などの各種制度が利用できるので、患者・家族の負担を軽減するためにも、入院中から手続きを進めておくことが大切である.

身体障害者手帳の申請の流れ

①居住地管轄の福祉事務所または役所から膀胱・直腸用の身体障害者診断書と身体障害者手帳申請書類をとりよせる. ②都道府県知事の指定を受けた指定病院で診断書に記入してもらう. ③申請書と診断書を居住地管轄の福祉事務所または役所に提出する. その際、スナップ写真でかまわないので、3×4cmサイズの顔写真を持参する. その後、審査を経て手帳が交付される.

Chapter 1 ● 在宅で行うスキンケア

皮膚 5 人工呼吸器に関するスキントラブル

松井美嘉子

> **ケアのポイント**
> - 在宅看護における人工呼吸器にかかわるスキントラブルは，NPPV[*1]のマスク密着部位に多い．予防にはマスクの選択，フィッティングがカギとなる．また，マスクからのエアリーク（空気漏れ）による眼の乾燥，口渇も広義のスキントラブルである．
> - マスクによるもの以外には，気管切開・気管カニューレ挿入に伴うスキントラブルがある．
> - スキントラブルを予防するためには，皮膚の状態についてアセスメントした予防的なケアが重要である．

人工呼吸器によるスキントラブルとは

人工呼吸器によるスキントラブルには，①NPPV（non-invasive positive pressure ventilation，非侵襲的陽圧換気）のマスクや固定ひも（バンド）によるもの，②マスクからのエアリークによるもの，③気管切開・気管カニューレ挿入によるもの，がある．

NPPVのマスクや固定ひもによる圧迫や擦過による発赤，びらん，痛みと，マスクから多くのエアが漏れていることによる口渇，角膜乾燥，結膜充血などがみられる．

気管切開の場合は，チューブや固定ひもを通すタブ部による圧迫潰瘍や気管切開瘻孔周囲のスキントラブルがみられる．

1. マスク装着によるスキントラブル

マスクが皮膚に密着することによる皮膚発赤（図1），びらん，痛みなどが起こる．

対象者にあったマスクのサイズと種類を選択し（図

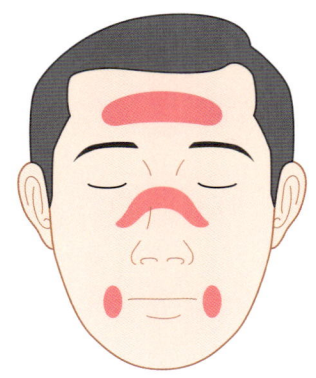

■の部分が好発部位である

図1 発赤の好発部位

2），ヘッドギアの固定ひもを調節する．

マスクは毎日水拭きし（非アルコール性のウェットティッシュを用いる），皮膚やマスクを清潔に保つ．

圧迫部を除圧し，マスクと皮膚のあいだを皮膚保護材（表1）でカバーする．

[*1] **NPPV** non-invasive positive pressure ventilation. 非侵襲的陽圧換気. 気管切開または気管挿管をして行う陽圧換気に対して，主にマスクを用いて行う陽圧換気をいう．

a. 鼻マスク　　　　b. 鼻口マスク

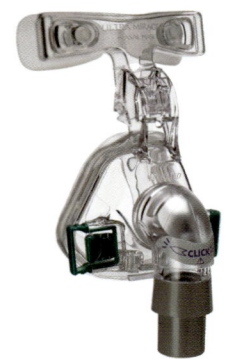 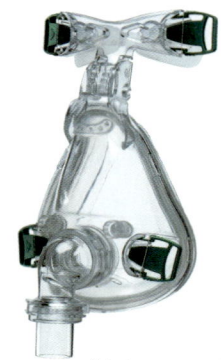

（帝人ファーマ）

図2　鼻マスクと鼻腔マスクの例

表1　皮膚保護材の種類（代用品含む）

種類	商品名（販売元）
ハイドロコロイドドレッシング材	デュオアクティブ（コンバテック），ビジダーム（コンバテック）
シリコンジェルシート	シカケア（スミス・アンド・ネフュー ウンド マネジメント）
冷却シート	冷えピタ（ライオン），熱さまシート（小林製薬）
化粧用油とり紙	各社
不織布タイプのペーパータオル	リード・クッキングペーパー（ライオン）

2. エアリークによるスキントラブルとその対応

NPPVマスクからの多量のエアリークにより，口渇や眼球結膜の乾燥などのトラブルが起きる．

対応としてはマスクフィッティングを見直す（サイズ・種類），口腔ケアを実施する，含嗽を促し，保湿ジェル（人工唾液），リップクリームの使用，加温・加湿器の使用，点眼，眼軟膏の使用を検討する．

3. 気管切開のある療養者のスキントラブルとその対応

チューブや固定ひも（バンド）を通すタブ部により圧迫潰瘍ができる．チューブが引っ張られて，気管切開瘻孔部にダメージがかかる．

気管切開瘻孔周囲では，固定ひもが頸部の皮膚にくい込み，擦過傷・亀裂などが生じる．痰が多い場合には，気管チューブの脇から分泌物が漏出し，皮膚が浸軟してかぶれる．

固定ひもを強く締め付けすぎると頸部皮膚にくい込み，圧迫や摩擦によるスキントラブルが生じる．

固定ひも（バンド）は強く締め付けすぎると圧迫などによるスキントラブルが生じる．ゆるすぎるとチューブ可動域が増し，気道粘膜を刺激する．固定ひもは指が1本入る程度の閉め具合に調整し，適度なゆとりをもたせて固定する（p.138,「図4　マスクの装着」を参照）．

皮膚の清潔を保持する（清潔な拭き綿で清拭する）．固定ひもは清潔なものを使用し，汗や垢で汚れていれば交換する．不織布でできている気管カニューレホルダー（固定バンド）なら，手洗いができ，2〜3か月は使用できる．気管カニューレ口との接続に柔軟性のあるフレキシブルチューブを使用する．

痰などの気道分泌物が多い場合は，周囲皮膚に皮膚被膜剤を塗布したり，板状皮膚保護材を貼付して皮膚の浸軟を防ぐ．

NOTE

マスク装着部のケア

皮膚保護材（シリコンジェルシート）は，剥がして洗浄すれば何回か再使用できる．
①あらかじめ皮膚をきれいに洗浄（清拭）する．
②皮膚保護材のシカケアを貼付する．
③マスクを装着する．

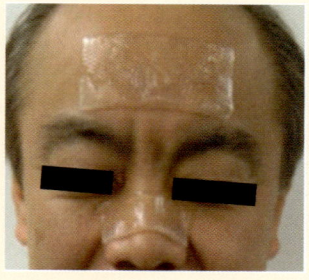

前額部と鼻根部に皮膚保護材を貼付したところ

スキントラブルの予防

これらの人工呼吸器にかかわるスキントラブルを予防するためには，皮膚を清潔に保ち，毎日の洗顔を行い，入浴後は保湿クリームを塗布する．

なお，男性のひげそりは，こまめに電気カミソリで行う．マスクを終日使用している場合は，鼻での深呼吸または口すぼめ呼吸を促しながら，手早く施行する．

マスク，カニューレ，固定ひも（ベルト）などの異物による接触や圧迫により，皮膚がダメージを受けるため，療養者の皮膚状態にあわせ，皮膚保護材を選択し，モニタリングしていく．マスクによる圧迫に対しては，鼻根部を中心に予防的に皮膚保護材やクッション材を使用するとよい．

固定ひもは予備を用意し，こまめに洗濯しておくことが大切である．

本人・家族のセルフケアで皮膚トラブルが回避できるよう，訪問時に皮膚ケアをともに考え，アドバイスする．良質のタンパク質，ビタミン類などバランスのとれた食事をすすめ，栄養状態を維持する．

引用・参考文献
1) 押川眞喜子監：写真でわかる訪問看護——訪問看護の世界を写真で学ぶ！．インターメディカ，2007．
2) 中田諭監：わかる！NPPV導入時のケアと管理のポイント．ナーシング・トゥデイ，25(5)：17〜46，2010．
3) 呼吸器ケア編集室編：ビジュアルでわかる！呼吸器ケアの手技（呼吸器ケア2005年冬季増刊）．p.241，メディカ出版，2005．
4) 内藤亜由美，安部正敏編：病態・処置別スキントラブルケアガイド．Nursing Mook46，学習研究社，2008．

Column

高齢者や栄養状態不良時の皮膚の特徴

高齢者や栄養状態の悪い場合は，皮膚の脆弱化が著明である．

抗血栓薬（ワーファリンなど）を常用していると出血傾向があり，少しの圧迫や摩擦で皮下出血を起こすことがあるため，常に皮膚の状態の観察が大切である．

スキンケアに関しては，療養者が愛用しているクリームの使用など，療養者のケアの方法を尊重しながら，皮膚状態を一緒に鏡で見て観察・評価をしていくことが，セルフケアにつながる．

Chapter 1 ● 在宅で行うスキンケア

皮膚 6 胃瘻のスキントラブル

後藤茂美

ケアのポイント
- 胃瘻のスキントラブルへの対応は，まず原因の検索が必要である．
- 起こりうる事態を想定し，関連職種間で共通理解し，対応方法を統一しておく．経過観察か，医師への相談が必要か，タイミングを逃さないようにする．
- 家族や利用しているサービス事業所と情報を共有し，同じ視点での観察と継続したスキンケアが必要である．

カテーテルの種類

胃瘻に用いられるカテーテルは，外部ストッパー（外部バンパーともいう）と内部ストッパー（内部バンパーともいう）の形状により4種類に分類される（図1，図2）．

胃瘻造設術からどの程度経過しているか，カテーテルのメーカー・名称・種類・規格・最終交換日と次回交換日，緊急時の連絡方法および対応方法と受け入れ体制を確認しておく必要がある．

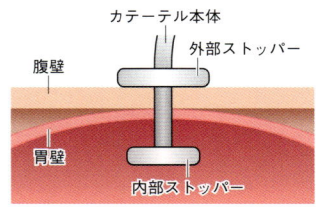

図1　胃瘻に用いられるカテーテルの基本構造

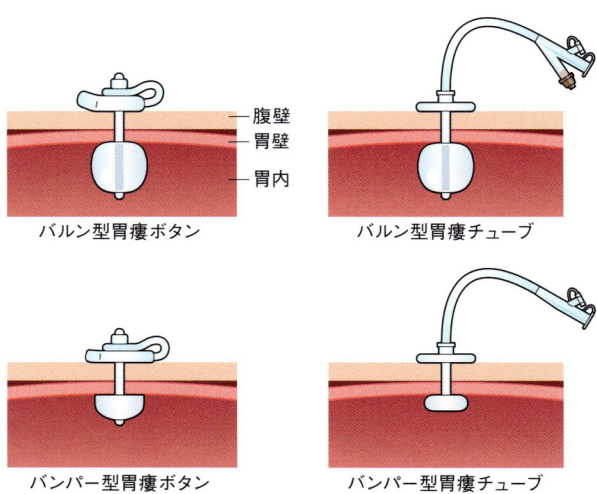

図2　胃瘻に用いられるカテーテルの種類

胃瘻造設術後のスキンケアの原則

1. 清潔の保持

通常，術後2週間以降が瘻孔完成期[*1]と考えられている[1)]．

局所および全身の状態にもよるが，術後1週間以降でシャワー浴，10日から2週間で入浴が可能となる．瘻孔部は覆わず，直接シャワーで洗浄し，入浴時は瘻孔部をそのまま浴槽につけてよい．

> **NOTE**
> **スキントラブルへの対応**
> カテーテルの種類・造設術後の経過日数により，留意点と対策が異なる．

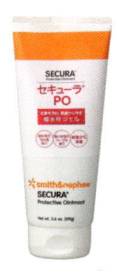
セキューラ®PO
（スミス・アンド・ネフュー ウンド マネジメント）

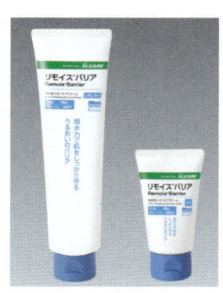
リモイス® バリア
（アルケア）

図3　皮膚被膜剤の例

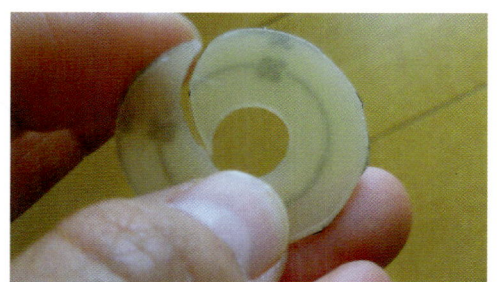
瘻孔周囲皮膚の保護に使用できるが，感染がなく，家族や看護師などによる異常の早期発見・対処ができる体制での使用を検討したほうがよい
図4　ストーマ装具（皮膚保護材）切片

石けんを泡立て，1回／日，愛護的に洗浄する．ふだん使用している石けんでよいが，高齢者や皮膚の乾燥などスキントラブルのリスクがある療養者の場合は，弱酸性洗浄剤[*2]や保湿効果のある洗浄剤を選択する．

洗浄後はタオルや木綿でこすらずに，押さえ拭きを十分に行う．

2. プロテクション（保護）

ドライヤーの熱は，皮膚やカテーテルにダメージを与える原因となるため使用を控える．瘻孔周囲皮膚への消化液や粘液の付着は皮膚のpHを上昇させ，細菌が繁殖しやすい環境となる．

粘液の付着や微量な消化液の漏出がある場合は保護・保湿目的で撥水性の皮膜を形成するクリーム，皮膚被膜

> **NOTE**
> **瘻孔完成後の保護**
> 瘻孔完成後のガーゼ保護はしない．栄養剤や消化液を吸収し湿潤したガーゼの接触は，皮膚を浸軟させ，接触皮膚炎をまねく可能性がある．

> **NOTE**
> **白色ワセリンの使用**
> 白色ワセリン（油脂性軟膏）は，入手が容易であり，洗浄後の皮膚の水分蒸散を防ぎ保湿も可能であるため，筆者は予防的に薄く皮膜をつくる程度に塗布している．しかし，浸軟している場合は増悪の可能性があるため，使用は控える．

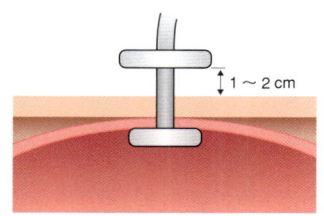

カテーテルを垂直に立てて軽く持ち上げ，皮膚面と外部ストッパーのあいだが1～2cmになっていることを確認する
図5　外部ストッパーの調整

剤を使用する（p.2,「皮膚のアセスメントとケア」を参照）．

瘻孔周囲皮膚を保護する撥水性のある皮膚被膜剤やドレッシング材を貼付する方法もある．ただし，感染が予測される場合は貼付による密閉はしない（図3，図4）．

3. 物理的刺激の回避

胃瘻造設術後7日以降は，外部ストッパーは皮膚から1～2cm[2,3]のあそび（隙間）があるように調整する（図5）．

胃壁・瘻孔縁・瘻孔周囲皮膚の同一部位の圧迫を避けるため，外部ストッパーを1回／日は回転させる．チューブ型は垂直に立てて管理する．

栄養剤注入による体重増加で腹部の脂肪が厚くなり，頭側挙上や車椅子乗車時にストッパーが食い込む状況がある．姿勢の変化によってストッパーの圧迫が生じていないか注意する（図6，図7）．

[*1]　**瘻孔完成期**　瘻孔完成とは腹壁と胃壁が癒着した状態をいう．年齢・全身状態・栄養状態などで個人差があるといわれる．
[*2]　**弱酸性洗浄剤**　皮膚表面のpH4.5～6.5に近い洗浄剤．皮膚洗浄剤はpH6.0～10.0のものが多い．固形石けんでも弱酸性のもの，ペーストやローション状であってもpH高値の洗浄剤がある．低刺激・弱酸性の洗浄剤が増えてきている．

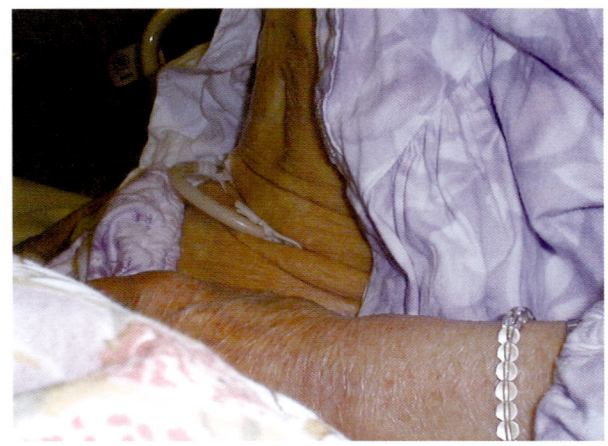

外部ストッパーが埋もれている．内部ストッパーによる胃壁の圧迫も予測される

図6 坐位時の腹壁の変化

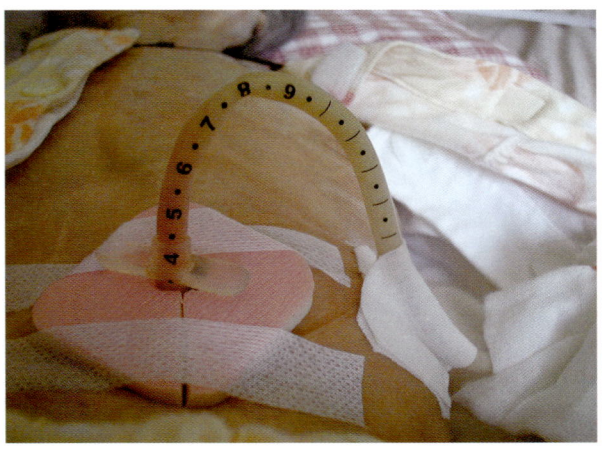

チューブ型は垂直に立てて固定する．自宅にあったドレッシング材を使用している

図7 チューブ型カテーテルの固定例

スキントラブルへの対応

スキントラブルを発見した際は，原因の検索と除去を図るとともに，胃壁にトラブルが生じている可能性も考える．

いつから，どこに，どのようにスキントラブルが発生したか，どのように対処していたか，現在どのように対処しているか，経緯と現状を確認する．

1. 瘻孔辺縁から瘻孔周囲皮膚の発赤

状態：瘻孔周囲皮膚の発赤・浸軟・疼痛・瘙痒感がある．発赤・浸軟がつづくと，表皮剥離，びらん，潰瘍へと移行する可能性がある（図8）．

確認：①発赤の範囲は瘻孔周囲皮膚の外部ストッパーに一致しているか，全周性か限局性か，表面か深部からか，②表皮剥離や皮膚の色調変化はあるか，③滲出液（漿液性・血性・膿性），硬結，疼痛など局所の感染徴候はあるか，④発熱はあるか，⑤カテーテルの可動性（あそび）はあるか，⑥漏れ（瘻孔からか，カテーテルからか）はあるか．

原因：接触皮膚炎は，栄養剤の漏れ，瘻孔開大・胃内圧の上昇，栄養剤の停滞，カテーテル本体の破損などが原因で起こる．

瘻孔周囲炎（図9）は，内部ストッパーによる深部組織の圧迫虚血の状態で炎症を起こしている瘻孔への細菌の

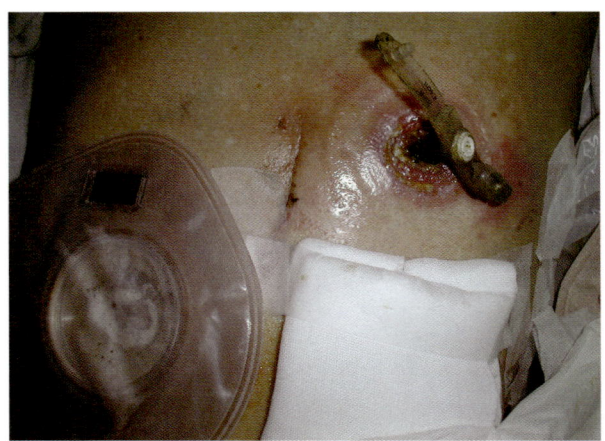

瘻孔周囲から消化液が漏出し，発赤・びらんが生じている

図8 消化液の漏出

繁殖が原因である[4]．

対策

①カテーテル本体が破損している場合，ボタン型でシャフト長[*3]が変えられない場合，瘻孔が開大している場合，局所の感染徴候と発熱がある場合は，主治医に相談する．

②感染徴候がなく，カテーテルの開放（減圧）や時間をおいてから栄養剤を注入しても漏れる場合は，主治医に現状を伝え，相談する．

③表皮剥離・びらんが生じた場合は，胃瘻周囲皮膚を保護する専用の皮膚保護剤やドレッシング材のほか，粉状皮膚保護剤を散布する方法もある．滲出液を吸収し，

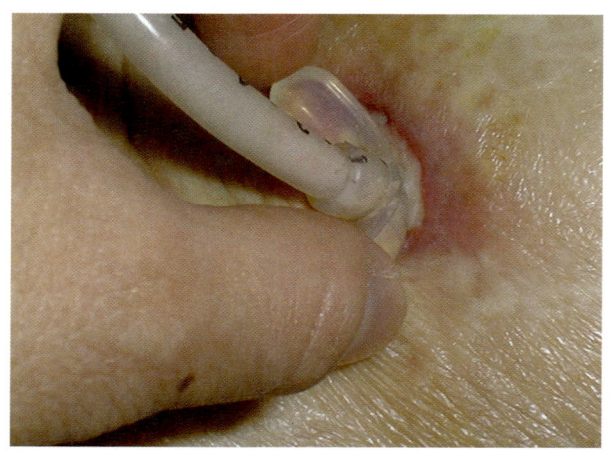

内部ストッパーによる深部組織の圧迫虚血の状態で瘻孔が炎症を起こしている

図9　瘻孔周囲炎

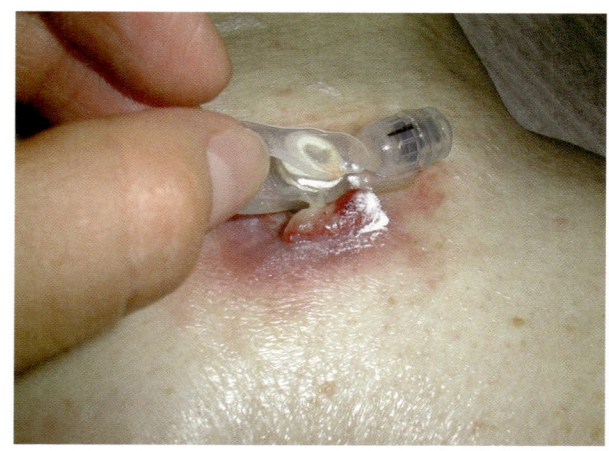

外部ストッパーの慢性的な物理的刺激により発生する

図10　不良肉芽

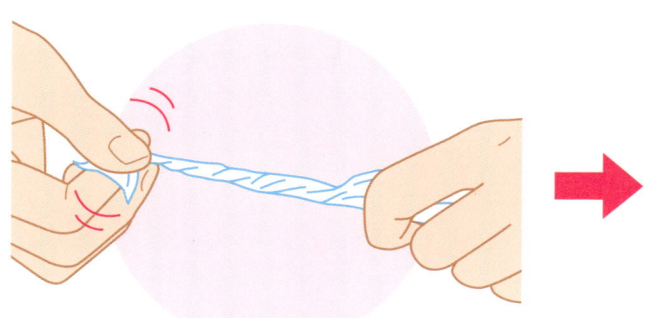

ティッシュペーパーのこよりは固くせずに，ふわっとしたものを作成する

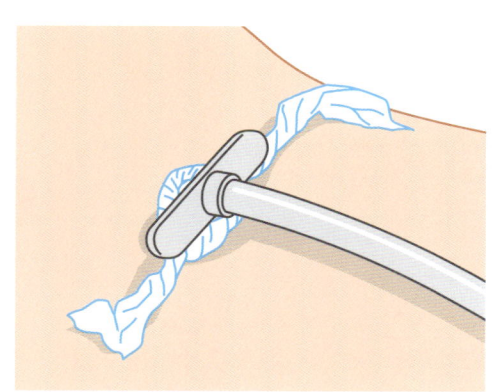

図11　こよりの作成と使用の方法

固着して創面を保護するとともに，pH緩衝作用で化学的刺激と細菌感染のリスクを低減する．

2. 不良肉芽

状態：瘻孔辺縁の肉芽の盛り上がり，少量の出血，滲出液，疼痛がみられる（図10）．

確認：カテーテルの可動性，倒れ込みを確認する．

原因：慢性的な物理的刺激が考えられる（内部ストッパーによる圧迫，カテーテルや外部ストッパーによる瘻孔辺縁の摩擦）．

対策

①瘻孔に負荷をかけないよう，1枚にしたティッシュペーパーでつくったこより（図11）や化粧パフなどを使い，カテーテルを垂直に管理する．

②上記の方法で改善せず，出血や疼痛を伴う場合は硝酸銀による焼灼や液体窒素による凍結療法，外科的切除がある．ステロイド軟膏を塗布する方法もある[5]．

---

*3　シャフト長　内部ストッパーと外部ストッパーとの距離．

表1 瘻孔周囲の観察項目

瘻孔周囲皮膚・瘻孔縁
・発赤 ・表皮剥離 ・びらん ・潰瘍 ・色素沈着 ・色素脱失 ・出血 ・排膿 ・疼痛 ・瘙痒感 ・丘疹・小水疱 ・浸軟 ・不良肉芽
範囲
大きさ

家族・サービス事業所職員との情報共有

訪問入浴やデイサービス，ショートステイなどを利用している場合は，各サービス事業所の職員に瘻孔周囲皮膚の具体的な観察点を伝えておく（**表1**）．

在宅で行っているスキンケアの継続と注意事項（たとえば移動時はカテーテルが引っ張られないよう気をつける，栄養剤注入時の姿勢，注入時間など）を情報伝達する．

瘻孔辺縁から瘻孔周囲の皮膚の発赤や不良肉芽のようなスキントラブルが生じた場合を想定し，在宅では家族，施設利用時は職員が対応可能か，事前に主治医と具体的な対応策を話しあっておく．

誰に，どのような方法で連絡をとるのか，連絡を待つあいだにどのようなものを使い，どのような対処が必要か，具体的な連絡方法・対処方法を，ケアマネジャー・サービス事業所に伝達しておく．

引用・参考文献
1) 岡田晋吾監：胃ろうPEGのケアQ&A．p.26〜30，76〜83，116〜128，照林社，2005．
2) 田中秀子編著：ナースのためのスキンケア実践ガイド．p.37〜41，照林社，2008．
3) 小川滋彦編：PEGパーフェクトガイド．Nursing Mook33，p.24〜47，学習研究社，2006．
4) NPO法人PEGドクターズネットワーク編：胃ろうPEG手帳——在宅と施設での介護のために．p.18〜21，PEGドクターズネットワーク，2005．
5) 岡田晋吾：特集PEG，PEGの造設と管理．ALmedia，通巻58号：2〜5，2009．
6) 内藤亜由美，安部正敏編：病態・処置別スキントラブルケアガイド．Nursing Mook46，p.76〜80，学習研究社，2008．

Column

瘻孔辺縁の不良肉芽

瘻孔辺縁の不良肉芽は，「とくに大きな問題にはならないため，処置は必要ない」とする病院の医師・在宅医に出会う機会は少なくない．しかし，"本当に大丈夫だろうか？" "大きくなってきて心配" と不安を訴える家族に遭遇した経験が筆者にもある．

デイサービスなどのサービス事業所の職員から，出血があるという情報が入る．また，何よりも家族は栄養剤注入の際に，出血を繰り返す状態を目の当たりにしている．在宅で安心して生活を継続するためには「不良肉芽は問題ない」というだけではなく，「不良肉芽があることで生じる不安」も1つの問題としてとらえ，医師とともに対応を検討する必要もあると考える．

皮膚 7 チューブ・ドレーン周囲のスキントラブル

後藤茂美

ケアのポイント
- チューブ・ドレーンが挿入されている療養者は，チューブ・ドレーン自体の接触や，医療用粘着テープを使用していることにより，スキントラブルを起こしやすい状態にある．
- スキントラブルの予防には，基本的・愛護的スキンケアの実施と，固定部位・目的に応じた医療用粘着テープやポリウレタンフィルム・ドレッシング材の選択が必要である．

スキントラブルの誘因

チューブ・ドレーンに関するスキントラブルの誘因には，①血液や消化液・排泄物の漏出による化学的刺激，②チューブ・カテーテルを固定するために使用している医療用粘着テープ（以下，テープ）の引きつれや貼付と剥離を繰り返すことによる物理的刺激や粘着剤による化学的刺激，③チューブ・カテーテルが挿入部周囲に接触することによる物理的刺激，④汗による生理的刺激，⑤感染，などがある（表1）．

表1　チューブ・ドレーン周囲の皮膚のトラブルの誘因

化学的刺激	・血液，消化液，排泄物（酸性，アルカリ性）の付着 ・消毒薬の付着 ・医療用粘着テープの成分
物理的刺激	・医療用粘着テープの引きつれ ・繰り返される医療用粘着テープの貼付と剥離 ・挿入部へのチューブ・ドレーンの接触 ・固定糸による刺激
生理的刺激	・発汗
感染	・カンジダ皮膚炎，毛囊炎

基本的なスキンケア

1. チューブ・ドレーンが挿入されている療養者の皮膚

チューブ・ドレーンが挿入されている療養者の多くは，低栄養や浮腫・化学療法の影響，高齢などから皮脂分泌量や水分保持能力，皮下脂肪が低下し，皮膚の再生力や防御能も低下している可能性がある．

皮膚が脆弱になる要因を有している療養者のチューブ・カテーテル周囲の皮膚は，テープによる被覆や消化液などの付着で，さらに脆弱になっている可能性がある．

2. 予防的スキンケアの方法

テープの貼付範囲や位置をわずかでもずらし，同一箇所への負担を軽くする．

テープやポリウレタンフィルム・ドレッシング材（以下，フィルム材）は毛流に沿って剥離する（図1）．

体毛が濃い場合には，貼付前にハサミなどでカットしておく．

皮膚に残った粘着剤は，こするなどの機械的刺激を加えず，石けんの泡でやさしく汚れを浮かせて取り除く．

粘着剤の除去が困難な場合は，非アルコール性の剥離剤[*1]（図2）などで粘着成分を除去してから石けんで洗浄

a. テープの剥離方法

b. フィルム材の剥離方法

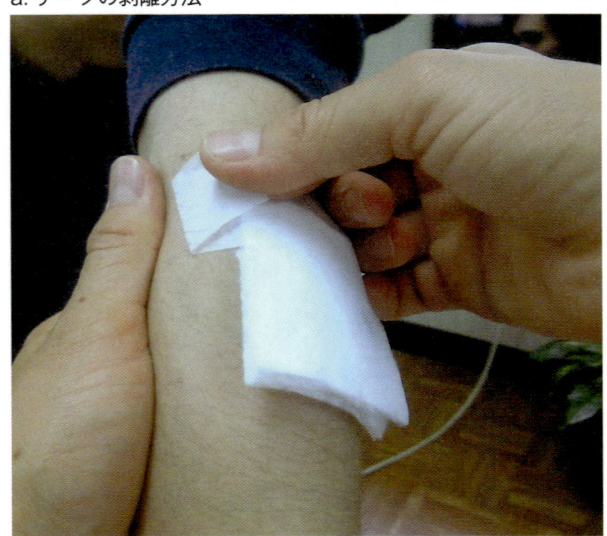
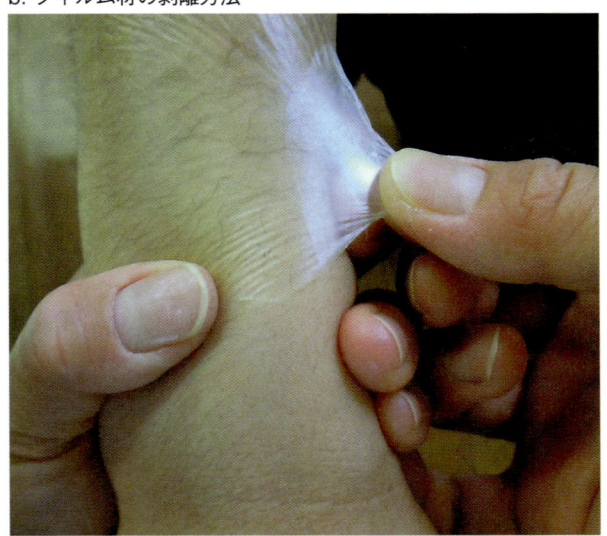

剥がす方向とは逆に皮膚を軽く押さえ，毛流に沿って90〜150°の角度でゆっくりと剥がす

毛流に沿い，皮膚のたるみを矯正しながら，平行に引き伸ばして剥がす

図1　皮膚を傷めにくい剥離方法

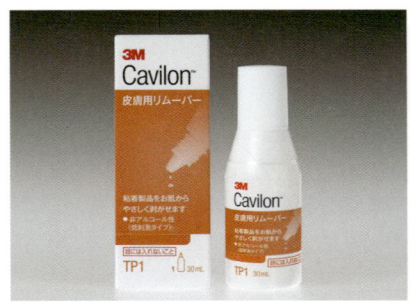
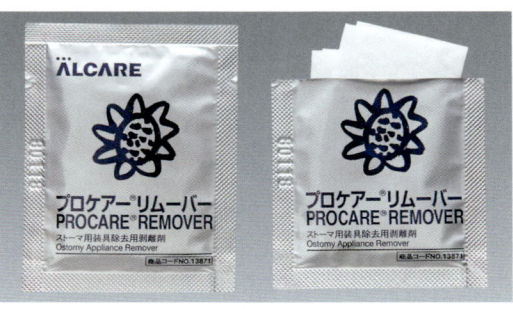
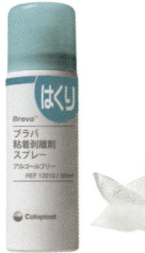

3M™ キャビロン™ 皮膚用リムーバー
（スリーエムヘルスケア）

プロケアー® リムーバー
（アルケア）

ブラバ™ 粘着剥離剤
（コロプラスト）

図2　剥離剤の例

または清拭を行う．オイルを含む剥離剤を使用した場合は，完全にその成分を除去する必要があり，不十分な場合はテープ類の貼付が困難となる．

洗浄が困難な場合は，清拭で石けんを十分に拭き取る．水洗いが不要な清拭剤（リモイス®クレンズなど，p.5,「図7　洗い流さない洗浄剤の例」を参照）もある．

塗布後にテープを貼付できる保湿クリーム（セキューラ®ML，スミス・アンド・ネフュー）や，皮膚に薄い膜を形成し，テープの剥離刺激から皮膚を守る非アルコール性の被膜剤（リモイス®コート，キャビロン™，p.9,「図4　皮膚保護剤の例」を参照）などを併用する方法もある．

テープを貼るときは皮膚を緊張させず，中央から両側に押さえながら貼る（図3）．

部位別の管理方法

テープを構成する粘着剤[2]や支持体[3]（図4）により，

---

[1] **剥離剤**　アルコール含有の石油系のほか，非アルコール性の植物油脂系・水溶性油剤，非アルコール性でオイル不使用のものもある．なお，油脂性清浄剤である「サニーナ」（花王）も剥離に利用できる．

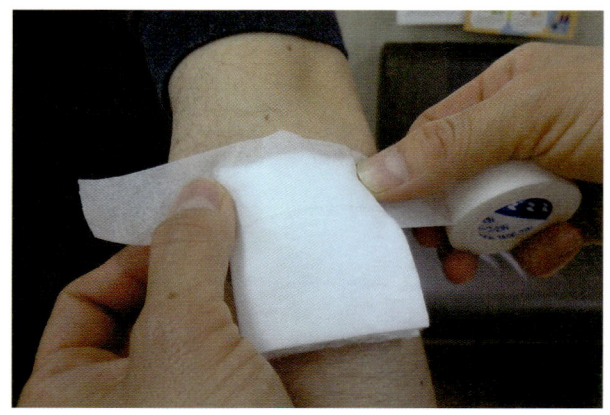

皮膚を緊張させず，中央から両側へ貼って基部を固定する．ドレッシング材やガーゼに対し，テープの長さをぎりぎりにせず，余裕をもたせる

図3　テープの張り方

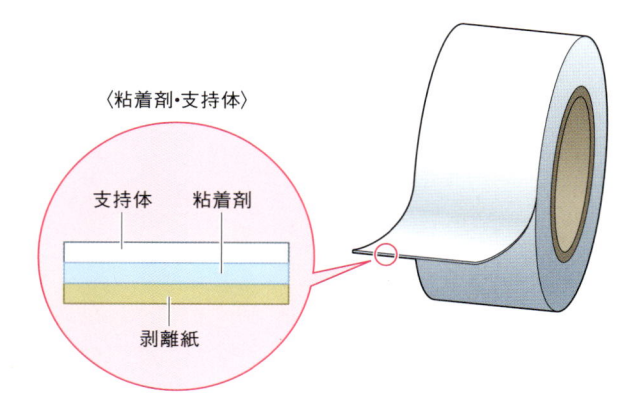

図4　医療用粘着テープの構造

透過性・通気性が異なるため[1]，固定部位・目的に応じて選択する．

伸展・屈曲する部位には伸縮布のように支持体に柔軟性があるテープを選択する方法がある．ただし，張力をかけずに貼付する．

日常的にテープを貼付している療養者は，入浴後に皮膚が乾いた状態で貼付位置をずらし，テープを交換する．テープ貼付部は水分蒸散が抑制され，浸軟を起こしやすくなる．浸軟した皮膚は酸外套[*4]によるバリア機能が低下し，物理的刺激を受けやすくなる．また，アルカリ性に傾くため，細菌が繁殖しやすくなる．

入浴後のテープの剝離は，入浴に伴う局所の温度上昇による粘着力の変化と浸軟による皮膚の脆弱化に留意して行う．

1. 在宅中心静脈栄養法（体外式カテーテル）を実施中の療養者

挿入部の出血，滲出液や発赤，腫脹，硬結などの感染徴候，固定糸のはずれ，固定糸に一致する感染徴候がある場合は，全身的に発熱がなくとも医師に報告する．

フィルム材には，滅菌処理が施され水蒸気透過性が高いフィルム材や，これらに非固着性吸収パッドが組み合わされたフィルム材，または滅菌ガーゼドレッシング材

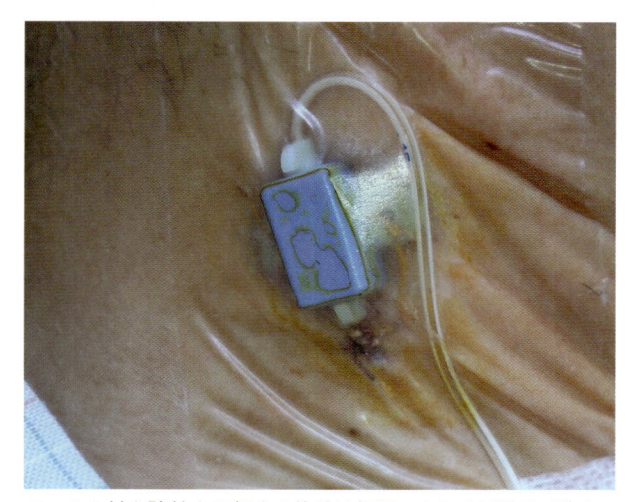

フィルム材を貼付する部分の体毛は処理，もしくは避けて貼る

図5　中心静脈栄養法（体外式カテーテル）挿入部の固定法

もあり，挿入部位，発汗量，季節，過敏性により選択する（図5）．

2. 経鼻経管栄養法を実施中の療養者

経鼻胃管は材質によって，シリコン，ポリウレタンは柔らかく，ポリ塩化ビニールはやや硬いなど，種類によって柔軟性が異なる[2]．

栄養チューブそのものの重みによる誤抜去や鼻翼・鼻梁部への圧力の集中を回避するため，2か所で固定する（図6）．

---

*2　**粘着剤**　テープの粘着剤には，天然ゴム，合成ゴム，アクリル，ゲル素材がある．
*3　**支持体**　テープの支持体には綿布，和紙，不織布，ポリエチレンフィルム，伸縮布，伸縮綿布などがある．
*4　**酸外套**　皮脂膜が皮膚表面を覆い，表面を弱酸性に保っている状態をいう．

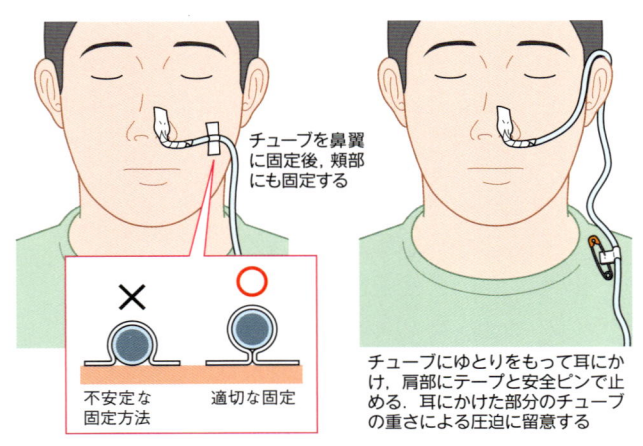

図6 経鼻胃管の固定法の例

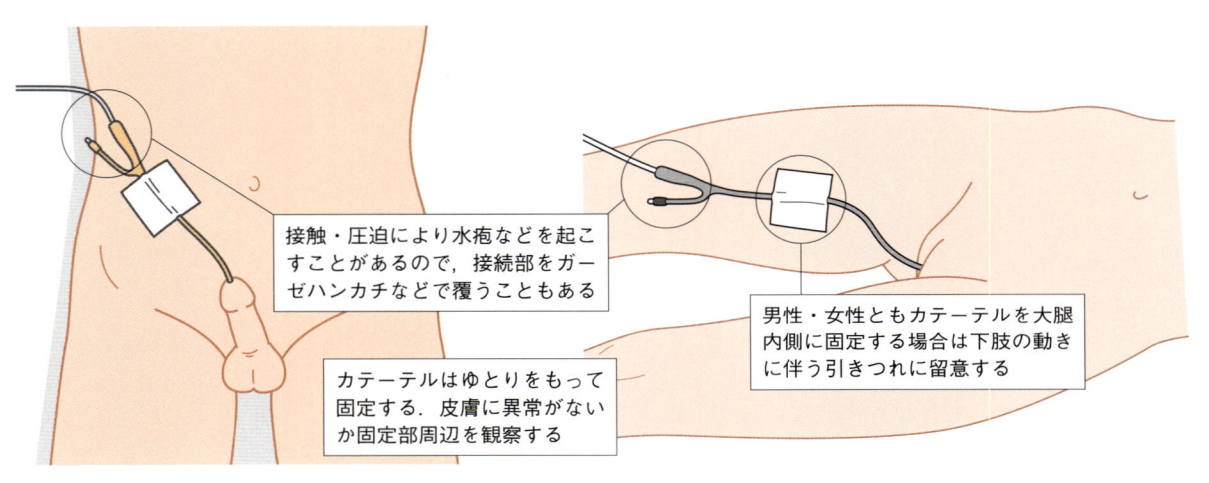

チューブを鼻翼に固定後，頬部にも固定する

× 不安定な固定方法　○ 適切な固定

チューブにゆとりをもって耳にかけ，肩部にテープと安全ピンで止める．耳にかけた部分のチューブの重さによる圧迫に留意する

接触・圧迫により水疱などを起こすことがあるので，接続部をガーゼハンカチなどで覆うこともある

カテーテルはゆとりをもって固定する．皮膚に異常がないか固定部周辺を観察する

男性・女性ともカテーテルを大腿内側に固定する場合は下肢の動きに伴う引きつれに留意する

男性の場合　　　女性の場合

図7 膀胱留置カテーテルの固定法の例

3. 膀胱留置カテーテル挿入中の療養者

男性の場合，陰茎・陰のう角部に圧が加わらないよう，陰茎を頭側に向け，ゆとりをもたせ，下腿に固定する．女性の場合，大腿内側に固定する場合もある．いずれも，カテーテルに緊張がかからず，体動によりカテーテルが引きつれないよう適度にゆるみをもたせる（図7）．

固定位置は訪問ごとに交換する．カテーテルの固定方法を図8，図9に示す．

スキントラブルの原因と対策

スキントラブル発生時は，原因の検索と除去が重要である．どこに，いつから，なぜ（①テープの材質：粘着剤，支持体，透過性，通気性，②テープの剥離・貼付方法，③交換間隔，④療養者の状態に影響する要因：低栄養，化学療法の影響，アレルギーなど）を確認する．

1. 表皮剥離

原因：繰り返されるテープの剥離，テープの強い粘着力と剥離するときの力の強さによって起こる．

対策：ハイドロコロイドドレッシング材[*5]を貼付す

①貼る　②切り込みを入れる　③さらに上下から切り込みを入れたテープを両端に貼り，補強する　④完成

療養者の皮膚の状態により，同種のテープの重ね貼りやストーマ用品である板状皮膚保護材の併用の必要性を判断する．

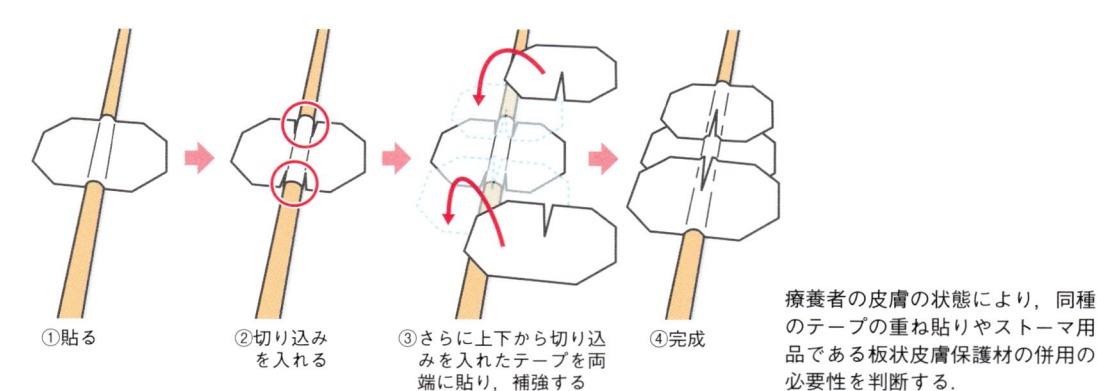

図8　カテーテルを皮膚に直接固定する方法の1例

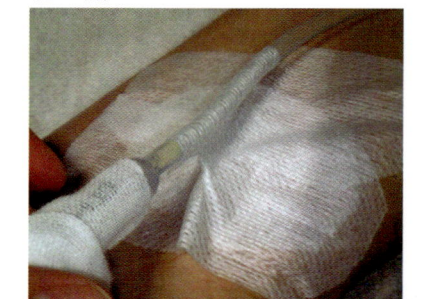

〈よい例〉Ω（オメガ）の形での固定

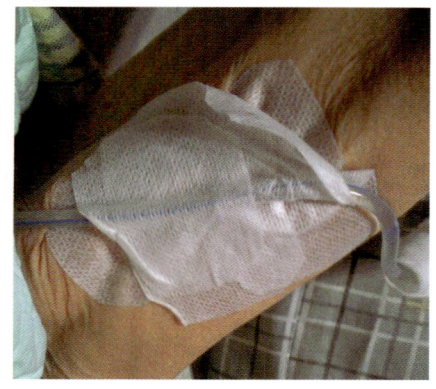

〈悪い例〉Ωの形ではない固定．固定が外れ，引っ張られている

図9　テープの張り方

る．粉状皮膚保護剤を散布し，滲出液の吸収・創面を保護する．

2. 水疱

原因：テープによる張力によって起こる．

対策：水疱が緊満しておらず，水疱内液が漿液性でクリアであればフィルム材を貼付し，保護する．水疱が緊満し疼痛を伴う場合は，穿刺を検討する．その場合，水疱部分の皮膚は除去せず密着させる．

3. 接触皮膚炎

原因：テープの粘着剤，テープ貼付前に皮膚に付着していた物質の浸透[3]によって起こる．

対策：可能なかぎりテープの使用を避ける．やむを得ずテープを使用する場合は，粘着剤の異なるテープへの変更やストーマ用品である板状皮膚保護材，ハイドロコロイドドレッシング材を貼付した上にテープを貼付する．

> **NOTE**
> **ドレッシング材の活用**
> ハイドロコロイドドレッシング材は創傷の深さに応じて，保険適用上区分されている．また，保険適用期間の限度も決められており，医師の指示の元で使用可能である．
> 市販でも入手できるようになったが，感染のリスクを回避するための具体的な観察やケア，医療従事者の助言が必要である．

*5　**ハイドロコロイドドレッシング材**　吸収性のある粘着層と防水性のある外層からなる．粘着層は親水性ポリマーと疎水性ポリマーで構成されている．親水性ポリマーが滲出液を吸収し，ゲル化して創傷面の湿潤環境を維持する．

引用・参考文献
1) 田中秀子編著:ナースのためのスキンケア実践ガイド.p.87〜96, 照林社, 2008.
2) 佐藤憲明編:ベストプラクティスコレクション——ドレナージ管理&ケアガイド. p.20〜23, 70〜74, 中山書店, 2008.
3) 松原康美編著:スキントラブルの予防とケア——ハイリスクケースへのアプローチ. ナーシング・プロフェッション・シリーズ, p.57〜70, 医歯薬出版, 2008.
4) 竹末芳生, 藤野智子編:術後ケアとドレーン管理. エキスパートナースガイド, p.295〜302, 317〜323, 330〜333, 照林社, 2009.

Column
在宅での医療用材料の入手

　剝離剤や清拭剤・被膜剤は,医療材料を取り扱っている販売業者で購入可能である.しかし自費購入となるため,療養者・介護者とともに,使用頻度・使用量・安全に代用できるものの有無やランニングコストなどを検討し,必要性を見極める.また,使用を検討する際は,接触皮膚炎のリスクも考慮する.

皮膚 8 褥瘡の予防とケア

後藤茂美

> **ケアのポイント**
> - 褥瘡予防は，発生予防・悪化予防・再発予防の視点が必要である．
> - 褥瘡が発生した場合，発生要因と治癒を停滞させている要因の検索が必要である．
> - 創のアセスメントはもとより，局所要因と二次的要因の双方を視野に入れる必要性を，かかわる事業所と職種が共通理解する．この共通理解のもとに，在宅・施設にかかわらず，基本を守り，統一したケアを行う必要がある．

褥瘡の要因の検索

褥瘡発生の要因と治癒を停滞させている要因の検索を行う．在宅で発生した褥瘡は，生活のなかに発生・治癒を停滞させる要因が潜んでおり，これらの要因の見極めや除去が必要である．

要因が除去されなければ，治癒の遅延，治癒した褥瘡が再発するリスクが高い．

局所の処置方法だけでなく，療養者自身の要因と介護力を含むケア環境にある要因をあわせたアセスメントを継続して行う必要がある[1,2]．

褥瘡のケアでは，発生予防・悪化予防・再発予防の視点が必要であり，**表1**に示すような視点で観察を継続する[3]．

療養者の得手体位[*1]やフットサポートを含む車椅子坐位で影響を受ける部位・頭側挙上時のずれなど，訪問看護師が滞在している時間以外の姿勢や圧力・ずれ力の変化に留意する．また，介護力のアセスメントも必要である[2,4]（**表2**）．

創のアセスメントと薬剤・ドレッシング材の選定

創が褥瘡か否かを見極める必要がある．仙骨部・尾骨部では骨突出部に一致しない発赤やびらんが生じる可能性があり，排泄物による接触皮膚炎や真菌感染の場合がある．

また，下腿や足底に潰瘍がある場合は，創の形態とともに下肢の色調・温度・浮腫・足背動脈や後脛骨動脈の触知，療養者の既往歴・原病歴を確認し，動脈性・静脈

> **NOTE 皮膚・排泄ケア認定看護師の訪問**
> 2012年の診療報酬改定で，D3以上の褥瘡がある療養者を，医療機関などに所属する皮膚・排泄ケア認定看護師が訪問看護師とともに訪問できるようになった．診療報酬の請求は月1回のみである．

> **NOTE 介護力のアセスメント**
> "家族が実施できている"ではなく，いつ，どのようにして，継続しているのか，具体的な方法・その方法は適切かを確認する必要がある．

[*1] **得手体位** 自分の好みの姿勢のこと．体位変換しても，この姿勢に自力で戻ってしまう場合がある．

表1　観察の視点

褥瘡発生リスク・悪化リスクを検討する際の視点	①現在の日常生活自立度は ②いつから日常生活自立度が変化したか ③どのような姿勢でどの程度の時間過ごすか ④食事回数・量・内容は ⑤尿・便失禁はあるか ・排泄用具の種類・排泄パターン ・おむつを使用している場合は種類・交換回数 ・交換時の排泄量 ⑥原疾患は，既往歴は ⑦内服薬や治療内容は，変更はあったか ⑧体圧分散寝具の名称・種類・設定は
褥瘡が発生している場合は以下を追加視点とする	⑨なぜこの部位に発生したか ⑩骨突出部と一致しているか ⑪どのようなとき，どのような姿勢で影響を受けるか，受けたか ⑫誰が，どの程度，どのような処置をしているか ・洗浄方法・量，薬物やドレッシング材の使用方法を含む具体的な処置方法 ⑬療養者にかかわる医師・看護師から本人・家族に行った助言は ・助言に対する具体的な実施状況 ⑭療養者・家族は褥瘡についてどのように思っているか ⑮導入しているサービスの種類と頻度は ⑯主治医はどのように考えているか，診療科は

（後藤茂美：在宅における褥瘡ケアの実際．月刊ナーシング，29(10)：18～23，2009より改変）

表2　介護力のアセスメント

介護者自身に関する項目	・年齢，既往，現在治療中の疾患の有無とコントロールの状況 ・介護協力者がいるか，具体的な協力の程度 ・食事回数・食欲の有無 ・睡眠時間は確保できているか ・休息や気分転換ができているか ・介護に対する考え・療養者への想い ・介護に使える時間・費用
療養者の介護に関する項目	・食事介助の方法・回数・量・内容 ・おむつ交換の回数・方法 ・体位変換の回数・方法 ・助言への反応と理解度・実行力 ・局所ケアの理解度と実行力

性の潰瘍や糖尿病足病変との鑑別が必要である．

褥瘡の経過をアセスメントする指標としては，DESIGN-R®（2008年改訂版褥瘡評価用）[*2]がある[5]．

創が治癒するための環境調整（WBP[*3]）には，創傷治癒阻害因子を取り除く必要がある．その方向性を示唆する考え方に，創面に存在する治癒阻害因子を4項目であげ，アセスメントできるTIME[*4]がある[6～8]．

これらのアセスメントに基づき，創がどのような状態にあり，局所的には何が問題になっているのか，何をコントロールする必要があり，それにはどの薬物やドレッシング材が適しているのか，その薬剤・ドレッシング材は在宅で使用が可能か，使用にあたって留意する点は何かを検討する．

[*2] **DESIGN-R®**　褥瘡の重症度を分類するとともに，褥瘡治癒過程を数値化するスケールである．D（depth：深さ），E（exudate：滲出液），S（size：大きさ），I（inflammation／infection：炎症／感染），G（granulation tissue：肉芽組織），N（necrotic tissue：壊死組織）の6項目とポケットの評価で行い，表記は深さの数値とその他の評価数値を加えたもの（深さの数値は加えない）で表す．

[*3] **WBP**　wound bed preparation．創傷が治癒するのに適した状態に環境調整することである．慢性創傷において，壊死・不活性組織の除去，感染防止，湿潤バランス管理，創辺縁などの創傷管理を行う．

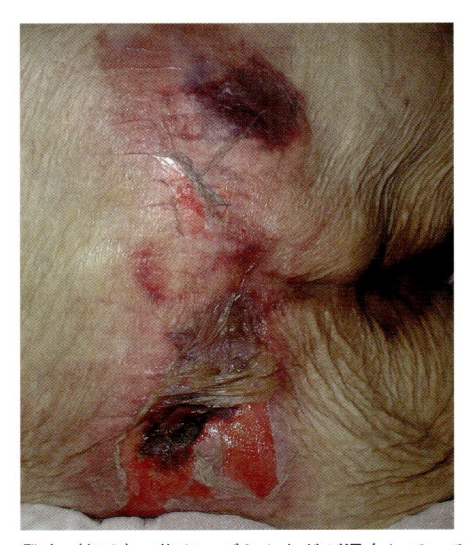

発赤（紅斑），紫斑，びらんなどが混在している
図1　急性期の褥瘡

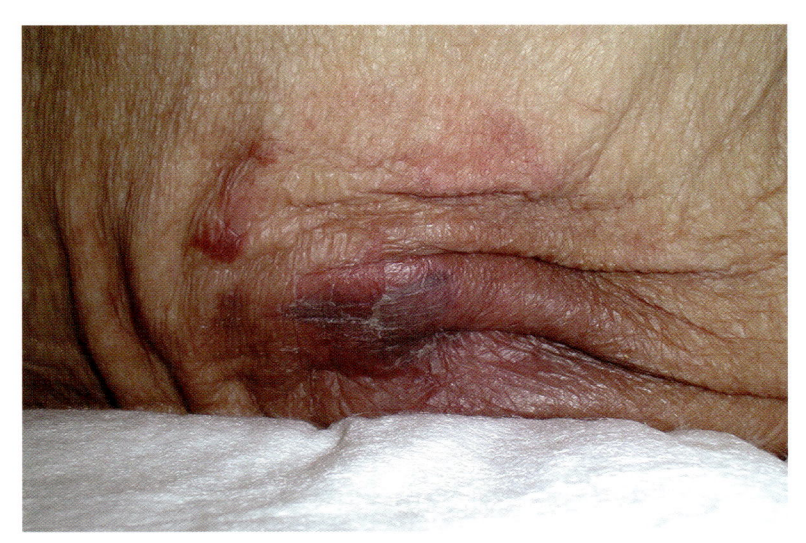

発赤（紅斑）の中に紫斑が発生している
図2　二重発赤

褥瘡の局所ケア

1. 急性期か慢性期かを見極める

褥瘡は発生から約1〜3週間は急性期とされ，局所の病態が不安定な時期といわれている[10]．褥瘡を発見した場合，急性期か，これ以降の慢性期にあるかの情報を得る．

急性期の褥瘡（図1）は1〜2週間以内に治癒するものと，浅い褥瘡として経過するもの，深い褥瘡に移行するものがあるとされている[5,9]．

急性期の褥瘡では，創の保護と適度な湿潤環境の保持を目的とし，創に固着せず，創の観察が毎日可能な薬剤やドレッシング材を用いる．

図2のような，発赤（紅斑）の中に紫斑が存在した褥瘡では，体圧分散用具の設定や機種，体位を確認し，再検討する．

急性期の褥瘡が慢性期に移行した場合，もしくは，慢性期の褥瘡では，真皮までの浅い褥瘡（d）か，真皮を越えた皮下組織に至る深い褥瘡（D）かを見極める．

> **NOTE**
> **薬剤・ドレッシング材の使い方**
> 創の深さにより保険適用となるドレッシング材が異なる．適用・適応だけでなく，二次ドレッシング材の要・不要，創に対して用いる大きさ，交換の目安，どのような場合に中止するかなどの情報を得て，十分理解したうえで用いる．なお，家族以外にも，かかわる事業所や職種にも伝達する．

> **NOTE**
> **急性期の褥瘡**
> 急性期の褥瘡は，時間の経過とともに創面の色調が変化する．創周囲の皮膚は脆弱であり，局所に炎症徴候を認め，褥瘡の範囲や深さの判定が難しいなどの特徴がある．筆者は塗布しても創面を観察しやすい白色ワセリンを使用し，褥瘡の経過を観察している．白色ワセリンは，創に固着しないようガーゼの網目を埋める十分な量を塗布し，湿潤環境を維持する．観察・交換の際，ガーゼが固着している場合は，微温湯を流しながら剥離する．
> 非固着性のドレッシング材あるいは真皮にいたる創傷用のドレッシング材も急性期の褥瘡に適するとされている．異常が早期に発見できる環境で使用する．

*4　**TIME**　T（tissue non-viable or deficient：不活性・壊死組織），I（infection of inflammation：感染・炎症），M（moisture imbalance：過剰な滲出液），E（edge of wound on advancing or undermining：創縁の段差・ポケット），の4つの創傷治癒阻害因子の頭文字である．これらをアセスメントして，それぞれを除去あるいは是正していく．慢性創傷の治癒に関する基本的な考え方である．褥瘡にも応用できる．

表3 家族・事業所間での確認事項（創の処置にかかわる内容）

①創周囲皮膚は石けんの泡でなでるように愛護的に洗浄しているか
②38℃程度の微温湯で洗浄液がクリアになるまで洗浄しているか
③創やポケット内の洗浄液を吸収・排出しているか
④薬物の量は適切か
⑤ガーゼなどドレッシング材の大きさ（ガーゼでは厚さ）は適切か
⑥（フィルム材を貼付している場合）排泄物による汚染は避けられているか

表4 退院前カンファレンスで確認する内容

①最新の血液データ
②褥瘡ケアとして病院で行ってきた具体的な助言・指導の内容
③上記②は局所ケアを含めて在宅で継続可能な内容か
④病院での助言・指導に用いた物品
⑤主治医・皮膚科医師からの説明内容
⑥上記②⑤を受けた対象・回数・理解度および病院看護師の評価の視点
⑦緊急時の連絡先（窓口になる人・場所）

（後藤茂美：在宅における褥瘡ケアの実際．月刊ナーシング，29(10)：18～23，2009より改変）

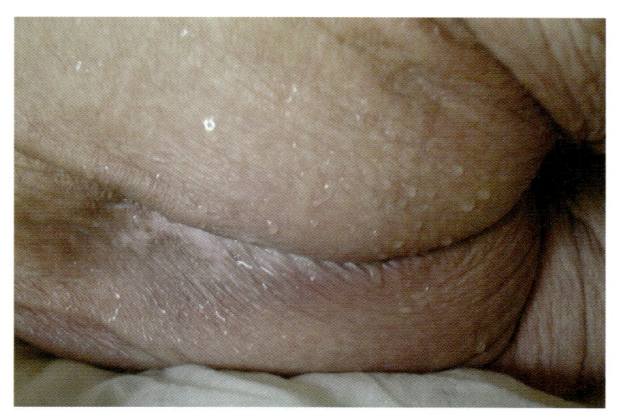

洗浄後に保護オイルをスプレーした例．撥水している
図3 オイル散布後の皮膚

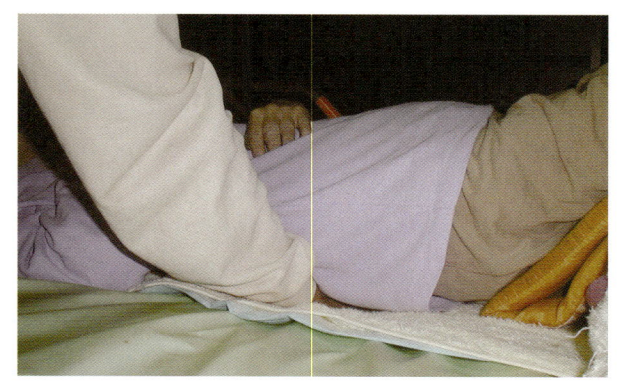

ベッドと身体の貼り付きを離すように周辺から中心に向かって手を挿入し，皮膚のずれを解消する
図4 背抜き

　創のアセスメントに基づき，日本褥瘡学会で推奨する「慢性期褥瘡の局所治療」[*5]に示されているような薬剤・ドレッシング材の使用を検討する[7]．

2. 基本のケアを徹底する

　褥瘡ケアにかかわる事業所や職種間で具体的に方法を確認し，**表3**に示す創の処置にかかわる内容と，**表4**について（とくに②～⑦）の確認・評価・修正を行う．

褥瘡の発生・再発予防のスキンケア

①褥瘡発生リスクアセスメント・スケールを用い，圧力とずれの排除，スキンケア，栄養状態，リハビリテーション，介護力について具体的な計画を立案する[5]．
②入浴や清拭後は皮膚の肌理に沿い，保湿効果のある軟膏やクリームを塗布する．失禁のある療養者には，予防的に撥水クリームや保護オイルを使用する（**図3**）．
③排泄物の性状・量により，おむつの交換回数を調整する．時間帯によって吸収量・構造の異なるおむつを選択する方法もある．
④頭側挙上前には，療養者の股関節の位置とベッドの背

[*5] **慢性期褥瘡の局所治療**　日本褥瘡学会学術教育委員会ガイドライン改訂委員会「褥瘡予防・管理ガイドライン」（第3版）http://www.jspu.org/jpn/info/pdf/guideline3.pdf

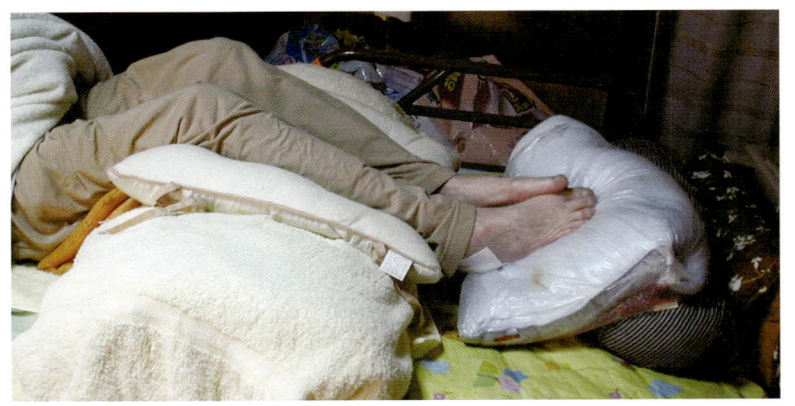

踵部の除圧には踵部のみを浮かせる方法ではなく，大腿・下腿全体を支持する．療養者の安楽と仙骨部の減圧も兼ねることができる．ポジショニングのクッションは，介護保険の福祉用具貸与の制度により床ずれ防止用具として借りることができる

図5　下肢支持方法

パームQ（ケープ）

図6　携帯型接触圧力測定器

ボトムが曲がる基点が一致しているか確認する．
⑤頭側挙上にあたっては膝ボトムを挙上後に背ボトムを挙上する．フラットに戻す際は背ボトムを下げてから膝ボトムを下げる．
⑥頭側挙上と元に戻した際の背抜き（図4）と，踵部の減圧（とくに足抜き＝下腿後面～踵をベッドとの接触から解除）を徹底する（図5）．また，頭部の減圧にも留意し，後頭部や耳介の持続的な圧迫を避ける．
⑦エアマットレスを使用している場合は電源が入っているか，体重設定や表示内容に変化がないか，送風チューブの折れ曲がりはないか，緊急時エア抜き栓が外れていないかを訪室時に確認する．
⑧体圧分散寝具導入後は，携帯型接触圧力測定器（図6）を使い，仰臥位，ファウラー位，得手体位などで体圧測定を行い，減圧の程度を評価する．

家族と関係職種との連携

看護師は医療の専門職として，褥瘡ケアに必要な減圧，栄養管理，スキンケア，褥瘡のアセスメント，処置の方法を理解し，実施する．

褥瘡の発生には，圧迫・摩擦・ずれといった局所要因だけでなく，原疾患や治療内容・栄養状態・療養環境などの二次的要因が関連する．そのため，局所要因と二次的要因の双方を視野に入れる必要があることを家族や関

> **NOTE**
> **携帯型接触圧力測定器**
> 褥瘡予防には体圧分散が有効であり，日常的に，身体との接触面に発生する圧力を正確に測定し数値化する必要がある．訪問看護においても，圧のコントロールを評価するために，接触圧力を測定できる「携帯型接触圧力測定器」を活用できる．褥瘡発生の危険度評価に，体圧分散式マットレスの適合評価に，また，頭側挙上，ポジショニングなどの評価に活用できる測定器である．

係職種間で共通理解する．

いつ・だれが・どこを観察するか，異常とはどのような状態か，発見時には誰に連絡するのかを，具体的に決めておき，療養者・家族，かかわる職種が観察の視点を共有する．継続的に観察することが望ましく，そのことが異常の早期発見につながる．

入浴やシャワー浴・清拭・陰部洗浄・殿部洗浄の温度，洗浄方法，保湿剤の量や塗布のしかた，撥水効果のある油性清浄剤や皮膚皮膜剤の量や塗布する部位，背抜きのタイミングと方法など，具体的かつ確実に伝達し，発生・再発・悪化予防のケアを継続できるようにする．

体圧（接触圧）については，携帯型接触圧力測定器などを用い，数値をデータとして見せながら助言すると，より理解されやすい．

療養者・介護者おのおのの意向と，在宅での生活が継

続可能かという双方の視点を常にもつ．どの部分を，どのようなサービスで補えば在宅療養が継続できるのかを，ケアマネジャーやかかわる職種と検討・調整し，評価・修正する．

引用・参考文献
1) 村山志津子ほか：在宅版褥瘡発生リスクアセスメントスケールの開発．日本褥瘡学会誌，9(1)：28～37，2007．
2) 村山志津子ほか：褥瘡発生に関連する介護力評価スケールの作成と信頼性の検討．日本褥瘡学会誌，6(7)：647～651，2004．
3) 後藤茂美：在宅における褥瘡ケアの実際．月刊ナーシング，29(10)：18～23，2009．
4) 宮地良樹，真田弘美編著：現場の疑問に答える褥瘡診療Q&A，p.253～255，中外医学社，2008．
5) 宮地良樹，溝上祐子編：褥瘡治療・ケアトータルガイド．p.113～117，130～132，136，140，照林社，2009．
6) 大浦武彦，田中マキ子編：TIMEの視点による褥瘡ケア 創床環境調整理論に基づくアプローチ．p.8～15，学習研究社，2004．
7) 宮地良樹，真田弘美編著：よくわかって役に立つ 新・褥瘡のすべて．p.164～169，176～177，永井書店，2006．
8) 真田弘美，須釜淳子編：改訂版 実践に基づく最新褥瘡看護技術——フローチャートでわかる褥瘡ケア手順．p.21～22，照林社，2009．
9) 日本褥瘡学会編：在宅褥瘡予防・治療ガイドブック．p.35，日本褥瘡学会，2008．
10) 内藤亜由美，安部正敏編：病態・処置別スキントラブルケアガイド．Nursing Mook46，p.17，学習研究社，2008．

Column
退院前カンファレンスの設定

　褥瘡がある状態で退院する場合は，カンファレンスの設定を依頼し，必要な内容の確認をする（p.38，「表4　退院前カンファレンスで確認する内容」を参照）．

　褥瘡があるまま在宅療養を開始する際，病院で行っていたケアを在宅では継続が難しい場合もある．病院側スタッフと在宅側スタッフ双方が顔を合わせるカンファレンスでは，文書では限界がある情報伝達・情報交換が可能になり，在宅で継続可能かを予測することができる．

皮膚 9 瘙痒感（かゆみ）や乾燥状態のスキンケア

石井佳子

> **ケアのポイント**
> - 皮膚の乾燥と瘙痒感（かゆみ）のメカニズムを理解する．
> - 瘙痒感がある場合のスキンケアの方法（保湿クリームを塗るタイミングや環境改善など）をマスターする．
> - 搔破による皮膚損傷の予防法の指導を行う．

瘙痒感（かゆみ）のケア

1. かゆみの原因を探る
　まず，全身の皮膚を観察して，①皮膚疾患によるものか，②内科的疾患によるものか，③ドライスキンによるものか，を見極めて適切に対処する．
　かゆみ対策の基本は，全身保湿ケアと環境改善である．

2. 入浴時のケア
　皮脂の喪失と瘙痒誘発を避けるため，入浴は熱い湯，長湯を禁止する．入浴剤は保湿成分の含まれるものを選択する．
　石けんで皮膚をこすりすぎないように，よく泡立ててやさしく洗う．
　入浴後には必ずクリームを塗布する．

3. 室内環境の調整
　室内の乾燥に留意し，加湿器を使用する．

4. 搔破の予防
　瘙痒の誘発因子を避ける．搔破により末梢神経が損傷し，さらに搔破欲を高め悪循環になるため，搔破による皮膚の損傷や二次感染を起こさないように，搔破自体を予防する．

かゆみを伴う皮膚のアセスメント

1. 皮膚症候性瘙痒と皮膚瘙痒症
　皮膚がかゆいとの訴えがあった場合，その原因は皮膚症候性瘙痒と皮膚瘙痒症に大別される．
　皮膚症候性瘙痒は皮疹に伴って生じる．皮膚瘙痒症は，皮膚に皮疹がなく，ただ瘙痒だけを訴える．
　皮膚瘙痒症はかゆみの範囲で，全身性瘙痒症と限局性瘙痒症に分けられる．

2. 皮疹の観察
　皮膚症候性瘙痒によるものは，皮疹をよく観察し，正確に記載，記述して医師へ報告する．そのためには，色，形，大きさ，表面の性状，触った感じ，配列，分布，境

> **NOTE**
> **水疱性類天疱瘡**
> 水疱性類天疱瘡は，表皮細胞と基底膜のあいだの接着分子に対する自己抗体により，表皮の下に水疱ができる自己免疫疾患である．筆者も在宅看護で数例経験したことがあるが，高齢者に多く発症する．
> 皮膚や口腔粘膜に水疱，びらんを繰り返す．かゆみがあるため搔破し拡大増悪してから，ようやく疾患に気づくことが多い．安易にフィルムドレッシング材を貼ったりせず，よく観察し，悪化しないうちに医師へ報告するとともに，できるだけ搔かないように工夫し，家族へも指導する．
> 軟膏治療のあと，ガーゼをテープでとめるより，木綿の肌着をじかに着たほうが，テープによる皮膚刺激もなく，ずれにくい．

界，時間経過での変化などを注意して観察する．

皮疹の大きさは物にたとえられることが多いが，曖昧なため，実際の大きさを数値 (mm，cm) で表現したほうが正確である．

3. 全身性瘙痒症の基礎疾患

全身性（汎発性）瘙痒症は，老人性瘙痒症や種々の基礎疾患（内分泌・代謝疾患，肝疾患，腎疾患，血液疾患，内臓悪性腫瘍，自己免疫疾患，精神神経症，アレルギー性疾患，薬物性）が存在することがある．

4. 限局性瘙痒症の基礎疾患

限局性瘙痒症は老人にも多いが，小児や壮年期にもみられる．肛門瘙痒症，陰部瘙痒症が代表的である．

乾燥と瘙痒のメカニズム

皮膚の乾燥状態とは，表皮の角質層の柔軟性が低下して角質が硬く，もろくなり，角質水分量が減少した状態（ドライスキン）である (p.3,「図1 ドライスキン」を参照)．

ドライスキンの状態では，外からの刺激やアレルゲンの侵入を保護する皮膚のバリア機能が破綻しているため，種々の細菌が侵入可能となる．

加えて血管反射が表皮の微小亀裂を刺激としてとらえて瘙痒感を生じ，掻破によって悪循環をまねく．

掻破することで，末梢神経が損傷し，神経末端から神経ペプチド（サブスタンス P）が組織に放出され，これにより結合組織のマスト細胞[*1]を刺激し，周囲に放出されたヒスタミンなどの起炎物質，メディエーターが神経線維を刺激し，掻破が繰り返され，さらに神経が損傷する．

かゆみのある部位と考えられる皮膚疾患，アセスメントのポイントを**表1**に示す．

スキンケアの実際

1. 局所療法

医師の指示のもと，局所療法を行い，本人，家族へ使用方法を指導する（老人性皮膚瘙痒症については p.10 を参照）．

軟膏は清潔な皮膚に塗らないと，薬物が十分に浸透せず，病変に対する効果は期待できないので，入浴やシャワーで汚れを落としてから塗る．

前回塗布した軟膏は十分に落とす．その場合，一般に使用されるステロイド外用薬は微温湯と石けんで落とすが，油性の亜鉛化軟膏などの場合は，落とすために皮膚をこすったりせず，オリーブ油，サラダ油などを浸したティッシュペーパーを用いてやさしく拭き取る．

2. 皮膚の清潔

体温が急上昇すると毛細血管が拡張し，かゆみを誘発するため，熱い湯での入浴，長湯は避ける．

痂皮や分泌物，変性した外用薬などの付着が皮膚を刺激し，かゆみを増強させるので，ぬるま湯でやさしく洗う．

3. 掻破の予防

爪を短く切り，切ったあとは必ずヤスリで整える．手指は常に清潔にする．患部を布や下着で保護したり，グローブを着用して患部に手指が直接触れない工夫をする．

4. 瘙痒感を起こさないための工夫

以下のように瘙痒感をなるべく起こさせない工夫も必要である．

①毛，化学繊維は刺激になるため，肌着は綿素材にして，厚着はしない．

②室内の温度，湿度を適切に保つ．

③酒，コーヒー，香辛料は毛細血管を拡張させ，温熱時と同様にかゆみを増すため避ける．

④ペットの毛や装飾品などの金属類など，特定の刺激に対してかゆみを生じる場合は，それらを除去する．

⑤局所患部を冷やす，また頭部を氷枕で冷やすことで気分が休まることがある．

⑥精神的ストレスをためないようにアドバイスし，話を

[*1] **マスト細胞** 肥満細胞．遊走細胞の一種で，とくに小血管壁付近に存在し，体内に侵入した異物を検出すると，細胞質内にある顆粒を分泌し，局所的な炎症反応とアレルギー反応を起こすきっかけとなる．

表1　かゆみのある部位と考えられる皮膚疾患，アセスメントのポイント

部位	考えられる皮膚疾患	アセスメントのポイント
頭	脂漏性湿疹，接触皮膚炎，アトピー性皮膚炎，尋常性乾癬	・洗髪でシャンプーをしっかりすすいでいるか ・洗いすぎや，爪を立ててガリガリ洗っていないか ・石けん，整髪料，毛染めを確認する
顔面	脂漏性湿疹，接触皮膚炎，アトピー性皮膚炎	・化粧品，日焼け止め，リップクリームの使用の有無，市販の外用薬の使用状況を調べる ・洗顔方法を確認する ・日光過敏症の場合は遮光を考える
口唇	接触皮膚炎，舌なめずり皮膚炎	・口紅，リップクリーム，歯磨き粉の使用の有無（成分や添加物の種類の検討） ・かぶれやすい果物の摂取の有無
体幹部	アトピー性皮膚炎，蕁麻疹，中毒疹	・保湿，清潔が保持されているか ・ぬいぐるみなどのダニ付着の有無 ・シーツ交換がなされているか ・薬疹の場合はいつから薬物の投与をうけ，いつから皮膚症状がでたのかを追求する
外陰部・陰股部	接触皮膚炎，頑癬，疥癬，毛じらみ，外陰部皮膚瘙痒症	・下着，ナプキンによるかぶれはないか ・夏場の高湿度，不潔，発汗により悪化していないか ・疥癬は米粒大の丘疹が多発していないか ・毛ジラミの有無 ・カンジダ腟炎や腟トリコモナス症はおりものの有無を確認する
殿部	頑癬，肛囲湿疹，肛門周囲瘙痒症	・安易にかゆみ止めを使用せず，疾患の有無を確認する
下肢	うっ滞性皮膚炎，静脈瘤，下腿潰瘍，貨幣状湿疹，アトピー性皮膚炎，皮脂欠乏性湿疹，伝染性膿痂疹（とびひ）	・皮下静脈の怒張 ・下腿から足底にいたる浮腫・潰瘍の有無 ・皮膚が乾燥し，亀の甲羅のようにひび割れていないか ・水疱，じくじくしたびらん，痂皮，膿汁の有無

傾聴して，なるべく意向に沿うようなケア方法を一緒に考えていく．

引用・参考文献
1) 日本看護協会認定看護師制度委員会創傷ケア基準検討会：スキンケアガイダンス．p.109～121，日本看護協会出版会，2002．
2) 出光俊郎，熊谷房子，富田　靖編：スキントラブル——正しいみかたと対応．JJNスペシャルNo.60，医学書院，1998．
3) 石川治，古川福実，伊藤雅章編：ナースの実践皮膚科学．p.18～24，108～109，中外医学社，2005．

Column

絆創膏跡の皮膚ケア

　粘着剤の成分をアクリル系のものから，ゲル系にするなど皮膚に刺激の少ないものを選択する．

　剥がしたあとの糊残りは，石けんを使って強くこすってもなかなか取れないため，ベンジンを少量ガーゼに含ませて拭き取り，その後，温タオルで軽く清拭するときれいに落ちる．

　ベンジンは皮膚への刺激があるが，揮発するため，ほとんど皮膚に残らない．また温タオルで保湿することで，皮膚の乾燥を防ぐことができる．

Chapter 1 ● 在宅で行うスキンケア

皮膚 10 浮腫のスキントラブル

福田美紀

> **ケアのポイント**
> - 浮腫は，細胞や組織の間隙に組織間液が過剰に貯留した状態で，さまざまな疾患が原因となる．
> - 適切なケアを提供するため，療養者の浮腫の特徴や観察した状態から浮腫を見分け，その治療方法を確認する．
> - 清潔を維持し，皮膚の保護・保湿をこころがけ，感染を防止する．
> - 皮膚に関する正しい知識をもち，浮腫に対して適切な指導・ケアをする

浮腫の種類

浮腫にはいくつかの種類があり，それぞれの原因・特徴などを理解しておく必要がある（表1）．

浮腫のケアは間違ってしまうと身体へ及ぼす影響が大きいため，浮腫の状態を観察して見分け（図1），適切なケアを実施することが重要である．

近年注目されているリンパ浮腫[*1]は，発症時期や原因により，表2のように分類される．

浮腫の評価

浮腫の状態を観察し把握することが必要になる．浮腫の状態は日々の生活状況によって変化がみられるため，比較するために定期的に計測する（図2）．写真に撮っておくと経過がわかり，客観的に評価ができる．

ケアを行うことで療養者がどのように感じているのかを観察し，主観的データによる評価をする．

客観的データと主観的データを総合的にみて評価していき，ケアの継続や見直しをする．

複合的理学療法の実施

浮腫を軽減するために，複合的理学療法[*2]を行う．疾患や浮腫の状態，皮膚の状況などをみて一人ひとりに適応した治療を行うために，事前に医師やセラピスト[*3]と相談して禁忌がないかどうかを確認してから実施する．

ケアを安全に実施するために，前もって医師に許可を得るようにする．

スキンケアのポイント

浮腫がある療養者の皮膚は乾燥しており，傷つきやすい状態になっている．

感染を起こすと蜂窩織炎（ほうかしきえん）[*4]などを発症する可能性があるので，日ごろから皮膚の観察を行い，ケアをすること

[*1] **リンパ浮腫の定義** 先天的なリンパ管系の発育異常や後天的なリンパ管系の損傷により，リンパ液の輸送障害が生じ，組織間隙に過剰な水分が貯留した状態（国際リンパ学会）．

[*2] **複合的理学療法** 複合的理学療法は，患肢の挙上圧迫療法，運動療法，リンパドレナージ，皮膚ケアを組み合わせたものである．リンパ浮腫の保存的治療法で代表的なものがリンパドレナージである．これは用手的にリンパ誘導マッサージを行うことである．

[*3] **セラピスト** ここでいうセラピストは，リンパ浮腫セラピストのことである．リンパ浮腫の治療や指導には専門性が必要なため，一定期間の特定研修を受けている．

表1 浮腫の種類

種類	概念	原因	特徴
全身性浮腫	皮下組織に組織外液が過剰に貯留した状態（低タンパク性浮腫）	内臓疾患に起因する浮腫 ①腎臓での水とナトリウムの排泄障害 ②毛細血管から間質への体液漏出 ③①②の両方の原因で起こる	・急速に広がる（急性） ・左右同じ浮腫（両側性浮腫） ・体幹部の浮腫は同じように存在 ・皮膚の緊張は弱く，軟らかい．押すと凹む（低タンパク性の浮腫） ・痛みはほとんどない ・原疾患の治療により，浮腫を軽減できる
慢性静脈機能不全症（CVI*）	静脈還流に関する慢性的な問題の総称（定義）	・下肢静脈瘤や深部静脈血栓症による静脈還流不全 ・全身性浮腫が長期にわたって存在することによる循環不全で起こる	・深部静脈血栓症の場合は，急速に広がる（急性） ・全身性浮腫からの場合，最初はゆっくり広がるが，ADLの低下や治療の影響で急に増強する ・リンパ管の原因が見当たらないのに，ケアの効果がなく，すぐにパン！と張った浮腫が出る（静脈性リンパ浮腫：CVI 3期） ・深部静脈血栓症の場合は片側性．全身性浮腫に伴う場合は，両側性のこともある ・足先の浮腫が強い（上肢の出現はまれ） ・体幹部の浮腫は同じように存在 ・最初は皮膚の緊張は弱く，軟らかい．押すと凹むが，進行すると皮膚が伸張し，緊張が強くなると凹まなくなる ・静脈瘤や毛細血管の怒張・擦過傷，下腿潰瘍がある ・皮膚の硬化・色素沈着（赤褐色）がある ・痛みがある ・関節可動域制限がある ・CVIだけなら治療すれば浮腫を軽減できる
リンパ浮腫	リンパの輸送障害に組織間質の細胞性タンパク処理能力不全が加わって高タンパク性の組織間液が貯留した結果起きる臓器や組織の腫脹（高タンパク性浮腫）	・リンパ管の輸送障害，先天的なリンパ管の発育不良（原発性リンパ浮腫） ・後天的なリンパ管の損傷・手術・放射線療法・外傷・感染（続発性リンパ浮腫） ＊側副リンパ路・静脈機能の問題	・長時間かけてゆっくりと広がる（慢性） ・両方を比較するとどちらか片側の浮腫が強い（片側性・局所性浮腫） ・体幹部の浮腫に肥厚差がある ・徐々に線維化するため，最初は軟らかく，押すと凹むが，だんだん皮膚が硬くなり，皮膚が伸張すると凹まなくなる ・浮腫が進行すると角化し，皮膚が硬くなる（象皮症） ・皮膚の色，温度は健側と同じ ・潰瘍はない ・基本的に鋭い痛みはない（重苦しい痛みを生じることはある） ・皮膚の硬化がなければ，可動域制限はきたしにくい ・リンパ浮腫自体を，完全に消失することはできない

＊CVI：chronic venous insufficiency

（近藤敬子，松尾里香，山本香奈恵，佐藤佳代子編：はじめの一歩！ナースができるベッドサイドのリンパ浮腫ケア．p.21，日本看護協会出版会，2008より引用）

＊4 **蜂窩織炎** 真皮深層から皮下組織への境界不明瞭な急性化膿性炎症．黄色ブドウ球菌やA群β溶血性レンサ球菌などが原因菌である場合が多く，圧痛や熱感をもつ．リンパ浮腫が誘因になることもある．

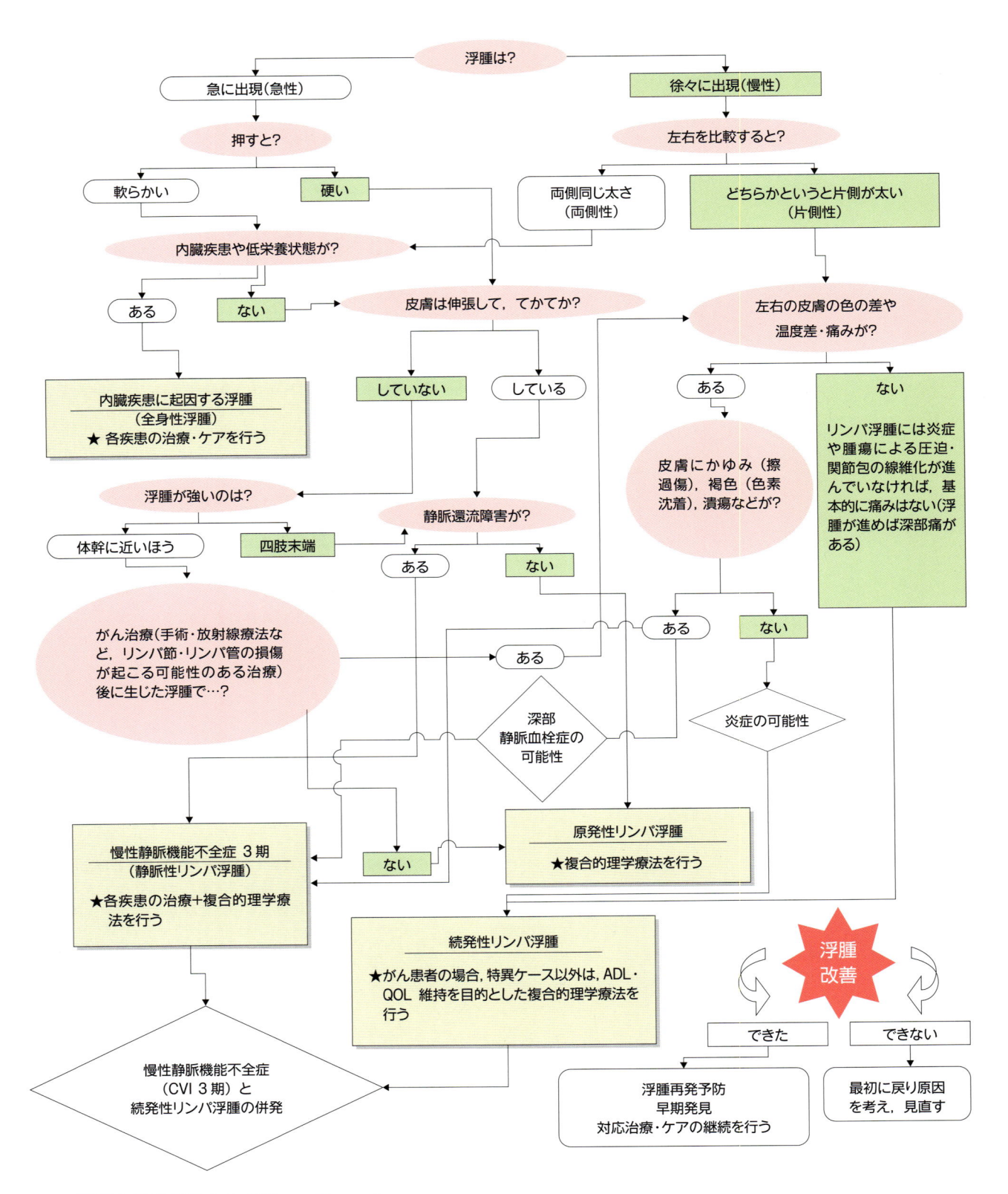

図1 浮腫を見分けるためのフローチャート
(近藤敬子,松尾里香,山本香奈恵,佐藤佳代子編:はじめの一歩!ナースができるベッドサイドのリンパ浮腫ケア.p.22,日本看護協会出版会,2008より引用)

表2 リンパ浮腫の分類

1）原発性（一次性）リンパ浮腫（発症の原因疾患が確定しないもの）	・先天性リンパ浮腫 　　生まれついて浮腫を発症しており，リンパ管の形成不全・発育不全が主因 ・早発性リンパ浮腫 　　35歳以前に浮腫を発症した場合で，原発性リンパ浮腫の大部分を占める ・晩発性リンパ浮腫 　　35歳以降に浮腫を発症した場合で，女性では妊娠・出産の影響やその他全身疾患の影響が考えられる
2）続発性（二次性）リンパ浮腫（発症の原因疾患が確定しているもの）	・手術（子宮がんや乳がんなど）後や外傷後 ・フィラリア感染症（日本では少ない） ・深部静脈血栓症などの静脈疾患（phlebolymphedema*） ・悪性腫瘍の増悪（malignant lymphedema） ・その他

*慢性静脈疾患とリンパ浮腫が合併したものを phlebolymphedema と呼ぶことがある.

（佐藤佳代子編，小川佳宏，佐藤佳代子著：リンパ浮腫の治療とケア．p.12，医学書院，2005より引用）

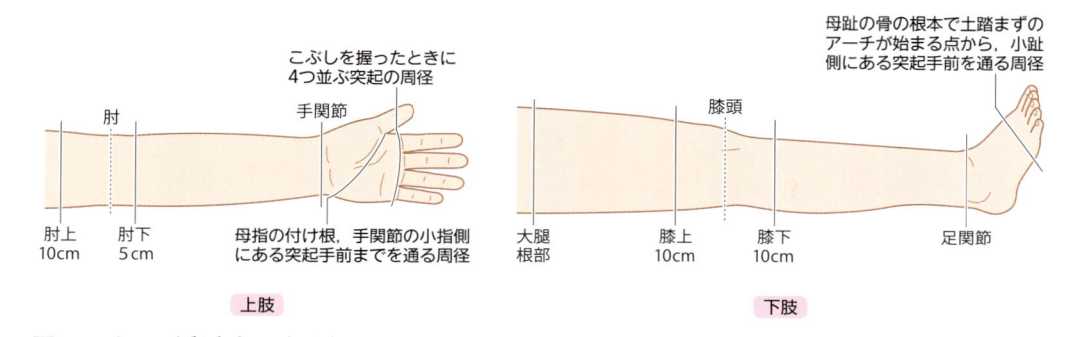

図2 リンパ浮腫時の計測点の例

が大切である．

スキンケアのポイントは，清潔の保持，皮膚の保護・保湿をこころがけることである．

スキントラブル時の対応

皮膚に発赤・発疹・熱感など炎症の徴候がみられる場合，症状の悪化がみられる場合は，すみやかに医師へ報告し，診察してもらう．リンパドレナージなどは，いったん中止とする．リンパドレナージなどの再開時期は医師と相談する．

リンパ浮腫は，リンパ液がうっ滞するために皮膚が肥厚し，たるんで重なることがある．皮膚が重なった部分は空気に触れにくいために真菌感染を起こしやすい．そのため，入浴時などはやさしくていねいに洗い，水分をしっかりと押さえ拭きするようにする．

セルフケアの指導

浮腫を悪化させずに，よい状態を維持するためには，セルフケアが欠かせない．在宅での療養が続けられるように，各自にあったセルフケアの方法を指導することが大切である．

具体的なセルフケアの内容としては，スキンケア，セルフリンパドレナージ[*5]，圧迫療法[*6]，運動療法[*7]などがある．

日常生活上の注意点

皮膚の保護：保湿剤を使用する．虫に刺されときは，強く掻かずにかゆみ止めを使用する．巻き爪・深爪・爪の伸ばしすぎに注意する．日焼け対策なども必要である．

衣類の選び方：きつく締めすぎないゆったりしたもの，綿や柔らかい素材などのものを選択する．

栄養：バランスのよい食事で，塩分は控えめに，体重の増加を防ぐなどに注意する．

動作：重いものをなるべく持たない，正座は避ける，過度な運動は避けるなどに注意する．

就寝時の姿勢：患肢を少し高く上げて寝る．

引用・参考文献
1) 佐藤佳代子編，小川佳宏，佐藤佳代子著：リンパ浮腫の治療とケア．p.12，医学書院，2005．
2) 近藤敬子，松尾里香，山本香奈恵，佐藤佳代子編：はじめの一歩！ナースができるベッドサイドのリンパ浮腫ケア．p.21~22, 25, 日本看護協会出版会，2008．

Column
訪問看護師としてリンパ浮腫患者へできるケアとは

近年，リンパ浮腫ケアが注目されている．2008年には診療報酬改定で「リンパ浮腫指導管理料[*8]」（入院中に限定）が新設された．

在宅看護においても，リンパ浮腫に苦しんでいる療養者に出会うことが多くなり，そのたびにリンパ浮腫の指導・治療の専門性の必要性を痛感し，専門セラピストの介入の重要性を感じている．セラピストの介入があれば，看護師も相談したり技術を学んだりできるのだが，現実問題としてそうした機会は少ない．

では，看護師にできることはなにか？　とくに訪問看護師は療養者の生活の場に入っていくことから，リンパ浮腫に苦しんでいる療養者の日常生活を把握しやすい．

そうしたことから，個々の療養者の状態にあったセルフケアの指導ができるだろう．療養者を支援していくとともに，リンパ浮腫に関する知識・技術を学び，看護師自身も向上して，療養者へ適切なケアを提供できるようにしなければならない．

[*5] **セルフリンパドレナージ**　リンパ管の動きを活発にさせ，リンパ液の流れを促進させるために，術後の患者自身が行うもの．セラピストによる患者指導が必要である．
[*6] **圧迫療法**　弾性包帯を患肢に巻くバンデージ法と，弾性スリーブや弾性ストッキングなどの圧迫衣類を着用する方法がある．
[*7] **運動療法**　リンパ浮腫における運動療法は，常に外部から圧迫を受けている状態で行う必要があるため，圧迫療法と同時に行うか，水中で行うかなどの方法になる．常にゆっくりとリズミカルに行い，収縮とリラックスかセットになっている．患肢側だけでなく，必ず両方の腕・足で運動する．
[*8] **リンパ浮腫指導管理料**　リンパ浮腫の発症防止のための指導について評価を行うもの．具体的な内容は，リンパ浮腫の治療・指導の経験を有する医師または医師の指示に基づき，看護師，理学療法士が，リンパ節郭清を伴う手術を行った患者に対し，手術前後にリンパ浮腫に対する適切な指導を個別に実施した場合の管理料をいう．

Chapter 1 ● 在宅で行うスキンケア

皮膚 11 糖尿病のスキントラブル

石井佳子

> **ケアのポイント**
> - 糖尿病による皮膚病変には皮膚感染症，壊疽，足潰瘍，無汗症といった重篤な病態があるため，それぞれの病態を理解する．
> - 変形や外傷などの足の観察ポイントとケア方法を理解する．
> - 外傷の予防と，その一環である靴と靴下の選び方を指導する．
> - 足病変に対する治療的ケアの方法を理解する．

糖尿病による主な皮膚病変

糖尿病に多い皮膚病変には，動脈硬化や細小血管症[*1]，神経症，代謝異常などの要因が単独あるいは重複して作用している．

1. 皮膚感染症

細菌性皮膚感染症として，黄色ブドウ球菌性感染症，壊死性筋膜炎（図1），非クロストリジウム性ガス壊疽がある．

真菌性皮膚感染症として，白癬（図2），カンジダ症がある．

ウイルス性皮膚感染症として，帯状疱疹，ヒト乳頭腫ウイルス症，単純ヘルペスがある．

2. 糖尿病壊疽

足趾の血管閉塞による壊疽（図1を参照）における中高年の糖尿病患者の発生率は，非糖尿病患者の50倍以上ともいわれている．

3. 糖尿病足潰瘍

胼胝や鶏眼（図3）に穿孔性潰瘍（図4）が生じる．閉塞性動脈硬化症があると広範囲に下腿壊疽を生じる危険がある．

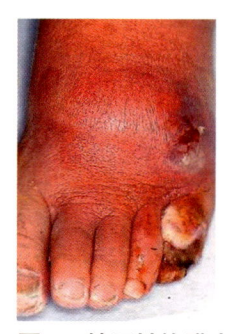

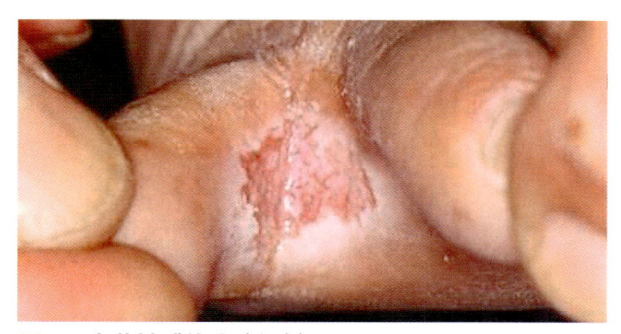

図1 壊死性筋膜炎　図2 真菌性感染症（白癬）
（図1〜2，東京女子医科大学講師：石崎純子医師より写真提供）

[*1] **細小血管症**　腎症や網膜症などのこと．ミクロアンギオパチーともいう．脳梗塞や心筋梗塞などの大血管障害に対する分類．

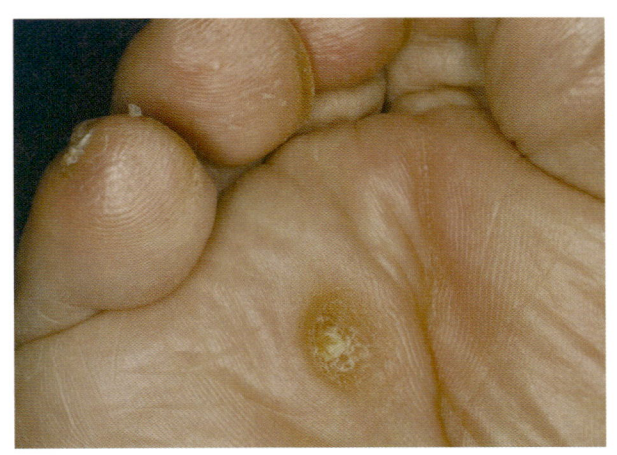

図3 鶏眼

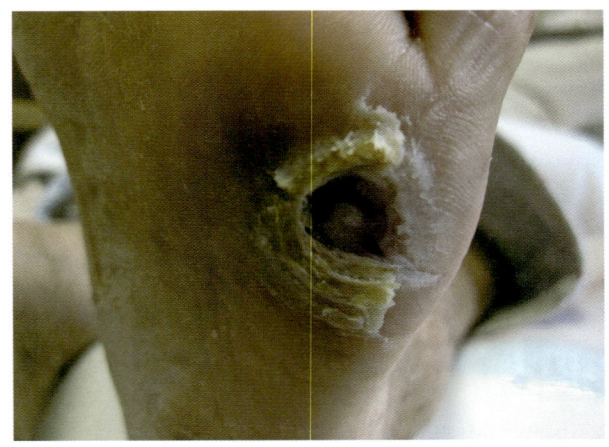

図4 糖尿病足潰瘍(穿孔性潰瘍)

(図3〜4,東京女子医科大学講師:石崎純子医師より写真提供)

糖尿病足病変の予防

1. 日常の足の観察

主な足の観察項目を表1に示す.

足の変形(ハンマートゥ,シャルコー関節,外反母趾など),爪の変形,鶏眼,胼胝,跛行でずり足か,皮膚の乾燥,亀裂,腫脹,靴ずれ,足の脱毛,光沢のある皮膚かなどをポイントに,毎日足の裏まで鏡を使用して自分で観察する.

視力障害により自分で観察やケアができない場合は,家族にチェックしてもらう.

その他,足病変や足趾切断の既往の有無,閉塞性動脈硬化症の有無,血糖コントロール不良か,適切な履物を使用しているか,足病変に関する知識の有無などの情報を得ておく.

2. 熱傷の予防

コタツやヒーターでは,例えば温度設定が弱でも熱源の直下は40数℃になるため,低温熱傷に注意する.

湯たんぽや電気アンカの使用の際も,熱源からは足を離し,携帯用のカイロも直接皮膚に貼らないようにする.

また,直接皮膚と接触するホットカーペットでは,熱のほかに接触面に圧迫が加わり,循環障害が起き,さらに熱傷を引き起こしやすくなる.

入浴時には,湯温は40℃以下にし,手で湯の温度を確認してから足を湯に入れる.

3. 外傷の予防

足趾が露出するようなサンダルを履かない.

明るいところで靴の内部を観察し,異物や内張りの破れ,ずれに注意する.鶏眼や胼胝がある場合は自分で切ったり削ったり,市販の薬品を使用したりせずに,専門家の治療をうける.

表1 足の観察項目の例

問診	1. 糖尿病の治療状況,血糖コントロールや合併症の状況 2. 足の状況(痛み,しびれ,こむらがえり,瘙痒感,ほてり,間欠性跛行など) 3. 視力障害,運動機能障害,認知障害などの有無 4. 足病変の既往 5. 喫煙歴 6. 職業や趣味に関する足への外傷の危険性 7. 日常のセルフケア状況,清潔に関する習慣など
足の観察	1. 足の皮膚(チアノーゼ,赤発,冷感,ほてり,乾燥や亀裂,角質化:胼胝や鶏眼,白癬所見,浮腫,皮膚損傷,靴や靴下の跡) 2. 脈(足背動脈,後頸骨動脈など) 3. 爪(陥入爪,爪白癬,爪下血腫,爪周囲炎など) 4. 足の変形(外反母趾,内反小趾,ハンマートゥ,クロウトゥなど) 5. 関節の可動制限,筋力 6. 靴の状態(靴底の減り方,靴内の異物,靴の形状,サイズと足との適合性など)

(河野彩子:糖尿病足病変のアセスメント・ケア.武井 泉,金井千晴編:糖尿病合併症ケアガイド,Nursing Mook 54,学研メディカル秀潤社,2009より改変)

また，皮膚を痛めてしまうため，足に直接，絆創膏やテープを貼らないようにする．

爪切りの際は深爪をせず，爪は巻き爪を防止するためスクエアカットにし，角はヤスリで丸くする．

また，外傷の予防には，靴と靴下の選び方が重要となる．

1）靴の選択

靴の形は，患者の足先端部の形となるべく同じものを選ぶ．

サイズ：靴のサイズは大きすぎると歩行時に靴のなかで足が動き，靴ずれを起こして皮膚潰瘍の原因となる．小さすぎると，突出部で圧迫による皮膚潰瘍をつくる．そのため着脱が容易なサイズが適当で，目安としては，靴を履いて，つま先を靴先に押し付けたときに踵に鉛筆が入る程度（約5mmの隙間）で，靴のなかで足趾を自由に動かせるものがよい．

また，左右の足のサイズが異なる場合もあるので注意する．

機能：靴ひもで甲の圧迫を調整でき，しっかり装着できるものがよい．また，踵部分は少し深めで，しっかりと踵を保持でき，ヒールカウンターが硬いもので，踵部分の高さは3～4cmがよく，ハイヒールは避ける．

中敷：中敷に関しては医療機関で足形に合わせて足底板をつくり，使用することが望ましい．既成品であれば，なるべく足アーチ（土踏まずの部分にあたる突出部）のしっかりしたものがよい．

足根骨の変形があって，既製の靴が合わない場合はカスタムメイドを考慮する．

靴選びには十分な時間をかけて，両足に靴を履き，実際に歩き，当たったり，ずれたりする不都合がないことを確かめる．靴の内側・外側で立ったり，しゃがんで立ち上がる，つま先立ちをすることが有用である．

> **NOTE**
> **左右の足のサイズが異なる場合**
> 装具士と相談して中敷で調整する．極端に異なる場合はオーダーする．
> 中敷は足の変形などが強度でなければ，シューフィッターがいる靴店で選んでもよいが，変形が強い場合は医療機関でつくる．

2）靴下の選択

靴下は毎日取り替え，材質は木綿やウールなどの天然素材のものがよい．

出血などがあった場合にすぐに発見できるように色は白とし，縫い目が足趾の変形部や関節部にあたらない物を選ぶ．

白癬予防のために，通気性のある5本指の靴下もよい．

4. 足の洗い方

足浴は，溜めた水より，流水で洗い流す．

皮膚をボディブラシやナイロンタオルでこすると，蜂窩織炎を起こすことがあるため使用を避ける．柔らかいタオルやスポンジでていねいに洗い，足趾間をよく乾燥させる．

5. ネイルケア

1）爪の切り方

原則として爪に対して直角に切る．爪の角も直角に残し，陥入しないようにする．

高度の変形のある場合は，自分で無理な処置はせず，病院でグラインダー（図5）やネイルニッパーによる処置を受ける．

2）巻き爪のケア

ケアを行う前に，爪や皮膚の状態をしっかり見ておくことが大切である．発赤，腫脹など炎症徴候がある場合はケアを行わず，医師の指示や受診を勧める．それらがない場合は，爪の角質除去などのケアを行った後，コットンテクニックやテーピングを行う．

①コットンテクニック

痛みがないかを確認しながら，ピンセットや金属製耳かきなど先の細いもので，側爪郭近くの爪甲下面へ少しずつコットンを挿入する．

コットンがとれてしまったり，入浴で濡れてしまったら，新しく挿入する．可能なら療養者に手技の指導を行う．

②テーピング

療養者にテープかぶれがないかを確認し，テープを剥がしたあとの皮膚の観察を指導する．

テーピングは巻き爪がくい込んでいる皮膚を引っ張ることで疼痛を和らげるため，テープの角度や強さを調整

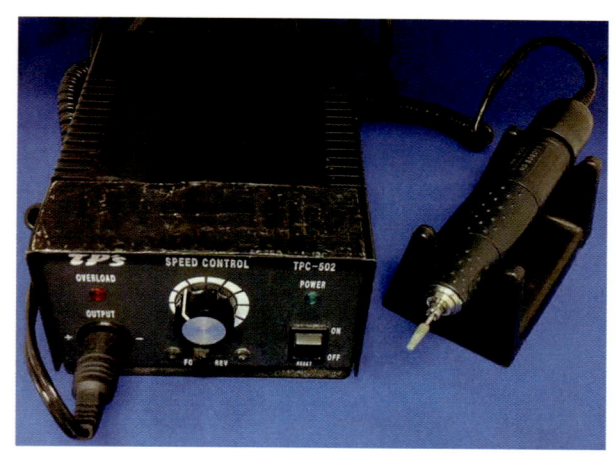

肥厚した爪の厚みはグラインダーを使って削り，全体的に薄くしてから緩やかなアーチをイメージして整える
図5　グラインダー

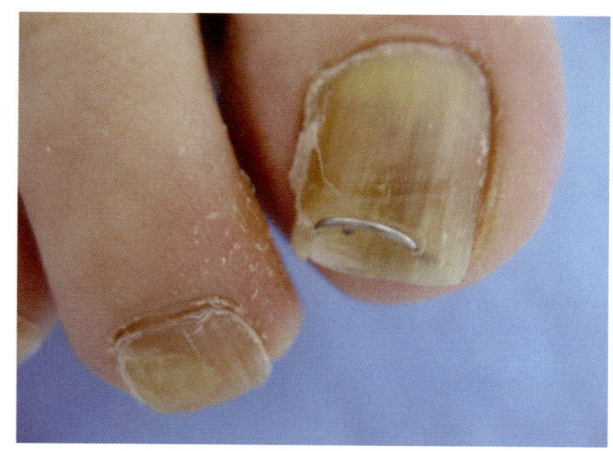

図6　足の母趾の爪のワイヤによる矯正

(図5～6，東京女子医科大学講師：石崎純子医師より写真提供)

するよう指導する．
③ワイヤによる矯正
　痛みを伴わずにワイヤを用いて爪を矯正する方法（図6）を採用している施設もあり，そうした情報を提供することも大切である．

6. 禁煙指導

　糖尿病患者では閉塞性動脈疾患（脳梗塞や心筋梗塞）の発生率が非糖尿病患者の2～2.5倍と高く，このような患者では外傷による感染などで，足趾の壊疽に進展しやすい．
　喫煙は血管病変危険因子の1つであり，禁煙は必要不可欠である．

糖尿病足病変の治療

1. 局所治療

　創傷治癒が進むためには，$TcPO_2$（経皮的酸素分圧）とSPP（皮膚灌流圧）がともに30mmHg以上必要である．
　局所治療は，壊死組織の除去，創の浄化，滲出液管理，外用薬利用などと，植皮，皮弁形成などの再建手術である．しかし，多くの場合は血行不全があり，大血管の狭窄，閉塞の有無を判断し，血管外科へ相談する．
　血管外科では，血行再建術やプロスタグランジン製剤など血行改善薬による薬物療法を行う．
　血行再建できないときは，保存治療を行いながら，ミイラ化作戦[*2]，再生医療の適用，切断を考慮する．

> **NOTE**
> **糖尿病足病変の定義**
> 世界保健機関（WHO）では「神経学的異常といろいろな程度の末梢血管障害を伴った下肢の感染，潰瘍形成，または深部の破壊」と定義している．

> **NOTE**
> **糖尿病足病変のステージ分類**
> Stage1　正常足
> Stage2　高リスクの足
> Stage3　潰瘍を伴う足
> Stage4　感染を伴う足
> Stage5　壊死を伴う足
> Stage6　救済不可能な足

(Edmonds ME, Foster AVM, Sanders LJ : A Practical Manual of Diabetic Foot Care. Blackwell Publishing Ltd, Massachusetts, 2004)

[*2] ミイラ化作戦　壊死組織を乾燥させてミイラ状にすること．ミイラとは組織が腐敗菌感染も加水分解も起こさず，乾燥したままで虚血壊死に陥ることをさす．この方法により，局所の壊死組織が全身に害を及ぼすことなく保存できる．ミイラ化した足趾は自然に脱落することがあり，これをautoamputationという．

診断は医師が行うが，看護師は糖尿病足創傷の病態別治療指針，末梢循環障害に対する治療方法，足潰瘍の分類と治療方針を，知識としてもっておくべきである．

2. 治療的ケア

厳格な血糖コントロールを行う．空腹時血糖値110g/dL以下，HbA1c 6％以下に保つ．

スキンケアとして，表2の軟膏を使用する．

創傷，血行に対する治療以外に，創部に体重の圧力がかからないようにする免荷，再発予防のための定期診察，靴指導・調節などのフットケアが重要である．

表2　糖尿病皮膚病変に使う軟膏

角質軟化剤	尿素：ウレパール®クリーム，ケラチナミンコーワ®Wクリーム サリチル酸：スピール膏®，5～10％サリチル酸ワセリン軟膏 ビタミンA・E：ザーネ®軟膏，ユベラ®軟膏
保湿剤	ヒルドイド®ローション，ヒルドイド®ソフト軟膏，ニベア®クリーム

引用・参考文献
1) 溝上祐子：カラー写真とイラストで見てわかる！創傷管理. p.127～129, メディカ出版, 2006.
2) 日本看護協会認定看護師制度委員会創傷ケア基準検討会：スキンケアガイダンス. p.173～185, 日本看護協会出版会, 2002.
3) 市岡 滋：実践創傷治癒. p.79～96, 金芳堂, 2006.
4) Edmonds ME, Foster AVM, Sanders LJ：A Practical Manual of Diabetic Foot Care. Blackwell Publishing Ltd, Massachusetts, 2004.
5) 添田百合子編著：糖尿病フットケア外来スタートブック. メディカ出版, 2011.
6) 瀬戸奈津子編：糖尿病フットケア完全マスター. メディカ出版, 2009.

Column

糖尿病合併症管理料

糖尿病ハイリスク要因を有し，医師が必要と認めた患者に対して，専任の医師または医師の指示に基づき専任の看護師が，療養上の指導を30分以上行った場合に，月1回170点算定できる．糖尿病による足潰瘍や閉塞性動脈硬化症などの足病変に関する療養上の指導を行う．

爪白癬の外用薬使用のポイント

爪白癬用の液剤で先端がプッシュ式になっており，押すと中身が出てくるタイプのものがある．使い方は指と爪のあいだにこの先端を当てて，1回押すだけである．これで，液体は爪の下に染み込んでいき，爪母まで到達する．よく爪の表側にマニキュアを塗るように何度もプッシュしている光景をみるが，これではほとんど効果はない．

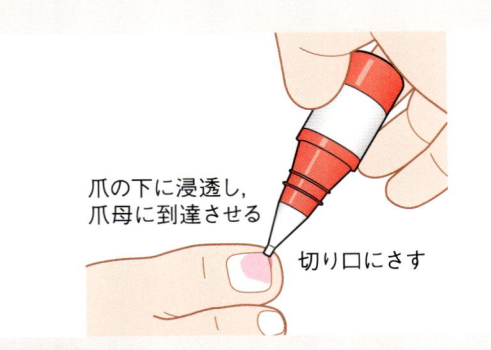

爪の薬の塗り方
（爪の下に浸透し，爪母に到達させる／切り口にさす）

「Chapter 1 ●在宅で行うスキンケア」に出てきた用語

DESIGN-R®	褥瘡の重症度を分類するとともに，褥瘡治癒過程を数値化するスケール
NMF	natural moisturizing factor，天然保湿因子
NPPV	non-invasive positive pressure ventilation．非侵襲的陽圧換気．気管切開または気管挿管をして行う陽圧換気に対して，主にマスクを用いて行う陽圧換気をいう
TIME	T（tissue non-viable or deficient：不活性・壊死組織），I（infection of inflammation：感染・炎症），M（moisture imbalance：過剰な滲出液），E（edge of wound on advancing or undermining：創縁の段差・ポケット），の4つの創傷治癒阻害因子の頭文字
WBP	wound bed preparation．創傷が治癒するのに適した状態に環境調整すること
得手体位	自分の好みの姿勢のこと．体位変換しても，この姿勢に自力で戻ってしまう場合もある
偽上皮腫性肥厚	pseudo-epitheliomatous hyperplasia，PEH．ストーマからの排液が皮膚に長時間接触し，浸軟と化学的刺激を繰り返す慢性炎症から表皮過形成をきたし肥厚する
細小血管症	腎症や網膜症などのこと．ミクロアンギオパチーともいう．脳梗塞や心筋梗塞などの大血管障害に対する分類
酸外套	皮脂膜が皮膚表面を覆い，表面を弱酸性に保っている状態
弱酸性洗浄剤	皮膚表面のpH4.5～6.5に近い洗浄剤
シャフト長	内部ストッパー（内部バンパー）と外部ストッパー（外部バンパー）との距離
浸軟	水分に浸漬して角質層の水分が増加し，一過性に体積が増えてふやけることであり，可逆性の変化である
水疱性類天疱瘡	表皮細胞と基底膜のあいだの接着分子に対する自己抗体により，表皮の下に水疱をつくる自己免疫疾患
セルフリンパドレナージ	リンパ管の動きを活発にさせ，リンパ液の流れを促進させるために，術後の患者自身が行うもの．セラピストによる患者指導が必要である
デルマドローム	内臓や全身疾患に起因する皮膚症状のことで，糖尿病や肝臓疾患などにより，全身の脆弱な部位に発症する
糖尿病足病変	神経学的異常といろいろな程度の末梢血管障害を伴った下肢の感染，潰瘍形成，または深部の破壊（WHOの定義）
ドライスキン	角質水分量が減少，皮膚の表皮がひび割れて角質層のバリア機能が破綻した状態
蜂窩織炎	真皮深層から皮下組織への境界不明瞭な急性化膿性炎症．黄色ブドウ球菌やA群β溶血性レンサ球菌などが原因菌である場合が多く，圧痛や熱感をもつ．リンパ浮腫が誘因になることもある
マスト細胞	肥満細胞．遊走細胞の一種で，とくに小血管壁付近に存在し，体内に侵入した異物を検出すると，細胞質内にある顆粒を分泌して，局所的な炎症反応とアレルギー反応を起こすきっかけとなる
ミイラ化作戦	壊死組織を乾燥させてミイラ状にすること
リンパ浮腫	先天的なリンパ管系の発育異常や後天的なリンパ管系の損傷により，リンパ液の輸送障害が生じ，組織間隙に過剰な水分が貯留した状態（国際リンパ学会の定義）
瘻孔完成期	瘻孔完成とは腹壁と胃壁が癒着した状態をいう．年齢・全身状態・栄養状態などで個人差があるといわれる

Chapter 2

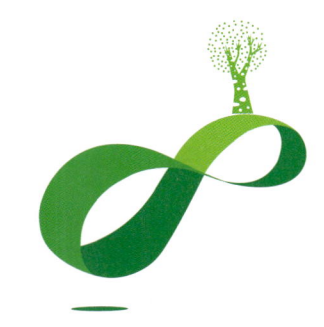

在宅で行う栄養ケアマネジメント

1. 栄養アセスメント
2. 食欲低下時の栄養管理
3. 低栄養時のケア：療養者の栄養管理
4. 下痢・便秘時のケア
5. 口腔ケア：う歯・誤嚥性肺炎予防
6. 摂食・嚥下障害の予防と対応
7. 経鼻栄養：経鼻栄養チューブの挿入と栄養剤
8. 経腸栄養：胃瘻に用いるカテーテルのケアと栄養剤
9. 在宅中心静脈栄養：HPN
10. 経管栄養から経口摂取への移行
11. 脱水時のケア

栄養アセスメント

栄養 1

阿蒜ひろ子

> **ケアのポイント**
> - 栄養状態の評価（栄養アセスメント，栄養評価）は，栄養マネジメント（栄養管理）をする際に最初に行う評価であり，栄養療法が適切か否かの判定を行う．
> - 体重減少は，脂肪・筋肉組織の量的減少を意味する（ただし浮腫が存在する場合は体重に反映されない）．
> - 血清アルブミン（Alb）値の低下は，栄養障害時における浮腫発生の要因となる．

栄養アセスメントの目的

在宅における栄養アセスメントでは，実施されている栄養療法が適切かどうか，効果を含めた判定を行う．

一般的には栄養アセスメントによって，①栄養障害の程度の診断，②栄養療法の適応の決定，③栄養療法の処方の決定，④栄養療法の効果の判定，などが行われる．

栄養アセスメントの方法

栄養アセスメントの方法には，静的栄養アセスメント（静的栄養評価）と動的栄養アセスメント（動的栄養評価）がある（**表1**）．

1. 静的栄養アセスメント

栄養アセスメントを一時点で捉えようとするもので，身体計測，血液・生化学的検査，皮内反応などがある．

摂取栄養素の過不足，肝・腎疾患などがある場合，その特有な栄養状態の異常を評価・判定する．

身体計測
①身長

身長は標準体重，体格指数（BMI[*1]），必要エネルギー量の算定に用いられる．

身長の計測には身長計を用いる．寝たきりや車椅子の患者，高齢者などで，直立姿勢がとれない場合は，膝高[*2]（計算式で算出），指極[*3]（身長に等しい）により身長を計測する．

②体重

体重は全身のエネルギー貯蔵量を反映する．ただし浮腫が存在する場合は反映されない．

表1　栄養アセスメントの方法

静的栄養アセスメント	1. 身体計測	・身長，体重 ・皮下脂肪（皮下脂肪厚），上腕周囲長 ・体脂肪率，BMI
	2. 血液・生化学的検査	・血清タンパク濃度 ・コレステロール ・コリンエステラーゼ 　男性：251〜489U/L 　女性：214〜384U/L
	3. 皮内反応	・ツベルクリン反応：栄養状態が不良になると減弱または陰性化する
動的栄養アセスメント	1. 血液・生化学的検査	・RTP（トランスサイレチン，レチノール結合タンパク，トランスフェリンなど） ・タンパク代謝動態 ・アミノ酸代謝動態
	2. 間接熱量計	・骨格筋力（握力） ・呼吸筋力

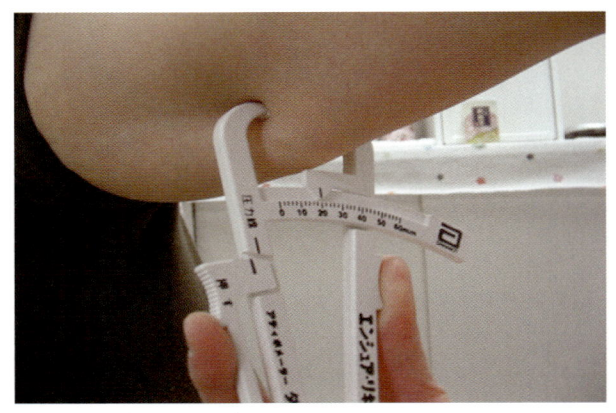

皮下脂肪計（キャリパー）を用いる
図1　上腕三頭筋皮下脂肪厚の測定

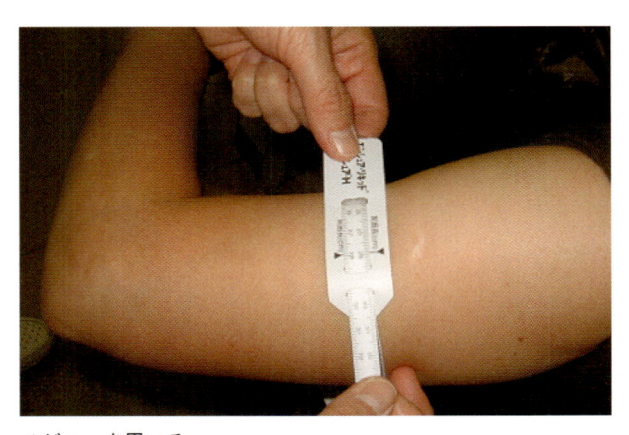

メジャーを用いる
図2　上腕周囲長の測定

　体格指数（BMI），平常時体重や標準体重との比較・経時的変化から，減少率による栄養状態の評価と判定をする．
　立位できない場合は，車椅子用体重計やベッドスケール（ベッドに寝たままで計測できる）を用いる．

③**皮下脂肪（皮下脂肪厚）**
　皮下脂肪厚によって体内総脂肪量およびエネルギー貯蔵量を評価する．
　主に上腕三頭筋皮下脂肪厚を皮下脂肪計（キャリパー）を用いて計測する（図1）．

④**上腕周囲長**
　上腕周囲長で骨格筋（筋タンパク）量を評価する．
　伸縮性のないメジャーまたはインサーテープを使用し，上腕の周囲を測定する（図2）．

2. 動的栄養アセスメント

　経時的な変化に対してアセスメントを行う．レチノール結合タンパク（RBP）などの血液・生化学的検査，間接熱量計などがある（表2）．

> **NOTE**
> **膝高（cm）より身長を算出する方法**
> 男性：64.02＋（2.12×膝高）－（0.07×年齢）
> 　　　　　　　　　　　　　　　【誤差範囲±3.43cm】
> 女性：77.88＋（1.77×膝高）－（0.10×年齢）
> 　　　　　　　　　　　　　　　【誤差範囲±3.26cm】

> **NOTE**
> **体重からみる栄養状態**
> ・標準体重：身長（m）×身長（m）×22で算出
> ・平常時体重（UBW）：6〜12か月安定している体重
> ・平常時体重の比：測定体重／平常時体重×100
> 　85〜95％：軽度栄養障害
> 　75〜85％：中等度栄養障害
> 　75％以下：高度栄養障害
> ・体重減少率：（平常時体重－測定時体重）／平常時体重×100
> 　体重減少が6か月以内に10％以上または1日で0.2％以上の場合：中等度栄養障害

＊1　**BMI**　body mass index，体格指数．体重（kg）を身長（m）の2乗で割った値．18.5未満が低体重，18.5以上25未満が普通体重，25以上が肥満．
＊2　**膝高**　足底の踵骨から頸骨点（頸骨の最上部）までの長さ．
＊3　**指極**　両上肢を左右に水平に伸ばしたときの両手の指尖点（中指の先端）間の直接距離．

栄養状態の評価方法

上腕三頭筋皮下脂肪厚と上腕周囲長の測定によって栄養状態を評価することができる(図3).

栄養摂取量(必要エネルギー)の決定方法

必要エネルギー量は以下の計算式で求められる.

1. 健常者向けの方法

エネルギー投与量(kcal/日) = 身体活動量(kcal/kg) × 標準(目標)体重(kg)

2. 療養者向けの方法

エネルギー投与量(kcal/日) = 基礎代謝量 × 活動係数(AF,表3) × ストレス係数(SF,表4)

> **NOTE**
> **身体活動量の目安**
> やや低い(デスクワーク中心・主婦):25〜30(kcal/kg)
> 適度(立ち仕事が多い職業):30〜35(kcal/kg)
> 高い(力仕事の多い職業):35〜(kcal/kg)

表2 栄養評価に用いる検査項目と基準値

検査項目	半減期	特徴	基準値
総タンパク質(TP)	−	血漿中総タンパク	6.5g/dL
アルブミン(Alb)	21日	体内でのプールが大きく,鋭敏性にかける 長期的栄養評価の指標となる	3.5g/dL
トランスサイレチン(TTR) 別名:プレアルブミン(PA)	2日	炎症疾患で低下するため,炎症のマーカーである 低栄養か炎症による低下か判定できる	男性:23〜42mg/dL 女性:22〜34mg/dL
総コレステロール(TC)	−	短期の栄養状態の把握に適している.低栄養のとき,血清アルブミン値より早く低下するため,早期の栄養評価の把握ができる	130〜220mg/dL
総リンパ球数(TLC)	−	低栄養が続くと胸腺やリンパ節の障害を受け,細胞免疫を担うT細胞が減少する 総リンパ球=%リンパ球×白血球数/100	1,200〜2,000/mL:軽度 800〜1,199/mL:中等度 800以下/mL:高度
レチノール結合タンパク(RBP)	0.5日	肝臓で合成され,レチノール(ビタミンA)とトランスサイレチンが結合して,レチノールを運搬する	男性:3.6〜7.2mg/dL 女性:2.2〜5.3mg/dL
トランスフェリン(Tf)	7日	肝臓で合成され,鉄と結合し鉄を輸送するタンパクで,トランスサイレチンと同様に負の炎症マーカーである	男性:190〜300mg/dL 女性:200〜340mg/dL
尿素窒素/クレアチニン(BUN/Cr)	−	脱水状況を判定する 検査値が見かけ上高値となるので注意 BUN/Cr比が25以上のときは脱水・血液の濃縮が考えられる	8〜20mg/dL /0.9〜1.7mg/dL

```
┌─────────────────┐    ┌──────────────┐    ┌──────────────┐
│ AC（上腕周囲長） │ ⇒ │ 筋タンパクの消耗の │ ⇒ │ タンパク質の摂取量を │
└─────────────────┘    │ 程度を把握     │    │ 評価          │
                       └──────────────┘    └──────────────┘
┌─────────────────────┐ ⇒ ┌──────────────┐ ⇒ ┌──────────────┐
│ TSF（上腕三頭筋皮下脂肪厚）│    │ エネルギーの蓄積率 │    │ エネルギーの摂取量を │
└─────────────────────┘    │ 変化を評価     │    │ 評価          │
                           └──────────────┘    └──────────────┘
```

$$AMC(cm) = AC(cm) - 0.314 \times TSF(mm)$$

```
┌─────────────────┐    ┌──────────────┐    ┌──────────────────┐
│ AMC（上腕筋周囲） │ ⇒ │ 骨格筋量を評価 │ ⇒ │ タンパク質・エネルギー量 │
└─────────────────┘    └──────────────┘    │ の摂取量を評価      │
                                            └──────────────────┘
```

計測値と基準値との比較による評価

計測項目	基準値との比較での評価	判定
AC（％AC）	骨格筋と体脂肪の消耗	60％以下：高度
TSF（％TSF）	体脂肪の消耗	60〜80％：中等度
AMC（％AMC）	栄養不良	80〜90％：軽度

判定のための計算式：　％AC＝AC（cm）／基準値（cm）×100
　　　　　　　　　　　％TSF＝TSF（cm）／基準値（cm）×100
　　　　　　　　　　　％AMC＝AMC（cm）／基準値（cm）×100

図3　上腕三頭筋皮下脂肪厚と上腕周囲長から得られる評価

表3　活動係数（active factor：AF）

状態	係数
寝たきり	1.0〜1.1
ベッド上安静	1.2
ベッド以外の活動	1.3
一般的な活動	
低い（身体レベルⅠ）	1.5
普通（身体レベルⅡ）	1.75
高い（身体レベルⅢ）	2.0

表4　ストレス係数（stress factor：SF）

状態	係数
手術（術後3日間）	1.2〜1.6
褥瘡	1.2〜1.6
感染（流行性感冒）	1.2〜1.5
発熱37℃	1.2（1℃上昇0.2増加）

引用・参考文献
1) 清野　裕, 門脇　孝, 中村丁次, 本田佳子編：NST臨床栄養療法スタッフマニュアル. p.10〜19, 医学書院, 2009.
2) 日本静脈経腸栄養学会：コメディカルのための静脈経腸栄養ガイドライン. p.2〜15, 南江堂, 2005.
3) 日本病態栄養学会編：NSTガイドブック. p.10〜11, メディカルレビュー社, 2007.
4) 小野沢茂：在宅医療の栄養管理における諸問題－高齢者低栄養を中心に. 日本在宅医学会雑誌, 3(2)：3〜12, 2002.
5) 丸山道生：外来における栄養管理の現状－外科手術後患者の外来栄養管理. 静脈経腸栄養, 20(1)：13〜19, 2005.
6) 特集／高齢者栄養－在宅・地域栄養サポートへの第一歩. 訪問看護と介護, 16(10), 2011.

Column

在宅での栄養アセスメント

血液・生化学検査が定期的に行えなくても、患者の身体を観察することで、栄養アセスメントは可能である.

しかし、長期にわたって栄養障害がみられる場合、各種疾患（炎症、肝臓病、腎臓疾患など）による血清アルブミン低値と、低栄養による血清アルブミン低値が重複していることがあるため、主治医に検査を依頼する必要がある場合もある. その結果、疾患の影響がない場合は、栄養量が充足されているかどうかを確認する.

Column

サルコペニア

サルコペニア（sarcopenia）は、進行性および全身性の骨格筋量および骨格筋力の低下を特徴とする症候群である（サルコペニアの明確な定義はない）.

低栄養は、気づかないうちに進行する. タンパク質とエネルギーが欠乏して起きる低栄養状態であるPEM（protein energy malnutrition）にならないように、普段からの予防と早期発見が肝要である.

予防には、バランスのとれた食事とともに適度な運動が必要である. 年齢を重ねると、筋肉をつくる能力であるタンパク質合成力が低下し、筋肉の量が減少する. 筋肉量の減少は、運動能力や基礎代謝を低下させる.

加齢により筋肉量が減少すると、動くのがおっくうになり、外出しなくなる. 運動しないと筋力が低下し、転びやすく、骨折しやすくなる. さらに筋肉量の減少が進むと身体を動かせなくなり、寝たきりになる.

また、筋肉は運動に必要なだけではなく、糖代謝の大半を占める臓器でもある. 筋肉が減ることにより、インスリン感受性の悪化が起き、糖尿病、心血管の病気、心筋梗塞や脳卒中になりやすくなる可能性があるともいわれている.

下腿周囲長（図）、上腕周囲長、上腕三頭筋皮下脂肪厚を測定することで、筋肉量や筋力の低下を判定する目安となる（表）.

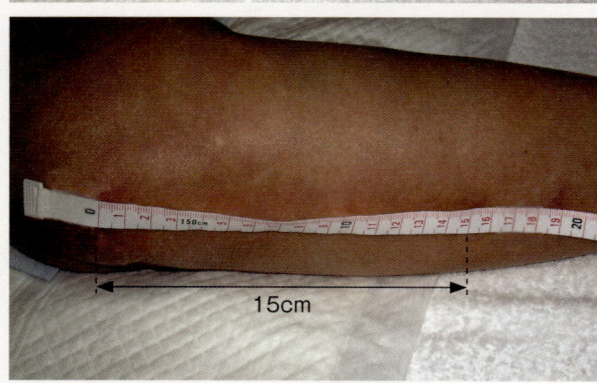

膝蓋骨上部から膝下15cmの周囲を測定する

図 下腿周囲長の測定

表 測定値によるリスク判定

測定法	測定値	リスク
上腕周囲長	上腕周囲長：21cm以下	筋肉量の低下
下腿周囲長	下肢周囲長：31cm以下	筋肉量の低下、転倒
握力測定	男性30kg未満 女性20kg未満	筋力の低下

栄養 2　食欲低下時の栄養管理

阿蒜ひろ子

> **ケアのポイント**
> - 食欲が低下しても，低栄養にならないように基礎代謝量[*1]のエネルギー分は摂取し，バランスのよい食事を心がける．
> - 三大栄養素である糖質，脂質，タンパク質と，三大栄養素の活用に必要なビタミン，ミネラルをしっかりとる．
> - 食事量が減ると，水分量も減ってしまい脱水傾向になるため，食事量が少ないときは，とくに多めの水分摂取を勧める．
> - 食欲を維持するためにも，排便のコントロール（1日1回の規則正しい排泄習慣）を行う．

食欲低下の原因

食欲低下の原因には，①栄養状態の不良，②食事の状態，③疾患の状態，④精神状態，⑤薬物の有害反応などが考えられる（表1）．

表1　食欲低下の原因

種類	理由
①栄養状態の不良	栄養状態の不良は食欲低下の原因となる．
②食事の状態	味が薄いと食欲がわかない．食事摂取不良による味覚異常（亜鉛[*2]やビタミンB群不足）
③疾患の状態	食べ物を消化する能力の低下，発熱，炎症
④精神状態	がんの告知などや，いろいろな悩みや不安による精神的ストレス
⑤薬の有害反応	利尿薬，抗がん薬

食欲不振がみられるときは，どうして食欲がないのか，原因をはっきりさせておく必要がある．

低栄養の早期発見の方法

1. 体重減少率をチェック

日ごろから定期的に体重測定を行うように指導し，習慣にする．理由もなく体重が減りつづけて，低栄養の危険性が疑われるときには，体重減少率[*3]をチェックする．

> **NOTE**
> **食欲のしくみ**
> 「お腹がすいた」と感じるのは，胃や腸ではない．脳にある摂食中枢（空腹中枢と満腹中枢の2つ）が，食欲をコントロールしている．
> 食事のあと，ある程度時間が経って，血液中の血糖値が下がってくると，空腹中枢を刺激し「お腹がすいた」と感じる．
> 逆に，食事をして血糖値が上がると，満腹中枢を刺激して「もうお腹が一杯」と感じる．

[*1] **基礎代謝量**　BEE（basal energy expenditure）．生命を維持するのに必要な生理的に最小のエネルギー代謝量．70歳以上の場合，男性で約1,230kcal/日，女性で約1,030kcal/日である．

[*2] **亜鉛の必要量**　「褥瘡の予防・治療ガイドライン」（厚労省老人保健福祉局老人保健課監修，照林社，1998）には，褥瘡の栄養管理として，1日当たり15mgと記載されている．亜鉛は牡蠣や牛肉に多く，大豆や海草など和食系の食材にも多く含まれる．

低栄養の可能性は，①1か月で5%，3か月で7.5%，6か月で10%の体重減少があるとき，②長期間にわたり体重がわずかでも減少し続けているとき，である．

2. 血清アルブミン値をチェック

低栄養状態は，タンパク質とエネルギーの摂取不足に起因する（protein energy malnutrition：PEM）．血液中のタンパク質が不足すると血清アルブミン（Alb）値が低下するので，血液検査で測定する（健康診断に，この検査が含まれている）．

血清アルブミン値の判定基準を**表2**に示す．

3. 血中コレステロール値をチェック

血中コレステロール値は150mg/dL未満が低栄養のリスクの目安となる．

*

1つの検査値だけで判断するのではなく，いろいろな検査値とともに，食事量や患者の身体状況を観察，アセスメントすることが必要である．

食欲を高めるかかわり

療養者の食欲を高めるために，好物をとり入れた食事にするなどの工夫をする．

食欲の低下は，身体の赤信号であり，自分の身体を守るための自然なしくみであるともいえる．食欲が低下しているときは胃腸の消化吸収能力が衰えていると考えられるため，三大栄養素（糖質，脂質，タンパク質）の補給を優先する．

また，食事に飽きてくると食欲が低下しやすい．少量でも高エネルギーの食品を，味付けにメリハリをもたせて療養者にあった食べやすい形態にするなどの工夫が必要である．消化のよいタンパク質を効果的にとり，ほかの栄養素のバランスを考える．

栄養状態が悪いと消化能力や体力の低下が起こり，食事摂取量が足りず，さらに低栄養状態が進行してしまう．そのため，栄養状態の改善は重要である．

栄養状態維持のために必要な栄養素

体力のベースは，エネルギーとタンパク質である．身体の機能を維持するうえで必要となるのもエネルギーとタンパク質である．そのため，エネルギーとタンパク質が不足すると，体力・抵抗力が低下する（**図1**）．
①生命維持や活動のためのエネルギー源になるもの：タンパク質，糖質，脂質．
②筋肉・血液・骨などの身体の構成成分になるもの：タンパク質，脂質，ミネラル，水分．
③身体の機能（生理作用）を調整するもの：ビタミン（**表3**），ミネラル，タンパク質，水分．

水分の必要性

1. 水分が人体に必要とされる理由

水は体内に最も多く含まれる成分で，生命維持に不可欠である．飲料だけではなく食事によっても体内に摂取され，細胞内液や血液，リンパ液の成分となる．

そのため，食事量が減ると水分量も減ってしまい，脱水となることがある．食事量が少ないときは，とくに多

表2　血清アルブミン値の判定基準

測定値（g/dL）	判定
4.0以上	異常なし
3.6～3.9	要経過観察，生活改善
3.1～3.5	栄養補給によって改善可能
3.0以下	本格的な低栄養状態で医師の治療が必要

体の調子を整える
ビタミン・ミネラル

血や肉となる
タンパク質

エネルギーとなる
糖質・脂質

図1　栄養素の作用

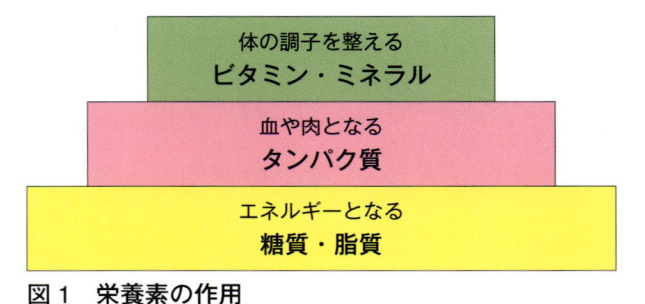

*3　**体重減少率**　（平常時体重－測定時体重）／平常時体重×100　平常時体重：6～12か月安定している体重

表3 ビタミンの効果と食品

ビタミンの種類	不足しているとき	多く含まれている食品
ビタミンB₁／ビタミンB群	睡眠不足や過労などで，食欲がない	うなぎの蒲焼き，肉類，豆類，ハム，玄米など
ビタミンC	ストレスがたまって食欲不振	野菜，果物など

めに水分を摂取する（p.103，「脱水時のケア」を参照）．水分は，血液，皮膚，筋肉，臓器，骨など，あらゆる部分に分布している．

水分による体温の調整

栄養素の代謝過程でエネルギーを発生するときつくられる比熱*4は大きくなるほど，温まりにくく，冷めにくい性質をもっているので，外気温の影響を受けにくい．体内の水分は，尿や便，呼吸（呼気），汗となって排泄され，その際に体温の調整を行っている．

2. のどが渇くのは，水分不足のシグナル

体重の約1％の水分が失われると，のどが渇くという自覚で水分不足を知る．

食事量が減ると同時に，のどの渇きも自覚しにくいため，さらに水分摂取量が減ってくる．

腋窩の乾燥がみられるときには，脱水が強く疑われる．また，発汗，下痢，嘔吐，出血などにより，頭痛，食欲不振，脱力感などの脱水症状が起きる．

水分を10％失うと，筋肉の痙攣，意識の混濁，腎機能障害が起きる．20％以上で生命にかかわる．

1日に必要な水分量の計算式は以下の通りである（p.103，「表1　身体の水分出納」を参照）．

> 水分必要量＝尿量＋不感蒸泄量＋便中水分量（約100mL）＋排液量（嘔吐・下痢）

1日水分量の目安にするには，500mLのペットボトルを活用し，水やお茶を入れ，ペットボトルで1日2本飲むように提案するのもよい方法である．

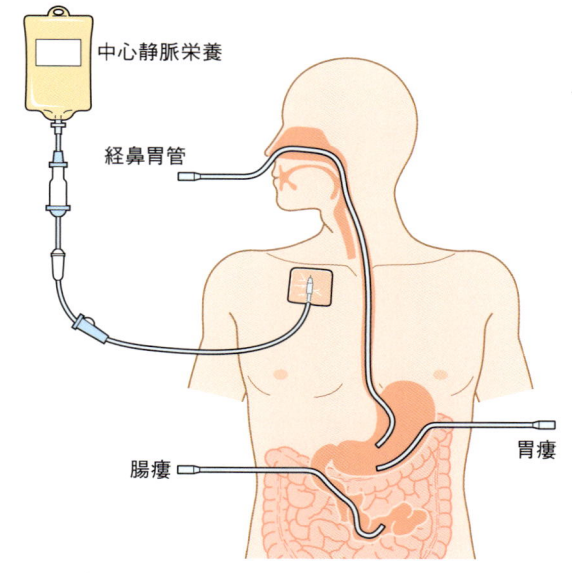

図2　経腸栄養と静脈栄養（中心静脈栄養）

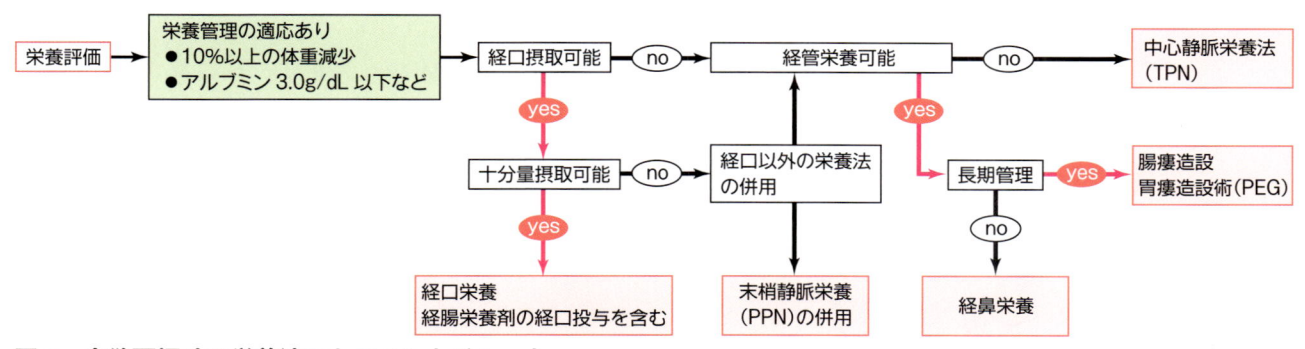

図3　食欲不振時の栄養法アセスメントチャート

*4　**比熱**　物質1gあたりの熱容量．

食欲低下が改善されない場合

食欲不振が1週間持続し，食事摂取量の増加がない場合は，経腸栄養（経鼻胃管，胃瘻，腸瘻）や静脈栄養（中心静脈栄養，末梢静脈栄養）の併用が必要であるかを検討する（図2）．食欲不振時の栄養法アセスメントのチャートを図3に示す．

1. 胃瘻の活用

腸を使わない栄養補給は，腸の粘膜を弱らせ，腸の粘膜に数多く集まっている免疫細胞の機能を低下させる．この点において，栄養療法の第一選択は，腸が使えるときは胃瘻（経腸栄養）がよい．一度胃瘻を造設しても，患者の体調が回復すれば，通常の経口の栄養摂取に戻すことは可能である．

2. 中心静脈栄養の活用

中心静脈栄養（total parenteral nutrition：TPN）は，消耗性疾患や消化器疾患などで長期間，経口摂取ができないときに一時的に使用する．長期の静脈栄養は腸粘膜萎縮や腸粘膜のバリア機能の低下を起こしやすいため，消化管が使用可能であれば，経腸栄養（enteral nutrition：EN）に切り替えることを検討する．

引用・参考文献
1) 清野 裕，門脇 孝，中村丁次，本田佳子：NST臨床栄養療法スタッフマニュアル．p.599〜607，医学書院，2009．
2) 中村丁次：栄養の基礎がわかる図解事典．p.52〜53，成美堂出版，2009．
3) 江指隆年，中嶋洋子：応用栄養学．p.153〜157，同文書院，2004．
4) 日本静脈経腸栄養学会編：静脈・経腸栄養のガイドライン——静脈・経腸栄養を適正に実施するためのガイドライン．p.4〜6，南江堂，2005．

Column

在宅での栄養管理のヒント

①介護サービスで1週間に1回の体重測定を行い，体重の変動に注意する．
②皮膚の乾燥・張り状態を観察する（同時に脱水のチェックをする：1日に必要な水分量を摂取しているか）．
③排便のチェックとコントロールをする（水分・食事摂取量の確認）．
④食事内容を確認する（どのような食物を摂取しているのか）：各種栄養・エネルギー不足の確認（主食のみ摂取していることがある．1日3食の規則正しい食事が理想だが，状態に応じて分食，間食を考慮する）．
⑤嚥下の状態を確認する（噛みやすく，飲み込みやすい食形態を工夫する）：摂食状況を確認することで，脳梗塞などの異常の早期発見も可能である．
⑥仙骨・下肢の浮腫がないかを確認する：褥瘡予防に努める．
⑦家族と一緒に楽しく食事するなど，食事環境を整える．

実践の工夫

日常的には，タンパク質（豆腐，しらす，卵，肉など），ビタミン（果物，きのこ，大豆製品，淡色野菜），ミネラル（小魚，牛乳，乳製品，海草類）をバランスよく摂取するように説明する．

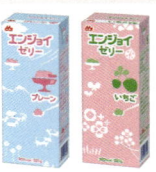

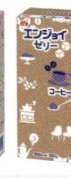

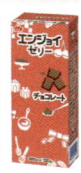

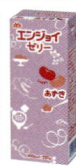

味付け：副菜の一品に濃い目の味付けや香辛料で変化をつける（甘い，辛いなど，はっきりした味であると食欲がわくことがある）．

補助食品の利用：嚥下力が低下した人向けなどに市販の補助食品がある：エンジョイゼリー（クリニコ）1個300kcal，エンジョイclimeal（クリニコ）1本200kcal，アイソカルジェリーHC（ネスレ）1個150kcalなど．

エンジョイゼリー（クリニコ）

食欲が落ちているときの注意点

食欲がないと，のどを通りやすい主食（おかゆ）のみ摂取していることがある．それだけでは，タンパク質やエネルギーが不足してしまうため，おかゆに卵や野菜類，牛乳をプラスし，タンパク質や脂質，ビタミンなどを補う．

| 栄養 3 | 低栄養時のケア
療養者の栄養管理 |
|---|---|

阿蒜ひろ子

> **ケアのポイント**
> - 低栄養の場合，内皮細胞や上皮細胞の遊走能が低下するため，創傷治癒能が抑制される．
> - 低栄養時は，筋肉量の減少，内臓タンパク質の減少がみられ，免疫能は障害され，生命維持に必要な臓器の機能低下をまねく．
> - 低栄養時には，心筋が減少するため，心拍出量の機能低下や骨格筋量の減少で，呼吸筋への影響が強く，呼吸筋が疲労しやすい．

低栄養の特徴

創治癒の遅延，心機能低下，非感染性の呼吸機能低下，肺炎，創感染などの感染性合併症などがみられたら，低栄養が疑われる．

低栄養になると，筋肉量の減少，内臓タンパク質の減少がみられ，免疫能が障害され，生命維持に必要な臓器の機能低下をまねきやすい．感染性疾患，消化器疾患，腎臓疾患，腫瘍性疾患を発症しやすくなる．

低栄養の原因

低栄養は，年齢や性別，疾病の有無にかかわらず，誰にでも起こり得る．

食欲不振や偏食などが続くと，自分でも気づかないうちに栄養素が不足し，低栄養状態になることがある．低栄養の原因には次のようなものがある．
①栄養素の摂取不足：消化器疾患による通過障害，食欲不振．
②消化吸収障害：胃腸・肝臓・胆嚢・膵臓疾患．
③栄養素の喪失：タンパク質漏出性胃腸症[*1]，消化管出血，下痢，重度の褥瘡．
④栄養素消費増大：内分泌機能亢進，発熱，悪性腫瘍．
⑤肝障害：タンパク質合成低下，糖・脂質代謝障害．
⑥不適切な栄養管理：アセスメント不足．

低栄養の状態別分類

不足栄養素により，低栄養の状態はマラスムス[*2]，クワシオコール[*3]，マラスムス性クワシオコールなどに分類される（表1）．
①マラスムス（図1）：タンパク質とエネルギー量がともに欠乏した状態（体重減少，筋肉量の低下）．
②クワシオコール（図2）：エネルギー量は比較的よく保たれているが，タンパク質欠乏が著しい状態（臓器タンパク質量の減少，免疫能の低下）．
③マラスムス性クワシオコール：摂取不足と基礎代謝亢進（高齢の入院患者にみられる）．

[*1] **タンパク質漏出性胃腸症** 血漿タンパク質，とくに血清アルブミンが胃腸管内に漏出して低タンパク質血症を起こす症候群をいう．
[*2] **マラスムス** marasmus．長期間の栄養の不摂取により，体重減少，筋肉量の低下がみられる．アルブミンは基準値を保ち，浮腫も起こらない．
[*3] **クワシオコール** kwashiorkor．低アルブミン血症による腹水が特徴．顔や腕，手足の浮腫がみられる．

表1　低栄養の特徴

	マラスムス	クワシオコール
不足の栄養素	エネルギー，タンパク質	主にタンパク質
所見	飢餓状態	浮腫
体重	減少	軽微な減少
脂肪分解	亢進	低下
筋タンパク質分解	亢進	低下
臓器タンパク質	保持	低下
血清アルブミン	ほぼ正常	低下

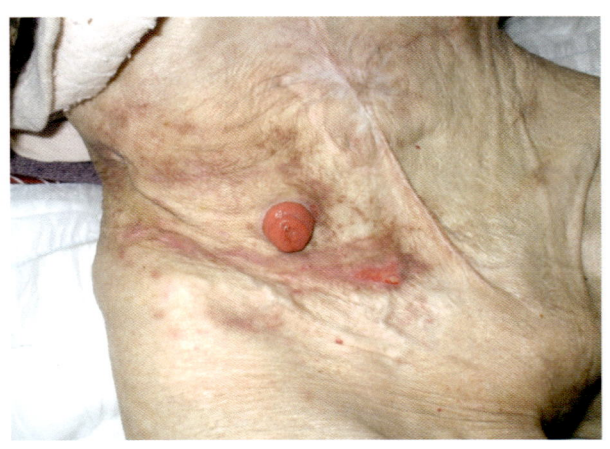

表2　療養者の特徴と栄養管理に対する注意点

療養者の特徴	栄養管理に対する注意点
食欲の低下	タンパク質・ミネラル・ビタミン類の摂取不足
のどの渇きが感じにくい	水分摂取量の低下での脱水
消化液の分泌が低下	下痢を起こしやすい
蠕動運動が弱くなる	便秘しやすい
嚥下反射の低下	食物を飲み込みにくく，誤嚥しやすい
味覚・臭覚・視覚の衰え	味がわかりづらく，食欲低下につながる
唾液分泌量の減少	食べ物がのどを通りにくい

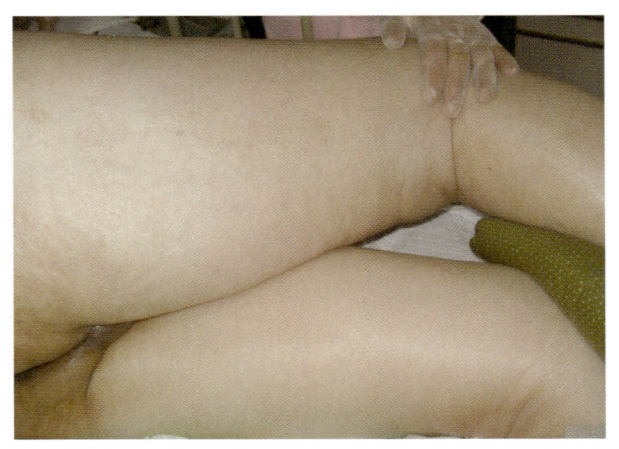

病的骨突起がみられる

図1　マラスムス

セロファン様皮膚と下肢の浮腫がみられる

図2　クワシオコール

療養者の栄養管理

1. 栄養管理上の注意点

栄養管理が必要な療養者の特徴と栄養管理の注意点を表2に示す．

2. 疾患と栄養素の関係

療養者に多い疾患と，その改善に効果的な栄養素，その栄養素を多く含む食品を表3に示す．

3. 療養者の偏食傾向

療養者は，加齢に伴う生理的な現象により，味蕾[*4]の味細胞数が減少し，味覚機能の低下が起こる．

食べ物の嗜好が限定され，摂取する食べ物が偏りやすい（味の濃い食事を好むようになる）．多くの場合，塩気が強い食べ物を好むようになるため，塩分のとり過ぎに注意する．

表3　疾患ごとの改善に効果的な栄養素

疾患	効果的な栄養素	摂取が推奨される食品
高血圧	カリウム，カルシウム，コリン	カリウム：大豆，きな粉，肉，豆類 カルシウム：牛乳，チーズ，ヨーグルト コリン：卵，大豆
脳梗塞	抗酸化物質：チオール，アスコルビン酸（ビタミンC），ポリフェノール類（ビタミンE），カロチノイド	ポリフェノール：チョコレート，ココア，しそ ビタミンE：アーモンド，うなぎ ビタミンC：サツマイモ，ブロッコリー，イチゴ，オレンジ カロチノイド：緑黄野菜，ニンジン，レバー
認知症	コエンザイムQ10 抗酸化物質：チオール，アスコルビン酸（ビタミンC），ポリフェノール類（ビタミンE），カロチノイド	ポリフェノール：チョコレート，ココア，しそ ビタミンE：アーモンド，うなぎ ビタミンC：サツマイモ，ブロッコリー，イチゴ，オレンジ
関節症	コンドロイチン，コラーゲン	コンドロイチン：納豆，ヤマイモ，オクラ コラーゲン：豚足，牛筋，鶏の手羽先
肺炎	高タンパク質	タンパク質：肉，魚，大豆（豆腐，納豆）

4. 低栄養を改善する栄養

1）必要な栄養素

タンパク質は筋肉や臓器など，身体を構成する主成分として重要な栄養素である．タンパク質不足による低栄養にならないように，良質なタンパク質をしっかりととる．

良質なタンパク質の供給源は，魚介，肉，大豆製品，卵，牛乳などであり，1日に必要な摂取基準は，成人男性で60g，成人女性で50gである．

2）低栄養の改善

栄養の摂取の基本は，自分で食事をとること．栄養バランスのよい食事をとることである．

食事は，QOLの維持にも影響がある．不足した栄養素を補い，低下した体力を回復させ，より多くの栄養を摂取できるようにすることが必要である．

栄養摂取が難しいときは，市販の栄養調整食品を利用する方法もある（表4）．高タンパク，高エネルギーでバランスのとれたタイプの補助食品は，少量でも多くの栄養素が得られ，栄養バランスを整える効果も期待できる．

表4　補助食品の例

食品名（商品名）	エネルギー／タンパク量	製造元
エンジョイコラーゲンゼリー	エネルギー：80kcal タンパク質：6.0g	クリニコ
エンジョイゼリー（220g）	エネルギー：300kcal タンパク質：11.2g	クリニコ
メイバランスたんぱくゼリー	エネルギー：80kcal タンパク質：4g	明治
メイバランスMini	エネルギー：200kcal タンパク質：7.5g	明治

低栄養の予防と早期発見

低栄養において最も深刻な状態は，タンパク質とエネルギーがともに不足したPEM（protein energy malnutrition）という状態である．タンパク質は筋肉や内臓，骨など，身体をつくり，維持するうえで欠かせない栄養素で，エネルギー（糖質，脂質）は言葉どおり身体を動かすエネルギーになる．

タンパク質・エネルギーが不足した状態にならないた

---

*4　味蕾　味蕾とは，味覚を感じる細胞が集まったもの．味を感じとるようにはたらく．

めには，その予防と早期発見が必要である．

1. 予防のポイント

バランスのとれた食事と適度な運動をする．年齢を重ねると筋肉をつくる能力であるタンパク質合成能が低下し，筋肉の量が減少する．筋肉量の減少は，運動能力や基礎代謝を低下させ，食欲不振をまねくこととなる．その結果，十分な栄養素が摂取されなくなり，さらなる筋肉の減量につながるといった悪循環がある．

2. 早期発見

1) 見た目の変化

「何か違うな」と感じることがあれば，医師へ相談する必要がある．
①痩せた（頬がこけた）．
②皮膚の炎症を起こしやすい．
③下肢にむくみがある．
④顔色が悪い．
⑤目の下にくま（低栄養の疑い）がある．

2) 低栄養のリスクがある療養者

次のような療養者は低栄養にならないように注意が必要である．
①体調不良（疾病）やストレスによる食欲不振がある．
②口腔や消化器などの治療を受けている（外科的治療）．
③加齢に伴い唾液分泌量が減少した（口腔乾燥）．
④咀嚼力・嚥下機能が低下した（口腔機能低下）．
⑤味覚が低下した（亜鉛不足，薬品による影響，糖尿病などの疾患）．
⑥加齢に伴い嗜好が変化した（あっさりした食事を好む）．
⑦加齢に伴う食欲不振（食が細る）．
⑧毎日一人で食事をしている．
⑨体重が減少してきた．
⑩食事の介助が必要．

引用・参考文献
1) 清野 裕，門脇 孝，中村丁次，本田佳子編：NST臨床栄養療法スタッフマニュアル．p.599~607，医学書院，2009．
2) 中村丁次監：栄養の基礎がわかる図解事典．p.52~53，成美堂出版，2009．
3) 江指隆年，中嶋洋子編著：応用栄養学 第4版．p.153~157，同文書院，2004．
4) 日本静脈経腸栄養学会編：コメディカルのための静脈・経腸栄養のガイドライン．p.4~6，2005．
5) 大谷幸子：栄養管理．清野 裕，門脇 孝，中村丁次，本田佳子編：NST臨床栄養療法スタッフマニュアル．p.601~602，医学書院，2009．

Column

高齢者のバランスよい栄養摂取の援助のポイント

高齢者は，長年の食習慣があるので，これまでの生活を考慮し，コミュニケーションを図りながら，食事を進める．

また，水分摂取が不足しがちなため，飲水を勧めることも重要である．

嚥下機能の評価を行い，嚥下状況にあった形態の食事を提供できるよう考慮する．

栄養 4 下痢・便秘時のケア

阿蒜ひろ子

> **ケアのポイント**
> - 糞便は消化管内容物が肛門から排泄されたものであり，消化吸収がよい食物では糞便量が少なく，消化されない食物繊維が多いと増える．
> - 日本人の成人の糞便量は100～250g/日で，1日1回排泄されるのが普通である．
> - 消化された液状の内容物が大腸を通過する過程で，水分の90％以上が吸収され糞便ができる．
> - 下痢・便秘の種類を理解したうえで栄養管理を行う．

下痢とは

排便の回数が多く，糞便内の水分量が多くなり，固形状の形態を失い，水様ないしは粥状になった便を排出する状態をいう．医学的には，1日に200mL以上，または1日の糞便内の水分量が200g以上の便が出ることをいう．

下痢の原因

飲んだり食べたりした物が，腸の中で十分に水分が吸収されずに出てしまうことで下痢になる．「ふだんに比べてかなりゆるい便が出て，回数が多い」などの訴えから判断でき，日ごろから便の観察をしておくことで，その異常を発見しやすい．腸粘膜が刺激され蠕動運動が亢進，あるいは腸管の水分吸収の低下などの因子が関係し，食物の腸内での停滞時間が短すぎるために起こる．

下痢は急性下痢（1～2週間以内に治癒する），慢性下痢（3週間以上続く）に分けられる．

1. 急性下痢

急性下痢は，病原菌やウイルスに感染しているか，していないかに分けられる．急性期の下痢は，止痢薬（止瀉薬ともいう，下痢止め）で止めてしまうと危険なことがあるので，内服にあたっては必ず医師に相談する．

非感染症：症状としては突然の腹痛と下痢がみられる．原因には，暴飲暴食（腸内容量の浸透圧が高まることで腸粘膜が刺激され，腸の蠕動運動が亢進する），寝冷え，アレルギー，ストレス（迷走神経が刺激され，腸の蠕動運動が亢進する），薬剤による有害反応などがある．

感染症：症状としては発熱・腹痛・吐気・嘔吐などを伴う下痢や，血液・未消化物が混じる便の排泄や臭いがある．原因には細菌感染（赤痢菌，サルモネラ菌）とウイルス感染（ロタウイルス，エンテロウイルス）がある．

2. 慢性下痢

慢性下痢は，機能性のものと疾患によるものに分けられる．

機能性：症状としては，2週間以上だらだらと続く下痢で，よくなったり，悪くなったりする．原因には，ストレス，睡眠不足，不規則な生活などがある．

疾患による下痢：下痢以外に疾患に応じた症状がみられる．原因には，がん，潰瘍性大腸炎（腸管に炎症が起こると滲出物が増加し，腸管内への水分分泌も亢進する），クローン病，吸収不良性症候群，肝臓病，慢性膵炎，胃切除によるダンピング症候群，また，抗生物質などの

薬剤によるものもある．

下痢にかかわる腸の病態生理

腸は水と電解質の分泌・吸収を行っている．飲水，唾液，胃液，膵液，胆汁をあわせて9L／日の水分が腸に流入し，腸管で吸収される（小腸：8L，大腸：0.5〜0.9L，糞便中：0.1〜0.2L）．

下痢で腸内の消化液の喪失が高度になれば，多量のカリウム（K）が失われる．また，下痢ではアルカリ性の消化液が失われ，細胞外液のクロール（Cl）が上昇し，HCO_3^- [*1]が増え，体内が酸性に傾いてしまうため，高Cl性代謝性アシドーシス[*2]をきたす．便から排泄されるナトリウム（Na）は1日10mEq以下である．

下痢に対する栄養管理の注意点

脂質は，消化が悪く，腸管を刺激するため制限する．また，香辛料，刺激の強い野菜類（ニンニク，ショウガ），カフェイン，アルコール，炭酸飲料は，腸管壁を刺激するため控える．

豆類，サツマイモ，カボチャ，栗は，腸内で発酵してガスを発生し，ガスが腸を刺激するため控える必要がある．

冷たい飲み物は腸管を刺激するため，体温に近づけるように，ゆっくり噛むように飲む．

消化管に負担をかけないように，1回の食事量を少なめにして食事回数を増やすなどの工夫も必要である．

急性下痢か，慢性下痢かを判断し，以下のような栄養管理を行う．

1. 急性下痢

安静を保ち，絶食する．症状が回復したら，流動食，5分粥，全粥，常食と移行する．

消化のよい食品（低脂肪，低繊維食）を選択して摂取する．

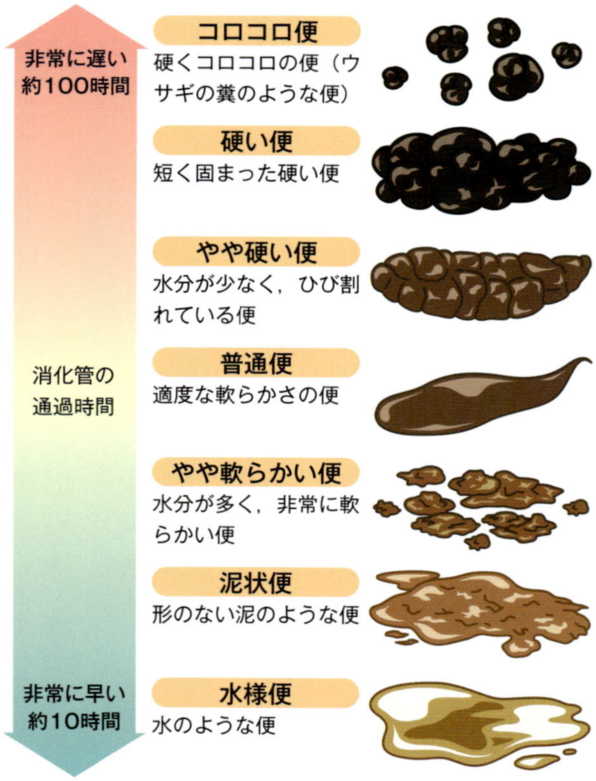

図1 便の性状（ブリストルスケール）

2. 慢性下痢

急性下痢と異なり，絶食の必要はなく（栄養障害を引き起こす可能性がある），十分なエネルギー量，栄養バランスのとれた食事が必要である．

下痢便の性状による食事の検討

下痢便の性状によって，それぞれ食事の形態を検討する（図1）．脂っぽくタンパク質の多い肉類，乳製品，糖分の多い物，冷たい物は避ける必要がある．

水様便：便に水分を取られてしまうので，水分中心の食事をとる．イオン飲料，番茶，オーエスワン®などの経口補水液を利用する．

泥状便：お腹にやさしい食事（豆腐，パンがゆ，野菜の煮つぶし）をとる．

---

*1 HCO_3^-　重炭酸イオン．膵液，胆汁，腸液に多く含まれる．
*2 代謝性アシドーシス　平衡を酸性側にしようとする障害をアシドーシスといい，とくに代謝性アシドーシスは，呼吸によって酸性物質が排泄されないことで起こる状態をいう．

軟便：便に形が見られてきたら，軟らかい食事（おかゆ，うどん）とする．

ストレスが原因の下痢（過敏性腸症候群）

日本人の5人に1人は，ストレスが原因で起こる下痢である「過敏性腸症候群」になる．女性に多く，下痢と便秘を交互に繰り返す場合もみられるが，体力の消耗はみられない．腸を整え，元気にすることが重要である（図2）．

便秘とは

便の水分が少ないために硬く，排便に困難な状態をいう．2～3日便が出なくても，排便が困難でなければ便秘とはいわない．

糞便が長時間大腸内にとどまることにより，便中の水分が吸収されて便が硬くなり，排便に困難な状態となる．

便秘を訴える人の排便回数は，週に2回以下である．ただし週に2回以下でも，便が硬くなく排便が困難でなければ便秘ではない．なお，医学的には，排便が1週間に3回未満の状態と定義されている．

便秘の種類と原因

便秘には原因により，以下のように分類される．
器質的便秘：大腸や肛門の腫瘍や炎症による．
弛緩性便秘：腸管の蠕動低下による．高齢者に多い．
痙攣性便秘：腸管の痙攣のため，糞便の運送が障害される（過敏性腸症候群）．
直腸型便秘：直腸の排便反射の減弱によって起こる．便意を故意に抑制する習慣があることが原因となる．
内服薬による便秘：薬物（麻薬，抗コリン薬，向精神薬）による有害反応が原因になる．

また，便秘の場合には，腸閉塞などの合併があるかどうかの確認が重要となる．

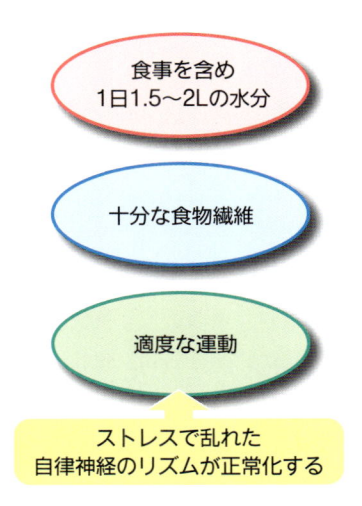

図2　腸を整える要素

- 食事を含め1日1.5～2Lの水分
- 十分な食物繊維
- 適度な運動

ストレスで乱れた自律神経のリズムが正常化する

便秘の日常管理

1. 便中の水分不足・食物繊維の不足の予防
水分，食物繊維，オリゴ糖（ヨーグルト）を摂取する．

2. 規則正しい食事摂取
1日3食の規則正しい食事をとる．野菜，果物，海藻，豆類のバランスのとれた食事内容とする．便秘時に勧められる食材には次のようなものがある．

野菜：カボチャ，キャベツ，ブロッコリー，カリフラワー，ホウレン草，ニンジンなど．
果物：りんご，もも，オレンジ，ラズベリーなど．
豆類：そら豆，きな粉，こんにゃくなど．

3. 腸管の運動障害，機械的通過障害への対応
適度な運動と十分な睡眠をとり，ストレスの緩和を図る．

便秘に対する栄養管理

1. 便秘を改善する食品
便秘を改善する食品としては以下のものがあげられる．
乳製品（牛乳，ヨーグルト）：腸を刺激する．
油脂類（バター，ごま油）：脂肪は腸内容物の通過をスムーズにする．
酢酸・クエン酸・リンゴ酸：大腸の蠕動を促す．

糖分（はちみつ，砂糖）：腸内で発酵しやすく，大腸の蠕動を促す．
香辛料（カレー）：大腸を刺激する．
その他（寒天）：緩下作用がある．

2. 弛緩性便秘
栄養バランスのよい食事（魚，卵，肉，豆腐，イモ類，豆，野菜）を1日3回，規則正しく摂取する．
水分を十分に摂取する（1日に1,000～1,200 mL）．
食物繊維を1日20～25 g，また脂肪を適量摂取する．
腸を刺激する食品（牛乳，ビタミンB_1）を摂取する．ヨーグルトも効果的だといわれている．

3. 痙攣性便秘
消化のよい食事を心がける．腸を刺激しない水溶性の食物繊維（海藻類）を摂取し，不溶性の食物繊維の野菜（ゴボウ，レンコン）は，煮たりゆでたりして摂取する．
香辛料，アルコール，脂肪の多いものを避ける．

4. 直腸型便秘
排便の習慣をつける．朝食後の胃結腸反射を利用する（図3）．

引用・参考文献
1) 山名哲郎：排便障害患者さんのアプローチ．p.68～77, メディカ出版, 2007.
2) 川島みどり：排便・排ガスの技術．Nursing Today, 9(4):8～11, 1994.
3) 中村丁次：栄養の基本がわかる図解事典．p.202～205, 成美堂出版, 2009.

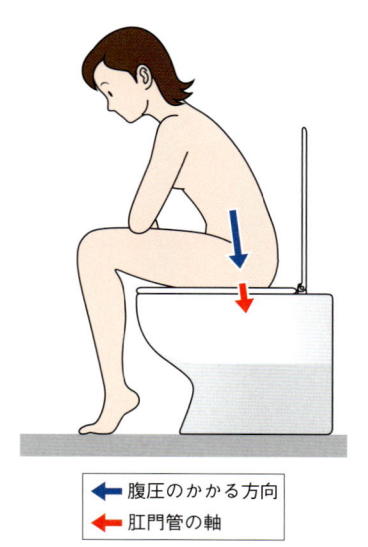

図3　姿勢による排便への影響
← 腹圧のかかる方向
← 肛門管の軸

NOTE
実践の工夫

下痢：野菜は温野菜にする（生野菜は避ける），牛乳は避け，ヨーグルトやスキムミルクを選択する．
グルタミン，オリゴ糖，ファイバーが含まれたGFO®（大塚製薬）1袋36kcal（1日3袋）を利用する．
下痢時は脱水に注意する．失われる体液には塩分が含まれているため，糖分・塩分を含んだ飲料水が必要である．経口補水液オーエスワン®（大塚製薬）1本500mLなどを利用する．

便秘：牛乳・乳酸飲料をとる．不溶性食物繊維（ゴボウ，レンコン，たけのこ，もやし）は避ける．ヨーグルトには乳酸菌が含まれるので，腸のはたらきを活発にする．
GFO®（大塚製薬），オリゴメイト®S-HP（ヤクルト）は腸内の乳酸菌やビフィズス菌を適正に増やすことができる．

Column

下痢に対するケア
①身体が冷えると消化管の運動が低下する．湯たんぽや衣服で調節して保温を図る[1]．
②排便中の消化酵素の付着により，肛門周囲の皮膚障害や感染を起こしやすいので注意する（スキンケアを行う）．
③高齢者や長期臥床者，麻痺患者で下痢の失禁を認めた場合，直腸内の硬便のあいだを水様便が伝わり排泄されている場合がある（適宜，摘便を行う）．
④不安やストレスを軽減する．

便秘に対するケア
①便秘に伴う腹部症状，痔，裂肛を観察する．
②朝食後30～40分で胃結腸反射が活発になるため，決まった時間に食事を摂取し，定期的な排泄を心がける．
③適度な運動，腹部マッサージを行う．
④温罨法を腹部と第3～5腰椎に行う[2]．

栄養 5 口腔ケア
う歯・誤嚥性肺炎予防

和田敬子，前田恵津子

> **ケアのポイント**
> - う歯・誤嚥性肺炎を予防するためには，口腔内を清潔に保つことが重要である．
> - 口腔乾燥は，唾液分泌量の低下や口腔周囲筋の廃用に伴う開口状態などによって助長される．
> - 唾液の機能には，洗浄作用や抗菌作用，歯牙の保護，粘膜の保護作用などがある[1]．唾液分泌量の低下はこれらのはたらきを抑制し，う歯や口腔粘膜の汚染・損傷のリスク増大に関与すると考えられる．
> - 口腔乾燥がある患者のケアを行う際には，口腔粘膜の損傷を回避すること，口腔乾燥を予防することが重要である．

口腔乾燥が起こる原因

口腔乾燥が起こる原因と口腔乾燥に伴うリスクを，図1に示す．

口腔乾燥が起こる原因には，唾液分泌量の減少や口腔内の乾燥助長がある．

1. 唾液分泌量の減少

唾液分泌量の減少の要因には，①薬物に起因するもの，②シェーグレン症候群や糖尿病などの疾患によるもの，③放射線治療や脱水によるものなどがある．とくに高齢者では複数の薬物を服用していることが多いため，薬物に起因した唾液分泌量の減少によって口腔乾燥を起こしやすい．

唾液分泌量の減少を誘発する薬物について表1に示す．

2. 口腔内の乾燥助長

口腔内の乾燥は，開口状態が続くことによって助長される．開口状態が持続されることにより，口腔からの水分の蒸発が促進されて口腔乾燥となる．

開口状態を助長する要因としては，長期間の絶食による口腔周囲筋の廃用や，仰臥位の持続（寝たきり）による下顎骨の後退などがあげられる．

仰臥位の持続により下顎骨の後退が起こるのは，姿勢を後方に傾斜させる（ベッドのリクライニング角度を低くする）ことで，下顎の重力が咽頭方向へかかるためと考えられる．

また，重力が咽頭方向へかかることは，下顎骨の後退だけではなく，舌根の沈下やそれによる気道狭窄をまねくため注意が必要である（図2）[2]．

口腔乾燥に伴うリスク

口腔乾燥に伴うリスクには，①口腔粘膜損傷のリスク，②う歯のリスク，③誤嚥性肺炎のリスク，の3つがある（図1）．

1. 口腔粘膜損傷のリスク

唾液は，口腔粘膜上皮を被覆して湿潤した環境に整え，かつ，潤滑油のような役割を果たす．このため会話や咀嚼時に粘膜がこすれても損傷しない．

しかし，口腔乾燥があると，粘膜を被覆する唾液が減少しているために，口腔ケアや義歯などの接触によって，容易に粘膜損傷の発生につながる．

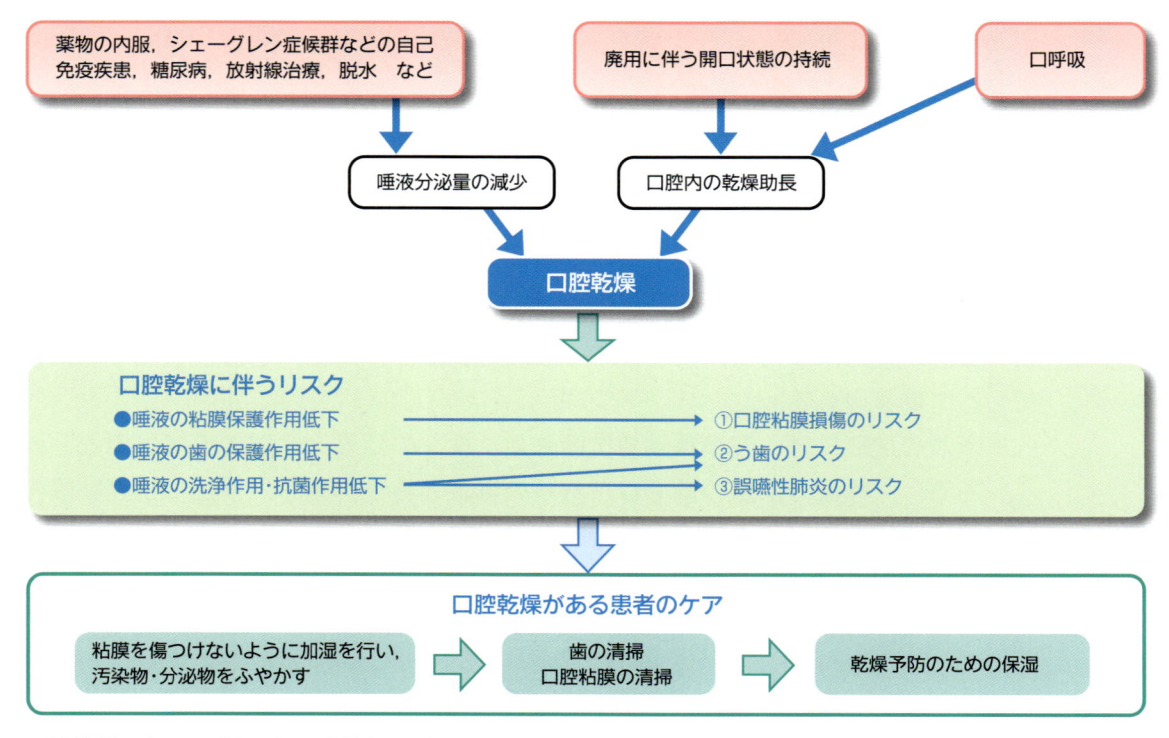

図1　口腔乾燥が起こる原因と口腔乾燥に伴うリスク

```
[薬物の内服，シェーグレン症候群などの自己免疫疾患，糖尿病，放射線治療，脱水　など]　　[廃用に伴う開口状態の持続]　　[口呼吸]
                    ↓                                              ↓              ↓
            (唾液分泌量の減少)                              (口腔内の乾燥助長)
                           ↓                                    ↓
                                    【口腔乾燥】
                                        ↓
┌─ 口腔乾燥に伴うリスク ──────────────────────────────┐
│ ●唾液の粘膜保護作用低下 ───────────→ ①口腔粘膜損傷のリスク   │
│ ●唾液の歯の保護作用低下 ───────────→ ②う歯のリスク         │
│ ●唾液の洗浄作用・抗菌作用低下 ──────→ ③誤嚥性肺炎のリスク   │
└────────────────────────────────────────────┘
                                        ↓
┌─ 口腔乾燥がある患者のケア ─────────────────────────┐
│ [粘膜を傷つけないように加湿を行い，汚染物・分泌物をふやかす] → [歯の清掃／口腔粘膜の清掃] → [乾燥予防のための保湿] │
└────────────────────────────────────────────┘
```

表1　唾液分泌量の低下を誘発する代表的な薬物

薬効分類	一般名	商品例
末梢性抗コリン薬	アトロピン硫酸塩水和物 ブチルスコポラミン臭化物 オキシトロピウム臭化物 イプラトロピウム臭化物水和物	アトロピン硫酸塩 ブスコパン® テルシガン® アトロベント®
中枢性抗コリン薬	トリヘキシフェニジル塩酸塩 ビペリデン塩酸塩	アーテン®，トレミン® アキネトン®
三環系抗うつ薬	イミプラミン塩酸塩 アミトリプチリン塩酸塩	トフラニール®，イミドール® トリプタノール®
定型抗精神病薬	ハロペリドール クロルプロマジン塩酸塩	セレネース® コントミン®，ウインタミン®
第一世代抗ヒスタミン薬	d-クロルフェニラミンマレイン酸塩 ジフェンヒドラミン塩酸塩	ポララミン® レスタミン® コーワ，ベナ®
利尿薬（降圧薬）	フロセミド	ラシックス®，オイテンシン®

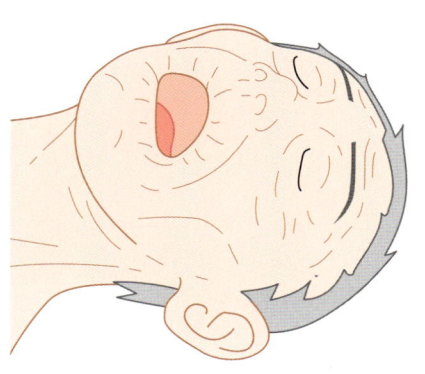

仰臥位では，下顎が重力にしたがって後退し，開口した状態になる

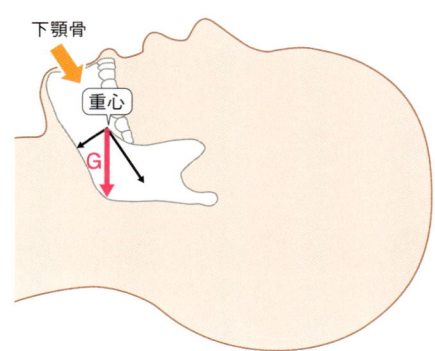

下顎の重力が咽頭方向にかかるため，下顎骨の後退が起きやすい

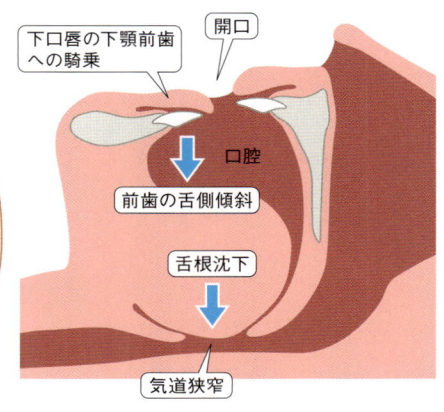

舌が後退し，舌根沈下が生じ，気道狭窄をまねく

図2　寝かせきりによる影響

2. う歯のリスク

う歯発生のメカニズムには，唾液分泌量減少が関与している．

唾液の機能のなかには，歯の保護作用や洗浄・抗菌作用がある．歯の保護作用はおもにムチンが関与している．洗浄作用は，細菌やショ糖，歯垢の代謝産物である酸の口腔内貯留を防止している．また，抗菌作用はリゾチームなどの成分が関与している．

唾液分泌量の減少は，これらのはたらきを弱め，口腔内細菌の増大につながるために，口腔内汚染やう歯のリスクを高める．

高齢者では，歯周病の併発により歯肉が退縮し，歯の付け根（歯頸部）が露出していることがある．歯頸部は，歯冠部とは異なり硬いエナメル質に覆われていないことから，う歯になりやすい．

3. 誤嚥性肺炎のリスク

唾液の洗浄・抗菌作用低下に伴う口腔内汚染がある場合には，咽頭も同様に汚染している可能性がある[3]．

患者が唾液を誤嚥するリスクが高く，かつ，silent aspiration（不顕性誤嚥，むせない誤嚥）がある場合には，汚染した唾液が肺の深部まで到達することになり，誤嚥性肺炎のリスクを高める．

口腔ケアの方法

口腔ケアの刺激は唾液分泌を誘発することになるため，汚染した唾液が咽頭に流れ込まないよう注意する．

吸引器があれば，吸引付きブラシなどを使用し，吸引器がない場合は指にガーゼを巻いて唾液を拭うなどの配慮をする．

1. 体位

口腔ケア時の姿勢は，患者の状態にあわせて選択する．

舌運動が良好で，うがいが可能な場合などにはファウラー位や坐位をとる．

舌運動が不良で，水分を口腔内にとどめておくことができずに咽頭に流れ込みやすい場合などは，側臥位をとって口腔外に水分が排出できるようにする．

2. 事前の加湿

口腔乾燥がある場合には，まず加湿を行い，口腔粘膜などに付着した分泌物などをふやかすことから始め，粘膜損傷のリスクを回避する．

加湿の方法には，保湿剤の塗布以外に水道水などをスプレーボトルに入れて噴霧する方法もある．ただし，余分な水分が咽頭に流れ込まないよう注意する．

口唇が乾燥して，ささくれているような場合には，ワセリンや保湿剤，またはリップクリームなどを塗布し，

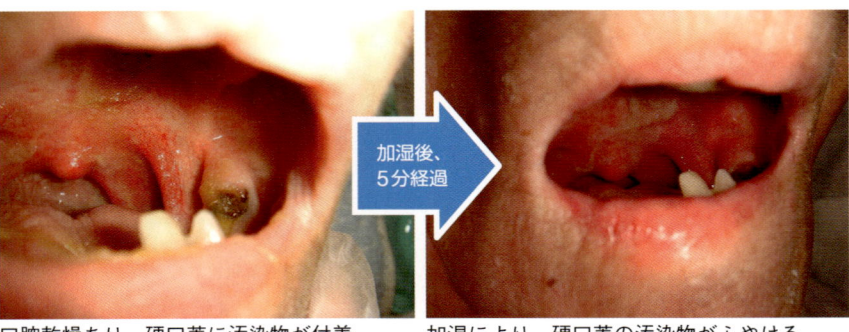

口腔乾燥あり，硬口蓋に汚染物が付着　　加湿により，硬口蓋の汚染物がふやける　　楽に汚染物が除去できる

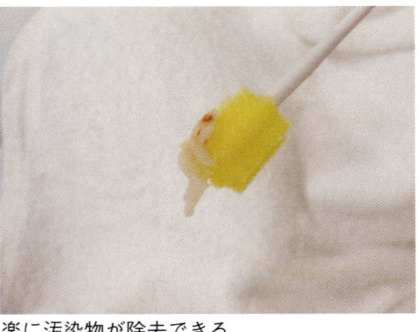

図3　加齢による汚染物の除去

開口時に痛みや出血を伴わないよう配慮する．

分泌物や粘膜上皮が付着している場合は，保湿剤などを塗布し5分程度おいてふやかす（**図3**）．

3. ケアの実施

残存歯がある場合には，分泌物がふやけるのを待つあいだにブラッシングを行う．歯垢は歯ブラシを用いてこすり落とすことが大切である．

粘膜清掃は，スポンジブラシや吸引付きブラシなどを用い，清掃する順番を決めて，まんべんなく行う．

舌苔が厚く付着している場合は，味蕾を損傷しないよう舌ブラシなどで奥から手前へやさしく擦り取る．

ケア中からケア後には，咽頭の分泌物もふやけてくるため，適宜吸引を行ったり，喀出を促して口腔外に排出させる．

4. ケアの実施後

ケア後は，乾燥予防として，保湿剤を塗布し口腔乾燥を予防する．

保湿剤は，粘膜への刺激や乾燥予防を考慮し，アルコールを含まないものを選択する．

ジェル状の保湿剤などを塗布する際は，薄く塗り広げるようにする．保湿剤の塗りすぎは，分泌物や細菌と層をなして，逆に汚染を助長しかねないので注意する．

5. 日常のケア

仰臥位で開口状態が助長される場合は，枕を高めに調整し頸部を前屈させる．側臥位をとるなど，普段から開口を防ぐために体位を調整する工夫が必要である．

また，口腔からの水分の蒸発を防ぐためにマスクを使用することも方法の1つである．

引用・参考文献
1) 才藤栄一，向井美惠監：摂食・嚥下リハビリテーション 第2版. p.94，医歯薬出版，2007.
2) 舘村卓：臨床の口腔生理学に基づく摂食・嚥下障害のキュアとケア. p.40〜41，医歯薬出版，2009.
3) 佐々木英忠：エビデンス老年医療. p.31，医学書院，2006.
4) 向井美惠，鎌倉やよい編：摂食・嚥下障害の理解とケア. Nursing Mook20，学習研究社，2003.
5) Peter R. Johnson PR著，金子芳洋，土肥敏博訳：薬と摂食・嚥下障害——作用機序と臨床応用ガイド，医歯薬出版，2007.
6) 斉藤力ほか編：口と歯の病気マップ. 医歯薬出版，2003.
7) 引田克彦，米山武義ほか：プロフェッショナル・オーラル・ヘルス・ケアを受けた高齢者の咽頭細菌数の変動. 日本老年医学会雑誌，34(2)：125〜129，1997.
8) 柿木保明，山田静子編著：看護で役立つ口腔乾燥と口腔ケア——機能低下の予防をめざして. 医歯薬出版，2005.

> **NOTE**
> **在宅におけるケアのポイント**
> 家族への指導では，継続可能な方法を選択し，家族の負担が増大しないように留意する．
> 必要時には，歯科医師，歯科衛生士などと連携を図る．

Column

口腔ケアと口腔機能向上

　口腔は，咀嚼や嚥下だけではなく，会話などコミュニケーションにとっても重要な器官である．私たちがおいしい食事をとり，大切な家族や友人たちと会話を楽しむためには，舌や口唇・頬など口腔周囲筋がしなやかに動く口腔機能が重要になる．

　また，私たちは1日約1L分泌される唾液を嚥下している．たとえ食事をすることができない患者でも，唾液を嚥下するための機能が必要である．しかし，長期間の絶食などによって口腔・咽頭の筋肉が廃用を起こすと，それが困難になる．

　廃用性の機能低下と唾液誤嚥による肺炎を予防するためには，口腔内を清潔に保つことだけではなく，口腔ケアの際などに舌の運動や頬・口唇の運動など，廃用予防のための食物を使わないで行う間接訓練を組み入れる援助が重要になる．

栄養 6 摂食・嚥下障害の予防と対応

前田恵津子

> **ケアのポイント**
> - 摂食・嚥下障害とは，単に飲み込む機能の障害ではなく，食べる一連の動作のどこかに障害が生じて食べることができなくなった状態である．
> - 嚥下障害は，摂食・嚥下の5期に分けて考える．
> - 嚥下機能は食物を送るだけでなく，唾液や痰も無意識に嚥下し，咽頭のクリアランスを保っている．
> - 嚥下は筋肉の運動によって行われている．そのため，廃用により摂食・嚥下機能も低下する．

摂食・嚥下の全体像

摂食・嚥下の全体像を図1，嚥下時の気道防御を図2に示す．

日常生活における観察

人が食べるという行為は日常的な行為の1つである．表1に摂食・嚥下障害を疑う症状を示す．

摂食・嚥下障害は療養者の日常生活全般から観察する必要がある．そのためには「観る」「聞く（聴く）」「触れる」でアセスメントする．

1. 観る

顔色や表情：顔面の対称性（額のしわ，閉眼，鼻唇溝，口角下垂，流涎，口唇閉鎖など）を観察する．顔面や口唇の麻痺があると左右差が生じる．流涎のある場合は，その量も観察する．

姿勢や上肢の動き：坐位の安定性や耐久性，上肢の運動性や巧緻性を観察する．姿勢の崩れは嚥下に関係する筋肉の緊張や疲労をまねきやすいため，坐位を維持するための筋力や，体力を有しているかを観察する．上肢の動きは，日常の動作のなかで観察しながら，摂食動作への影響を考える．

意識の状態：声かけに対する反応や関心の様子，集中力を観察する．反応のよい時間帯や，どのような刺激に対し反応がよいかも把握する．

呼吸：呼吸回数，リズム，喘鳴の有無，咳嗽，痰の量や性状，経皮的動脈血酸素飽和度（SpO_2）値を観察する．呼吸が安定していないと，嚥下するときの呼吸停止（嚥下性無呼吸）が十分に持続できず，嚥下と呼吸のタイミングがずれ，誤嚥のリスクが高くなる．

口腔：舌（舌苔の有無，ボリューム，左右上下の動き，乾燥状態），歯や義歯の状態を観察する．口腔の観察は口腔ケア時が行いやすい．口腔内の汚れが左右どちらかに偏っていないか，舌苔がどこに付着しているかを観察する．麻痺のある側には舌苔や汚れが付着しやすい（図3）．

2. 聞く（聴く）

声の質：声の大きさ，発声の持続時間，嗄声，開鼻声，痰がらみの有無を観察する．

声の大きさや発生の持続時間は，呼吸の状態や，声帯の機能などを反映する．

嚥下は，食塊を送る役割とともに，痰や唾液も無意識下に飲み込み，咽頭をきれいに保っている．いつも痰の絡んだような声がある場合は，咽頭に痰や唾液が貯留し

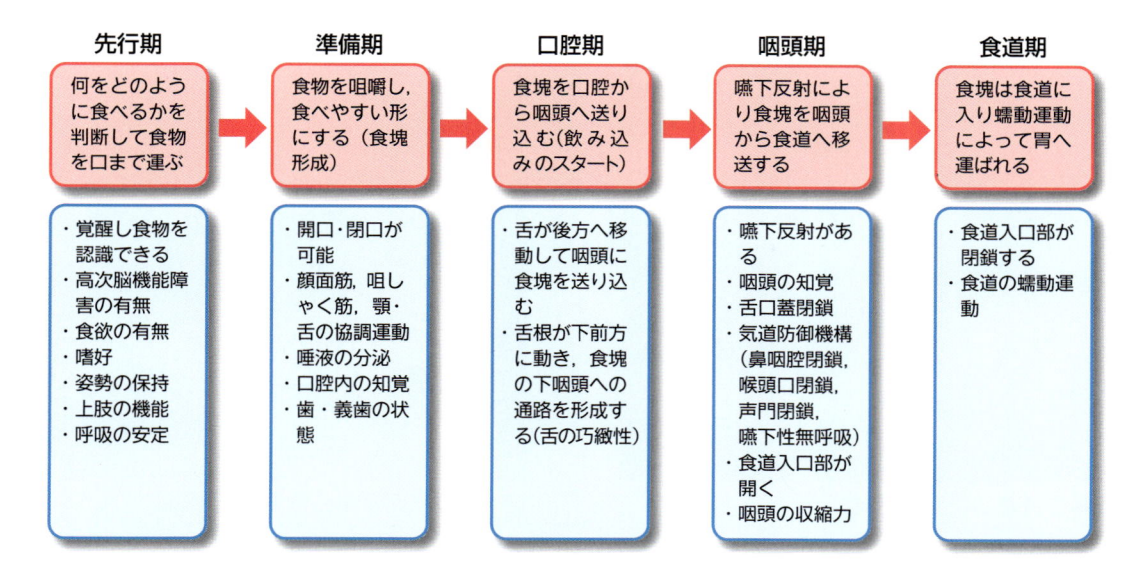

図1 摂食・嚥下の全体像

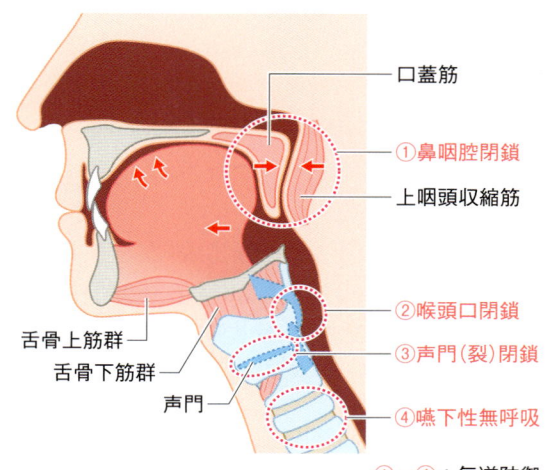

先行期	準備期	口腔期	咽頭期	食道期
何をどのように食べるかを判断して食物を口まで運ぶ	食物を咀嚼し，食べやすい形にする（食塊形成）	食塊を口腔から咽頭へ送り込む（飲み込みのスタート）	嚥下反射により食塊を咽頭から食道へ移送する	食塊は食道に入り蠕動運動によって胃へ運ばれる
・覚醒し食物を認識できる ・高次脳機能障害の有無 ・食欲の有無 ・嗜好 ・姿勢の保持 ・上肢の機能 ・呼吸の安定	・開口・閉口が可能 ・顔面筋，咀しゃく筋，顎・舌の協調運動 ・唾液の分泌 ・口腔内の知覚 ・歯・義歯の状態	・舌が後方へ移動して咽頭に食塊を送り込む ・舌根が下前方に動き，食塊の下咽頭への通路を形成する（舌の巧緻性）	・嚥下反射がある ・咽頭の知覚 ・舌口蓋閉鎖 ・気道防御機構（鼻咽腔閉鎖，喉頭口閉鎖，声門閉鎖，嚥下性無呼吸） ・食道入口部が開く ・咽頭の収縮力	・食道入口部が閉鎖する ・食道の蠕動運動

図2 嚥下時の気道防御

口蓋筋／①鼻咽腔閉鎖／上咽頭収縮筋／舌骨上筋群／舌骨下筋群／声門／②喉頭口閉鎖／③声門（裂）閉鎖／④嚥下性無呼吸／①〜④：気道防御

表1 嚥下障害を疑う症状と観察ポイント

体重減少	食事摂取量が減少していないか
食欲低下	むせなど摂食時に生じる苦痛はないか
嗜好の変化	飲み込みにくいものを食べなくなっていないか
むせが多い	何を食べたときにむせるのか 飲み込む前か，飲み込むときか，飲み込んだあとにむせるのか
痰の変化	食事を開始してから量が増加していないか 食物残渣が混入していないか
食事に時間がかかる	いつまでも口にため込んでいないか なかなか飲み込めない様子はないか
声の変化	食後に声が変化しないか ガラガラした声はないか
咳の増加	とくに食事のあとや，就寝中に増えていないか
肺炎や発熱を繰り返している	症状を訴えることがあるか

たまま処理できない状態であることが予想される（**図4**）．

開鼻声は鼻から空気が抜けるような声のことで，軟口蓋の動きが低下して鼻咽腔閉鎖不全が生じていることが考えられる．

構音：構音の状態により障害されている部位の予測ができる．

「パ」や「マ」が不明瞭→口唇の筋力の低下や麻痺がある．

「タ」や「ラ」が不明瞭→舌の先の動きが低下している．

「カ」が不明瞭→舌の奥の動きが低下している．

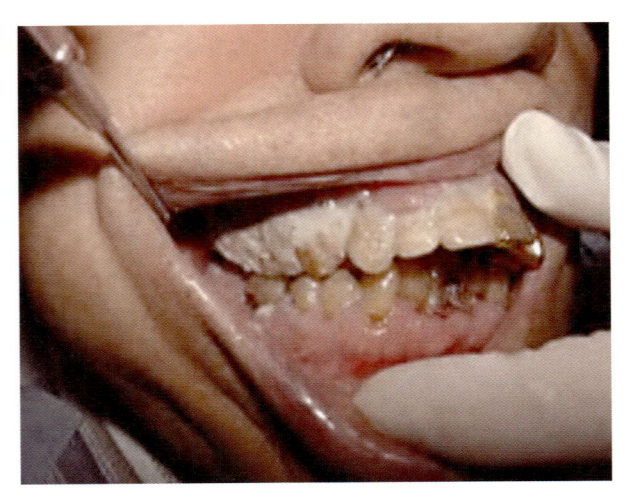

図3　麻痺側に付着した食物残渣

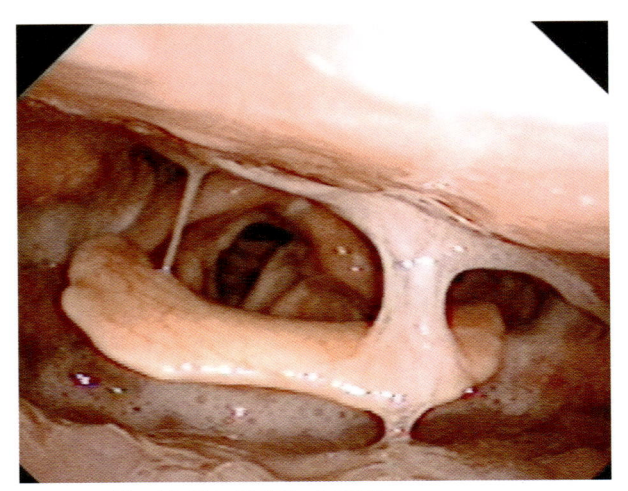

図4　唾液が多量に貯留した咽頭

　患者・家族からの情報収集：食事の好み，食事時間，食習慣，1日の生活リズム，食に対する思い，内服薬を確認する．

　食に対する思いや食習慣は，個人や家族の歴史的背景により異なる．細かく情報を収集しながら，現在の状態が以前に比べ，どこがどのように変化しているのか，どのような不都合が生じているのかを把握する．

　また，高齢になると降圧薬や，睡眠薬などの嚥下に影響を及ぼす薬物を服用していることが多いため，確認が必要である．

3. 触れる

　顔面や口腔内の知覚：左右差の有無，スプーンなどの刺激に対する反応を観察する．

　口腔ケア時や食事介助時に観察できる．可能であれば，スプーンなどの舌による押し返しや，口唇に力を入れてくわえるなどの指示を加え，動きや筋力を観察する．

　喉頭の位置，動き：嚥下時の喉頭の動きを観察する．甲状軟骨を触知し，嚥下時に甲状軟骨が指を乗り越えるかどうかを観察する．なかなか乗り越えられない，乗り越えが不十分な場合は，嚥下に必要な筋肉の動きが低下していることが考えられる．

摂食・嚥下障害への対応

　摂食・嚥下障害の症状に対するアセスメントと対応を**表2**に示す．

　対応については患者・家族の日常生活に無理なく取り入れられるように，生活スタイルにあわせた方法を患者・家族とともに考えながら実践していくことが大切である．

摂食・嚥下障害の予防

1. 廃用による摂食・嚥下機能低下を防ぐ

　嚥下は筋肉の運動によって行われており，廃用によりその機能は低下する．

　前述のとおり，嚥下には食物を運ぶ機能と，唾液や痰を処理し咽頭のクリアランスを保つ機能がある．たとえ経管栄養による栄養摂取を行っていても，唾液や痰の誤嚥により肺炎を起こす可能性がある．そのため，口腔ケアや，口腔周囲筋のマッサージ，他動・自動運動訓練などの積極的なアプローチを行い，摂食・嚥下機能の低下を予防することが大切である．

> **NOTE**
> **摂食・嚥下に影響を及ぼす薬物**
> ・意識レベルの低下，意欲・集中力の低下，嚥下反射の遅延：抗不安薬，睡眠薬，抗精神病薬，抗痙攣薬など
> ・口腔内乾燥：利尿薬，交感神経遮断薬，抗ヒスタミン薬，三環系抗うつ薬，定型抗精神病薬，抗パーキンソン薬など

表2 摂食・嚥下障害の症状に対するアセスメントと対応

	症状	アセスメント	対応
先行期	①食物を見ても反応しない ②食べ方がわからない ③飲み込まないうちに次々に食物を運んでむせたり，詰まったりする ④集中力がない ⑤異食 ⑥食物をすくい，口まで運ぶ動作が困難である ⑦食事中に姿勢を保つことが困難である	・意識障害，高次脳機能障害，認知症などの存在により，食物の認識や，摂食動作の遂行が困難となっている可能性がある ・神経疾患の存在や，廃用による筋力および体力の低下，あるいは栄養障害や呼吸障害による活動耐性の低下が原因となり，摂食動作の遂行や姿勢保持が困難となっていることも考えられる	●生活リズムを整える ●覚醒を促す 　＊五感を刺激する 　　・積極的に話しかける 　　・食前の口腔ケアを行う 　　・食事の味や香りを感じてもらう 　　・食事の色どりの工夫をする 　　・調理の音を聴かせる ●覚醒のよいときにアプローチする ●本人の好物や，使い慣れた食具を利用する ●なるべく自分の手で食べてもらう ●栄養管理を行う 　＊必要エネルギーや水分が摂取できていない場合は，代替食品の導入を考慮する ●姿勢を調整する 　＊クッションなどを利用する 　＊理学療法士や，作業療法士へ相談する
準備期	①開口が困難である ②口唇閉鎖が困難である ③流涎が多い ④食物をよくこぼす ⑤表情が非対称性である ⑥口腔内のどちらか一方に食べ物が残る ⑦「パ」や「マ」の発音が不明瞭である ⑧口の中でいつまでも食物がまとまらない ⑨口腔内が乾燥している ⑩舌の動きが悪い ⑪義歯の不適合，無歯顎，咬合不良がある ⑫顔面，口腔内の知覚が低下している	・顔面神経，舌下神経，三叉神経など嚥下に関連する筋肉を支配する脳神経の障害，あるいは廃用により口腔周囲筋の運動性や知覚の低下が生じている疑いがある ・口腔内の乾燥は内服や脱水，加齢による影響も考慮する ・口腔内の乾燥は味覚の低下，食塊の形成不全を引き起こす ・義歯の不適合，咬合不良，無歯顎は食物の咀嚼に直接的な影響を及ぼす．また，無歯顎は舌が不安定となり口腔・咽頭期にも影響を及ぼすことがある	●代償手段 　・口唇閉鎖不全→閉鎖を介助する 　・麻痺側の食物残留→健側に食物を取り込む 　・食塊形成不全→食形態を工夫する（舌の中央に食物をのせると食物をまとめやすい） 　・咀嚼困難→義歯の調整，歯科への相談を行う ●訓練方法 　・顔面，嚥下関連筋群のマッサージ 　・口腔ケア 　・舌のマッサージ，自動・他動運動 　・咀嚼運動訓練 　・口唇，頰の運動（嚥下体操） 　・構音訓練（会話を促す）
口腔期	①食物の送り込みが悪い ②食物がいつまでも口の中に残っている ③「ラ」や「タ」，「カ」の発音が不明瞭である ④飲み込もうとする前にむせる	・舌の運動障害により咽頭への送り込みが困難となっていることが疑われる ・嚥下前にむせる場合には，舌の後方の運動障害によって，嚥下反射が起こる前に咽頭に食物が流れ込んでしまい，嚥下前誤嚥[*1]を起こすおそれがある	●代償手段 　・体位を工夫する 　・食形態の工夫（増粘剤を使用してまとまりをよくする，流れ込む速度を低下させる） ●訓練方法 　・舌の訓練（準備期に準じる） 　・構音訓練

表2（つづき）

咽頭期	①嚥下反射がなかなか起きない ②むせがある（飲み込むとき，飲み込んだあとにむせる） ③嚥下のあと，声の質が変わる ④嚥下時に鼻から食物が逆流する，または鼻水が出る ⑤嗄声	・嚥下反射がなかなか起きない場合には，加齢や廃用による嚥下関連筋群の筋力低下や，咽頭の運動性や知覚を司る脳神経の障害により，嚥下反射が遅れている可能性がある ・嚥下時にむせる場合には喉頭口閉鎖が不十分であることが疑われる．加えて，嗄声がある場合には，一側性の喉頭麻痺により，声門閉鎖も不十分であることが予測され，気道防御機構の低下による嚥下中誤嚥のおそれが高いことが疑われる ・嚥下後にむせる場合には，嚥下が不十分で，咽頭に食物が残留し，それを吸気とともに吸い込み，嚥下後誤嚥のおそれがある．嚥下後の声の変化も咽頭残留を示唆する重要なサインである ・呼吸と嚥下のタイミングがあわない場合にもむせを生じやすい．呼吸状態とあわせて観察を行う ・嚥下時に鼻からの逆流や鼻水が出る場合には軟口蓋閉鎖不全が疑われる．軟口蓋閉鎖不全があると食物を咽頭に送り込む力が低下して，うまく嚥下できないおそれがある	●代償手段および訓練 ＊嚥下が起こりにくい ・口腔，咽頭ケア（反射誘発部位のクリアランス） ・アイスマッサージ ・咀嚼を促す（顎の中央のくぼみを指で上に押す） ・空のスプーンでもう一度舌を刺激する ＊むせがある ・嚥下中誤嚥[*2]（嚥下パターン訓練，うなずき嚥下，嚥下の意識化，嚥下前に横向きになる［健側を使う］，リクライニング体位） ・嚥下後誤嚥[*3]（複数回嚥下，嚥下後に横向き嚥下，ゼリーなどの飲み込みやすい食物との交互嚥下，嚥下後に発声を促し声の確認） ・呼吸訓練（深呼吸，呼吸筋トレーニング） ＊軟口蓋閉鎖不全がある ・ブローイング（吹く動作），笛吹き，頬の膨らまし
食道期	①食事のあと，時間を経て嘔吐したり，酸っぱい液や，食物がのどに戻る ②胸やけや，胸のつかえを訴える	・食事のあと，嘔吐や酸っぱい液が喉に戻る場合，胃食道逆流が疑われる．姿勢による筋の緊張はないか，腹部を圧迫した姿勢ではないか確認する ・胸のつかえを訴える場合は，食道内の食物残留を疑う ・食後の吸引や歯みがきは嘔吐を誘発することがあるので注意する	●食後30分以上は坐位あるいは30°以上のヘッドアップで過ごしてもらう ●腹圧のかからない安楽な体位をとる

*1　嚥下前誤嚥：嚥下反射が起こる前に食塊が気道に入る
*2　嚥下中誤嚥：嚥下反射時に食塊が気道に入る
*3　嚥下後誤嚥：嚥下反射の後に咽頭に残留したものが気道に流れ込んだり，吸気とともに気道に吸い込まれる

2. 加齢による機能低下に注意する

加齢が摂食・嚥下機能に与える影響を**表3**に示す．高齢者は予備能力が低下しているため，何かのきっかけで摂食・嚥下障害に陥る危険がある．

表3　加齢による摂食・嚥下機能への影響

- 味覚，嗅覚の低下
- 歯牙の喪失による咀嚼能力の低下
- 唾液腺の萎縮による唾液分泌量の減少
- 安静時の喉頭の位置の低下
- 嚥下－呼吸の協調性の低下
- 咳嗽反射の低下
- 薬物使用による問題（睡眠薬，降圧薬，抗てんかん薬など）
- 気づかれない疾患の存在（かくれ脳梗塞など）
- 活動性の低下，意欲の低下
- 姿勢の変化（円背，側弯）
- 食道蠕動運動の低下
- 下部食道括約筋の機能低下

引用・参考文献
1) 山田好秋：よくわかる摂食・嚥下のメカニズム．p.91，医歯薬出版，2004．
2) 才藤栄一，向井美惠監，鎌倉やよいほか編：摂食・嚥下障害リハビリテーション 第2版．医歯薬出版，2007．
3) 田中靖代編：食べるって楽しい！ 看護・介護のための摂食・嚥下リハビリ．日本看護協会出版会，2001．
4) 戸原 玄編：訪問で行う摂食・嚥下リハビリテーションのチームアプローチ．全日本病院出版会，2007．

Column
在宅における摂食・嚥下支援の課題

現在，介護保険における摂食・嚥下障害者へのケアに関連する報酬項目としては，施設サービスにおける経口移行加算，経口維持加算，通所系の居宅サービスにおける口腔機能向上加算などがある．しかし訪問看護や訪問リハビリテーションなどの訪問系サービスにおいては，その報酬項目がない．

在宅で，生命にかかわる摂食・嚥下障害を支援していくことは，支援者にとっては重責であり，それゆえに積極的な取り組みが躊躇されやすい．在宅で，切れ目なく安全で質の高いケアを提供するために，訪問看護サービスにおいて公的な保険で報酬を算定できるシステムづくりが必要ではないかと考える．

経鼻栄養
経鼻栄養チューブの挿入と栄養剤

高橋洋子，宮澤智子

> **ケアのポイント**
> - 経鼻栄養法は，短期間（通常4〜6週間以内）に限定して使用される．
> - チューブの誤挿入を起こしやすいため，挿入後の胃内留置の確認が重要である．
> - 栄養剤は，医薬品扱いと食品扱いがあり，食品扱いは保険適用外（自費）となるため，事前に療養者や家族に説明が必要である．

経鼻栄養の特徴

1. 経鼻栄養の長所
胃瘻・腸瘻などに比較し挿入が容易である．
医師以外でもチューブの交換が可能である．

2. 経鼻栄養の短所
長期間の使用に向かない（通常4〜6週間以内の使用とする）．
経鼻からの挿入であるため，患者の苦痛が大きい（咽頭や鼻に痛みがある．顔にチューブが当たる，など）．
咽頭を通るため誤嚥を起こしやすい．また，誤挿入を起こしやすい．

経鼻栄養チューブの選択

太さ：一般的な目安は，乳幼児で3〜8Fr，成人で成分栄養剤注入時は5Fr以上，半消化態栄養剤注入時は8Fr以上を用いる．

長さ：乳幼児で40cm，成人で胃内への留置の場合は70〜90cm，十二指腸以降に留置の場合は90〜120cm以上のものを選択する．

材質：ポリ塩化ビニール，シリコン，ポリウレタンがあるが，軟らかさや粘膜刺激の少なさなどから，ポリウレタン製を用いることが多い．

経鼻栄養チューブの挿入方法

1. 経鼻栄養チューブの挿入
挿入体位はファウラー位または仰臥位をとる．仰臥位の場合は，30〜45°程度，上半身を挙上し，顎を引きやすいように枕などをあてる（図1）．また，クッションなどを用いて膝関節を屈曲させ，腹筋の緊張をとる．

鼻腔から耳朶，剣状突起までの長さを，経鼻栄養チューブにマークしておく．体格によって個人差はあるが，成人の場合は約50〜55cmである（図2）．

患者がリラックスできるように声をかけながら，潤滑油をつけた経鼻栄養チューブを左右どちらかの鼻腔からゆっくりと挿入する．

経鼻栄養チューブが咽頭に達したところで，唾液を飲み込む要領で，「ごくん」と経鼻栄養チューブを飲んでもらう．

咳嗽反射や嘔吐反射が強い場合，経鼻栄養チューブがたるんで，なかなか挿入できない場合などには，無理に挿入しない．

2. 経鼻栄養チューブの留置部位の確認
経鼻栄養チューブが胃内に留置されたことを確認する．

気泡音の確認：注射器で10〜20mLの空気を素早く注入し，聴診器で心窩部での気泡音を確認する．この際，

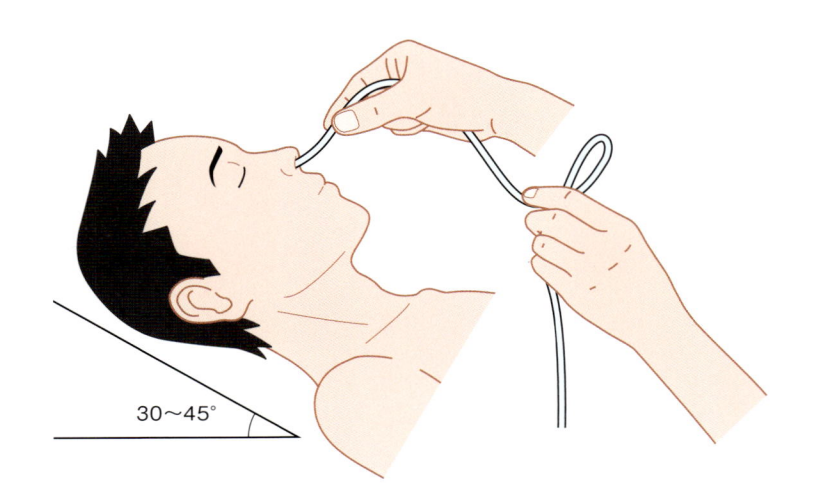

30～45°程度，上半身を挙上し，顔面にほぼ垂直にチューブをゆっくりと挿入する

図1　経鼻栄養チューブの挿入法

心窩部だけでなく両下肺野・胸骨前でも聴取し，心窩部での気泡音が最も強いことを確認する（図3）.

胃内容物による確認：吸引し，胃内容物（胃液）を確認する.

誤挿管による事故を防ぐために，上記のように複数の方法を実施する必要がある.

3. 経鼻栄養チューブの固定

固定用絆創膏を用いて，チューブを鼻翼部と頬部に固定する.

この際，鼻翼の圧迫壊死を予防するために，エレファント・ノーズ法（図4）で固定するとよい.

自己（事故）抜去の予防

療養者に対し，経鼻栄養およびチューブ留置の必要性や，どのくらいの期間行うのかなどについて説明し，不安を軽減させる.

経鼻栄養チューブの留置は，身体的・精神的に苦痛が大きいため，ストレスの軽減に努める．抑制は極力避ける.

チューブ挿入後，鼻孔部でチューブにマーキングをし，常に長さを確認する.

固定用絆創膏が皮脂などで剥がれていないか，確実な固定がされているかに注意する.

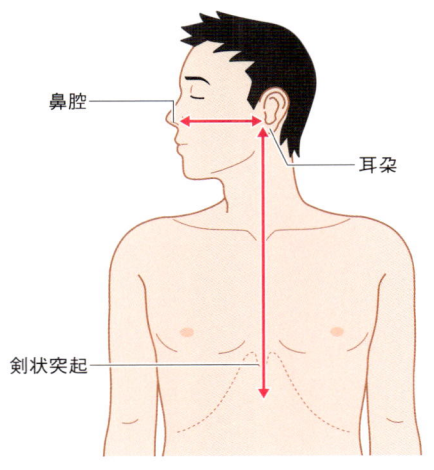

チューブ挿入の長さの目安は，耳朶から鼻腔，耳朶（または鼻腔）から剣状突起（心窩部）までを足した長さで，成人では約50～55cmである

図2　経鼻栄養チューブの長さ

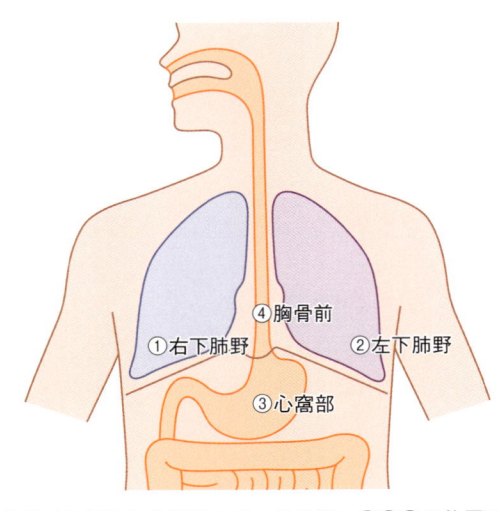

心窩部での気泡音を聴診する．この際，①②④の位置でも聴診し，③心窩部での気泡音が最も強いことを確認する

図3　気泡音の確認

栄養剤注入時の注意点

チューブのマーキング位置および口腔内でチューブがとぐろを巻いていないか，確認する.

気泡音を確認する．前述したとおり，心窩部のみでなく両下肺野・胸骨前も聴取し，心窩部が最も強い気泡音であることを確認する.

チューブが抜けないように固定部を確認する．また，

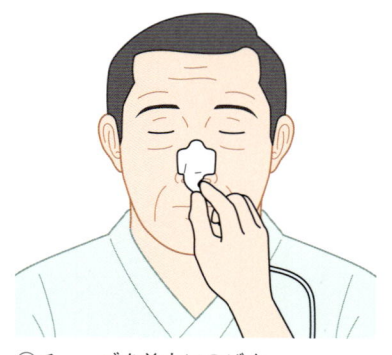

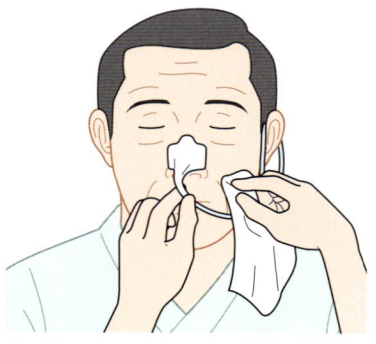

①チューブを前方にのばす　　②固定部位を清潔にする　　③テープで固定する

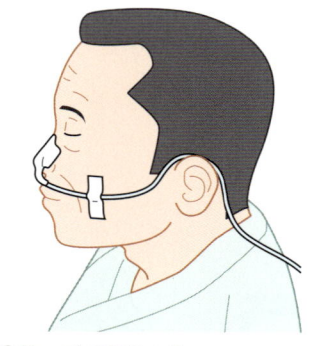

図4　エレファント・ノーズ法による固定

注入中の予定外の抜去にも注意をする．
　チューブの閉塞予防のため，注入後は栄養剤や薬剤がチューブ内に残らないように，微温湯を注入する．チューブ内への酢酸水（家庭用の食用酢を水で10倍に薄めたもの）の充填も有効である．

感染管理

　栄養ボトルおよびルートは2週間ごとの交換が推奨されているが，汚れが目立つ場合には，早めに交換する．

1. 栄養ボトルの洗浄方法

　中性洗剤で洗浄後，0.01％次亜塩素酸ナトリウム溶液に1時間浸す．その後，水道水で洗い流し，自然乾燥させる．

2. ルートの洗浄方法

　水道水でルートの汚れを流したのち，0.01％次亜塩素酸ナトリウム溶液をルート内に満たし，かつ0.01％次亜塩素酸ナトリウム溶液に1時間浸す．その後，水道水で洗い流し，自然乾燥させる．

経鼻栄養が原因となる症状

　経鼻栄養によって起こりうる症状には，下痢，腹部膨満，悪心・嘔吐などがある．それぞれについて，原因と対策を示す．

1. 下痢の原因と対策

　栄養剤の投与速度が速い：投与速度をおとす（胃瘻・腸瘻ならば半固形化栄養剤への変更を検討する）．
　投与量が多すぎる：1回の投与量を減らし，投与回数を増やす．
　栄養剤の温度が冷たい：冷蔵庫で保管している場合，早めに出して常温にもどしてから投与する（放置し過ぎは細菌汚染の原因となるため注意）．
　栄養剤の浸透圧が高い：浸透圧の低い栄養剤に変更する．栄養剤の希釈は下痢を助長させることがあるため，注意が必要である．
　食物繊維が不足している：食物繊維の付加，または食物繊維が添加されている栄養剤を使用する．
　腸管粘膜の萎縮がある：浸透圧の低い栄養剤から開始し，徐々に高いものへと移行していく．
　細菌汚染：清潔なルートや容器を使用する．栄養剤は開封後すぐに使用し，作り置きや継ぎ足しはしない．

2. 腹部膨満感，悪心・嘔吐の原因と対策

　不適切な体位：投与中・投与後は30〜45°にベッドを挙上しておく．
　栄養素の吸収障害：原因となる栄養素を含まない栄養剤に変更する．
　投与速度が速い：投与速度をおとす．
　栄養剤の温度が冷たい：冷蔵庫で保管している場合，早めに出して常温にもどしてから投与する（放置のし過ぎは細菌汚染の原因となるため注意）．
　栄養剤が胃内に貯留している：投与速度をゆっくりと

表1 医薬品（経腸栄養剤）と食品（濃厚流動食）の違い

		医薬品（経腸栄養剤）	食品（濃厚流動食）
法規		薬事法	食品衛生法
製造の条件		医薬品製造承認の取得	なし
成分の保証		規格	自主規格
窒素源による組成分類		成分栄養剤，消化態栄養剤，半消化態栄養剤の一部	半消化態栄養剤の一部，天然濃厚流動食
配合できるもの		日本薬局方収載医薬品，日本薬局方外医薬品，食品添加物収載化合物	天然物，食品添加物収載化合物
直接配合できないもの		—	ビタミンK，マンガン，銅，亜鉛
診療報酬上の取り扱い		医薬品	特別治療食（経管投与で，かつ算定条件を満たしている場合のみ）
保険適用		あり	なし
患者負担	入院時	薬剤費に対する法定負担率	食事療養費の一部自己負担
	外来，在宅	薬剤費に対する法定負担率	全額負担
費用請求		薬価請求	給食費請求
医師の処方		必要	不必要
個人購入		不可能	可能
管理		薬剤部	栄養部

（山本加菜子，金谷節子：濃厚流動食の特徴と適応．東口髙志編：NST完全ガイド改訂版－経腸栄養・静脈栄養の基礎と実践．p.162，照林社，2009より引用）

する．低脂肪の栄養剤へ変更する．胃瘻または腸瘻による半固形短時間摂取法への変更を検討する．

排便コントロール不良（便秘）：水分量の調整や栄養剤の見直しを行う．また，必要に応じて下剤や浣腸などを検討する．

栄養剤の種類と特徴

経腸栄養剤は「医薬品扱い」と「食品扱い」の2つに大別できる（**表1，表2**）．

医薬品扱いのものは，薬価基準に収載されており保険適用となる．食品扱いのものは保険適用外となり，費用は自己負担となる．

とくに在宅の場合は，経済的な面も考慮し，主治医と相談する必要がある．

引用・参考文献
1）東口髙志編：改訂版NST完全ガイド——経腸栄養・静脈栄養の基礎と実践．p.98～184，照林社，2009．
2）東口髙志編：全科に必要な栄養管理Q＆A．総合医学社，2008．
3）合田文則監：臨床現場の？にすべてお答えします　最新の経腸栄養40の疑問解決Q＆A．月刊ナーシング，29(11)：13～80，2009．

表2 経腸栄養剤の種類と特徴

	成分栄養剤	消化態栄養剤	半消化態栄養剤			
				疾患別栄養剤	免疫賦活栄養剤	半固形栄養剤
適応	高度の消化吸収障害がある場合も可	消化吸収障害が高度でない場合は可	消化吸収障害が高度でない場合は可	対象となる疾患がある場合	手術前や侵襲後に免疫能を強化したい場合	液体の経腸栄養剤の投与により胃食道逆流や瘻孔からの漏れ，下痢などが生じる場合
脂肪	1〜2%しか含まれない	少ない	多い			
食物繊維	なし	なし	多くのものは食物繊維を含有しているが，含有していないものもある			食物繊維を含有
浸透圧	高い	高い	比較的低いが，1.5kcal/mL以上のものは高いものが多い			―
粘度（mPa/秒）	3.8〜3.9	2.05〜2.9	6〜40			2,000〜20,000
栄養チューブサイズ	5Fr以上	8Fr以上 ポンプ使用時はより細い径でも可	8Fr以上 ポンプ使用時はより細い径でも可			主に胃瘻チューブから投与
長期投与の留意点	必須脂肪酸や一部の微量元素の欠乏に注意が必要	必須脂肪酸や一部の微量元素の欠乏に注意が必要	一部の微量元素の欠乏に注意が必要		長期投与は行わない	一部の微量元素の欠乏に注意が必要
味	まずい 各種フレーバーが用意されている	まずい 各種フレーバーが用意されている	味のよいものが多く，味の種類も豊富である			
医薬品	エレンタール エレンタールP ヘパンED[※1]	ツインライン	ラコール エンシュア・リキッド ハーモニック-M ハーモニック-F エンシュア・H	なし	ラコール	なし

（表2の続き）

| 食品 | なし | ペプチーノ エンテミール | メイバランス（1.0, 1.5, HP1.0, R） エフツーアルファ バッグ アイソカル・2K Neo メディエフバッグ ハイネ テルミール2.0α ……………………… 〈経口補助〉 テルミールミニ アイソカル・アルジネード メディエフアミノプラス リソース・ペムパル | レナウェル（A, 3）※2 リーナレン（LP, MP）※2 リソース・グルコパル※3 インスロー※3 グルセルナ-Ex※3 タピオンα※3 インスロー※3 プルモケア-Ex※4 ジェビティ-Ex※5 プロシュア※6 YHフローレ※7 | インパクト サンエットGP メイン アノム ライフロンQL オキシーパ※8 ペムベスト※9 | テルミールPGソフト メイバランスソフト メイバランスJelly カームソリッド300 ハイネゼリー F2ショットEJ |

※1 肝不全用，※2 腎疾患用，※3 糖尿病用，※4 呼吸器疾患用，※5 下痢対策用，※6 がん患者用，※7 腸管粘膜増殖用，※8 重症呼吸器疾患用，※9 PEM 用

（佐藤敦子：経腸栄養の種類は？．東口髙志編：全科に必要な栄養管理Q&A．ナーシングケアQ&A20, p.143, 総合医学社, 2008より改変のうえ転載）

Column

家族（介護者）への緊急時対応への指導

何らかの原因でチューブが引っ張られることにより，抜去されてしまうことがある．訪問看護師などが抜去予防に努めることはもちろんだが，次のような家族（介護者）ができる予防方法を，日ごろから伝えておくことが大切である．

- 固定テープが剥がれていないかの確認
- 剥がれている場合の交換方法
- チューブのマーキングの位置が鼻孔にあるかの確認
- チューブが本人の不快な位置に固定されていないかを確認，など

在宅では，医療者が側にいない時間が大半を占めるため，家族（介護者）自らが，トラブルの予防や緊急時の対応を行えるように支援していくことが重要である．

経腸栄養
胃瘻に用いるカテーテルのケアと栄養剤

栄養 8

高橋洋子, 宮澤智子

> **ケアのポイント**
> - 内視鏡を用いて腹壁と胃壁のあいだに瘻孔を形成させる胃瘻は, 比較的長期的な経腸栄養法に用いられる.
> - 使用するカテーテルは, 外部・胃内固定具の違いにより, 大きく分けて4種類ある.
> - 胃瘻に用いるカテーテルが抜けた場合は, まずは瘻孔の閉塞を防ぐことが重要である.
> - 患者のQOL向上の観点から, 半固形短時間摂取法が普及してきている.

胃瘻の適応

経腸栄養のアクセスとしてだけではなく, 減圧ドレナージ目的, 誤嚥性肺炎を繰り返す患者などでの適応(表1)がある.

胃瘻と経鼻栄養を比較した際の長所と短所を表2に示す.

カテーテルの種類

固定具によって分けられ, 外部固定具(外部ストッパー)にはボタン型とチューブ型, 内部(胃内)固定具(内部ストッパー)にはバンパー型とバルン型がある(p.24, 「図2 カテーテルの種類」を参照). それぞれの長所・短所を表3に示す.

カテーテルの管理

胃壁に強く固定されたまま経過すると, 胃壁を圧迫し, 内部固定具が次第に胃粘膜に埋没する. そのためボタン型の場合, 週1回は外部バンパーを回転させ, ゆとりがあることを確認する.

チューブ型のカテーテルの場合, 固定方法としては, タオルでくるみ, パジャマや下着にはさみ込んだり, 市販の腹帯(「ペグポケット」など, 図1)を利用する.

カテーテルが抜けてしまうと, 2〜3時間で閉塞が起

表1 胃瘻の適応となる具体例

経腸栄養のアクセス	減圧ドレナージ目的
● 脳血管障害, 認知症などによる自発的な摂取不能, 摂取困難 ● 神経・筋疾患などによる嚥下不能, 嚥下困難 ● 頭部・顔面外傷による摂取不能, 摂取困難 ● 咽頭・喉頭・食道・食噴門部などの狭窄例 ● 食道穿孔 ● 成分栄養療法を必要とするクローン病	● 幽門狭窄 ● 上部小腸狭窄
	誤嚥性肺炎を繰り返す例
	● 摂食できてもしばしば誤嚥する例 ● 経鼻胃チューブ留置に伴う誤嚥をきたす例

(曽和融生ほか監:胃ろう(PEG)と栄養. p.17, PEGドクターズネットワーク, 2007)

表2 胃瘻の長所・短所

長所	● 長期間の栄養管理に適している ● 経口摂取が可能である ● 痛みは少ない ● 顔面にカテーテルがない ● 半固形化栄養材の注入が可能である ● 交換頻度が経鼻栄養法と比べて少ない（基本的なカテーテル交換は胃内固定具がバンパー型で約6か月，バルン型で約1〜2か月が目安である）
短所	● 造設手術が必要である ● カテーテル交換は医師が行う（バルン型は看護師でも可能）

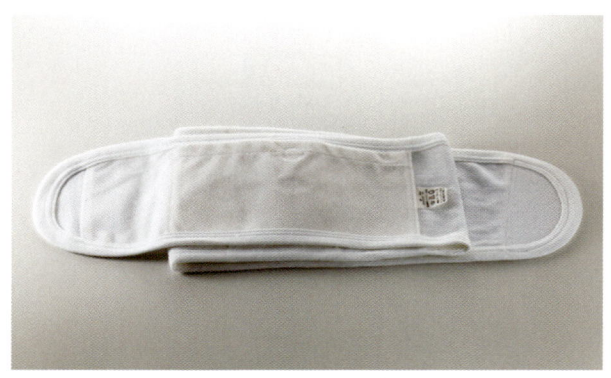

（クリエートメディック）

肌着と同じ柔らかい素材の腹帯でカテーテルを保護する．チューブ型のカテーテルを前面のポケットに収められる

図1　ペグポケット

こるため（5時間程度で完全に閉塞する），抜去予防が重要である．カテーテルの位置や固定方法の工夫をする．またバルン型の場合は定期的な固定水の確認が必要である．

緊急時に備えて，常に新しいカテーテルを1本用意しておく．用意がない場合は，痰の吸引などに用いる吸引カテーテルや抜けたカテーテルで代用してもよい．

カテーテル内の閉塞予防としては，経鼻栄養法と同様に，閉塞の危険性が高まってから行うのではなく，カテーテルが新しいときから，こまめに充填を行うことが大切である．

栄養剤の注入方法

注入方法は，持続注入法，間欠的注入法，半固形短時間摂取法の3つに分けられる．

最近では，注入時間の短縮によるADL拡大やスキントラブルの回避，下痢の予防，介護者の負担軽減などの観点から，半固形短時間摂取法が普及してきている．

1. 持続注入法（液体）

最初は20mL/時の速度で開始し，消化器症状を見ながら20mL/時ずつ増量していく．

表3　胃瘻に用いるカテーテルの種類と特徴

外部固定具	ボタン型	長所	● 目立たず動作の邪魔にならないために事故（自己）抜去がほとんどない ● 栄養剤の通過する距離が短いのでカテーテル汚染が少ない ● 逆流防止弁がついている
		短所	● 指先でボタンを開閉しづらい場合がある
	チューブ型	長所	● 投与時に栄養チューブとの接続が容易である
		短所	● 引っ張って，事故（自己）抜去する可能性がある ● チューブ内側の汚染が起きやすい
胃内固定具	バルン型	長所	● バルン内の蒸留水を抜いて挿入・抜去（出し入れ）するので，交換が容易である
		短所	● バルンが破裂することがあり，短期間で交換になることがある
	バンパー型	長所	● カテーテルが抜けにくく，交換までの期間が長い
		短所	● 交換時に痛みや圧迫感を生じる

（PFGドクターズネットワーク：胃ろう手帳—在宅と施設での介護のために．p.12〜13，2002より改変）

2. 間欠的注入法（液体）

1回当たり400〜700mLを，1日3〜4回注入する．

3. 半固形短時間摂取法

半固形化した栄養剤を短時間（5〜15分）で適切な量（300〜600mL）注入することによって，胃内で適応性弛緩[*2]を起こし，胃での栄養剤を正常に貯留し，適切な量ずつ十二指腸へ排出していくことができる．

半固形短時間摂取法には，半固形化栄養材，液体栄養剤＋半固形化剤（増粘剤など），ミキサー食を使用する．それぞれの特徴を表4に示す．

市販の半固形化栄養剤（図2）のなかには，注入に必要な専用デバイス（加圧バッグや専用チューブなど，図3）を用いるものもある．

4. 寒天を用いた半固形化栄養剤のつくり方

在宅では，半固形化栄養剤として寒天を用いることがある．調理方法を以下に示す（図4）．
① 経腸栄養剤を人肌に温めておく（冷えた状態で寒天溶液を混合すると，不均一に固形化するため）．
② 栄養剤をボールなどに入れておく．粉末寒天を用意する．粉末寒天を水に加えてなじませておく（熱湯に入れるとダマになる）．撹拌しながら2分間煮沸し寒天を溶解する（溶解が不十分でもダマになる）．
③ 寒天溶液を撹拌しながら栄養剤に混合する．
④ シリンジに混合した栄養剤を吸引する．
⑤ シリンジの口の部分をラップで封じておく．
⑥ 室温で放置しておく（寒天は40℃以下で固形化が得られる）．

a. カームソリッド300，400，500

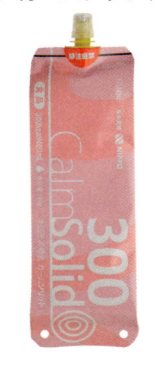

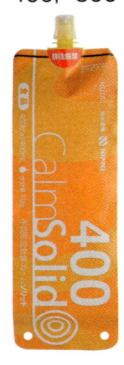

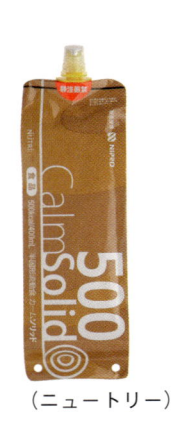

（ニュートリー）

b. テルミール®PGソフト400

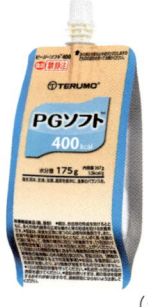

（テルモ）

図2 市販の半固形化栄養剤の例

> **NOTE**
> **カテーテルの充填法**
> 栄養剤および薬物の注入終了後や栄養剤の滴下不良時に，30mL程度の微温湯などをカテーテル注射器で注入する．また，10〜30％の酢水の充填も有効である（単に注入するのではなく充填することが重要）．

表4 半固形化栄養材，液体栄養剤＋半固形化剤（増粘剤など），ミキサー食の特徴

	半固形化栄養材	液体栄養剤＋増粘剤	ミキサー食
メリット	粘度調節が不要	栄養剤の種類が豊富	家族と同じ食事 コストが安い 病態に応じた食事の選択
デメリット	栄養剤の種類が少ない	粘度調節が必要	粘度調節が必要
注入法	シリンジ，加圧バッグ	シリンジ，加圧バッグには工夫が必要	シリンジ，加圧バッグには工夫が必要

（合田文則：胃瘻からの半固形短時間摂取法ガイドブック—胃瘻患者のQOLめざして．p.37，医歯薬出版，2006より引用）

[*2] **適応性弛緩** 摂食で一定量以上の食物が胃底部に入った圧刺激（伸展受容器が感知する）により，胃底部が弛緩すること．

a. 加圧バッグ付きエクステンションチューブ　　　b. PEGソリッド

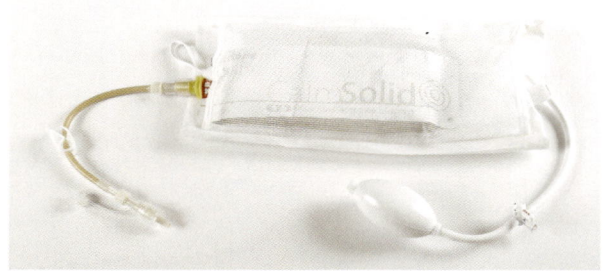

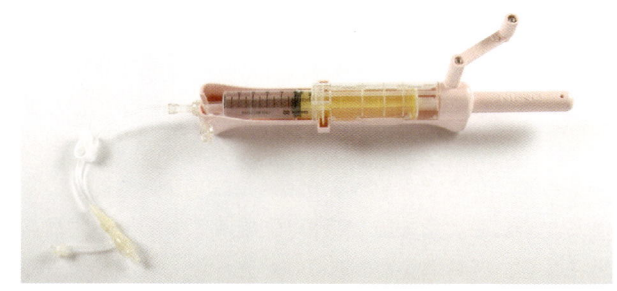

（ニプロ）　　　　　　　　　　　　　　　　　　（ニプロ）

c. EJ連結チューブ

連結ジョイント
先端アダプタ
クレンメ

（テルモ）

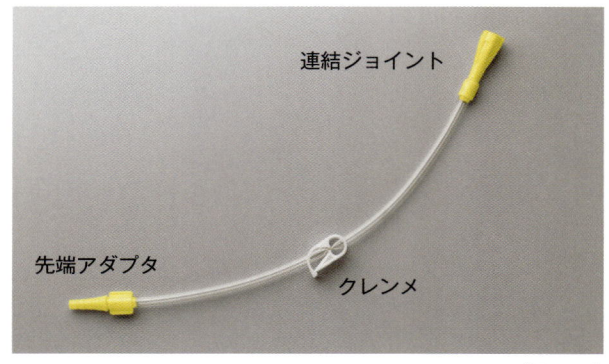

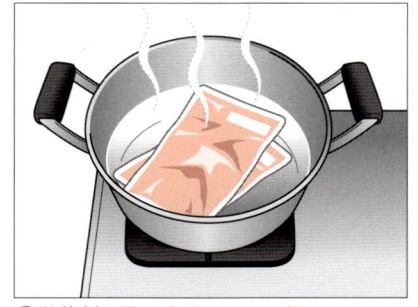

図3　専用デバイスの例

①栄養剤を湯で人肌くらいに温める

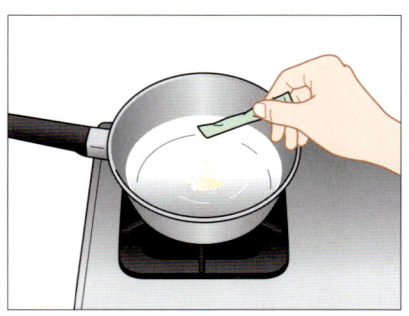

②鍋に水を入れて粉末寒天を加え，加熱して煮溶かす

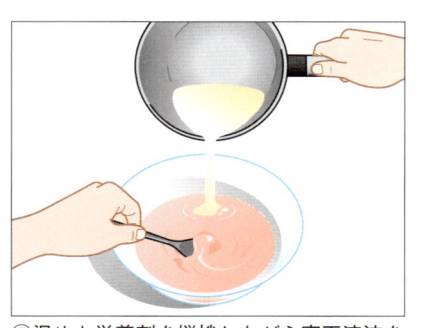

③温めた栄養剤を撹拌しながら寒天溶液を加える

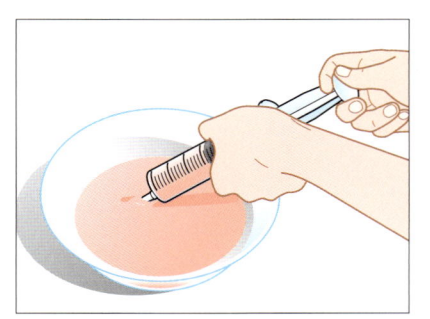

④シリンジで③の経腸栄養剤を吸引する

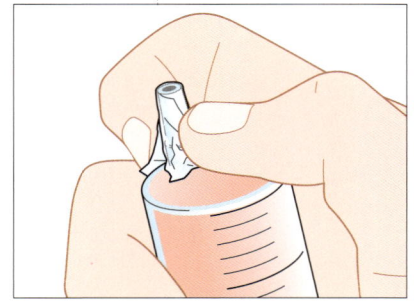

⑤シリンジの口の部分をラップで包む

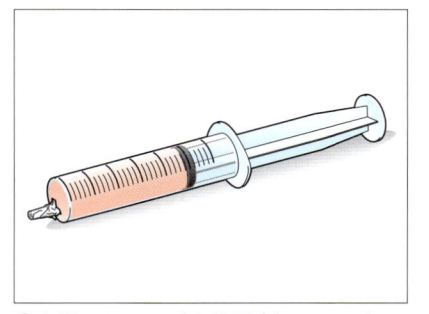

⑥室温でシリンジを放置（寒天は40℃で固形化）する

図4　寒天を用いた半固形化栄養剤調理の実際

在宅での訪問介護職員との連携

在宅では,療養者・家族の了承のもと,訪問介護職員が経腸栄養法(経鼻・胃瘻・腸瘻)のケアを行うことがある.

その際,在宅でかかわる看護師には,介護職員が実施するために必要な知識と技術(実施前・中・後の観察点と注意点,経腸栄養剤の取り扱い方,注入方法,緊急時の対処方法など)を指導することが求められる.

引用・参考文献
1) 曽和融生監:胃ろうと栄養.PEGドクターズネットワーク,2007.
2) PEGドクターズネットワーク:胃ろう手帳――在宅と施設での介護のために.p.12～13,2002.
3) 合田文則:胃瘻からの半固形短時間摂取法ガイドブック――胃瘻患者のQOL向上をめざして.p.37,医歯薬出版,2006.
4) 東口髙志編:改訂版NST完全ガイド――経腸栄養・静脈栄養の基礎と実践.p.98～184,照林社,2009.
5) 岡田晋吾監:胃ろう(PEG)のケアQ&A.p.20～60,照林社,2005.
6) 合田文則ほか:臨床現場の?にすべてお答えします 最新の経腸栄養40の疑問解決Q&A.月刊ナーシング,29(11):13～80,2009.

栄養9 在宅中心静脈栄養：HPN

高橋洋子，宮澤智子

> **ケアのポイント**
> - HPN[*1]は，感染リスクの低さや活動制限の少なさ，外見上のよさから，完全皮下埋め込み式カテーテルが普及している．
> - 完全皮下埋め込み式カテーテルの場合，内部の状態がわからないため，症状・徴候などからトラブルの早期発見に留意する．
> - 在宅においても清潔操作が求められるため，手洗いや清潔区域の確保に工夫をし，感染予防に努める．

HPNの適応としくみ

HPNの適応を表1に，しくみを図1に示す．

HPNによる合併症

1. カテーテルに伴う合併症

カテーテル感染，空気塞栓，血栓，穿刺部皮膚壊死・感染などがある．

2. 代謝に伴う合併症

血糖異常（高血糖，低血糖），電解質異常，必須脂肪酸欠乏，微量元素欠乏などがある．

HPNに用いるカテーテルの種類

1. 体外式カテーテル

ブロビアックカテーテル，ヒックマンカテーテルなどがある．

表1　HPNの適応

- 短腸症候群
- 炎症性腸疾患（クローン病，特発性潰瘍性大腸炎）
- 悪性腫瘍末期患者

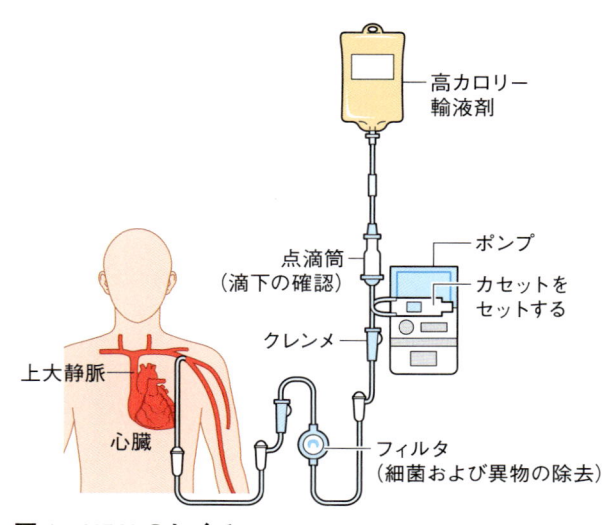

図1　HPNのしくみ

[*1] HPN　home parenteral nutrition．在宅中心静脈栄養．在宅において，腸からの栄養吸収ができない場合に，上大静脈より直接に栄養を供給する方法．

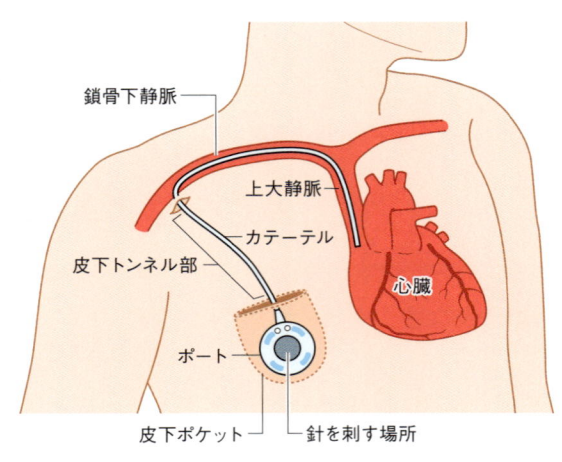

図2　皮下埋め込み式中心静脈ポート留置

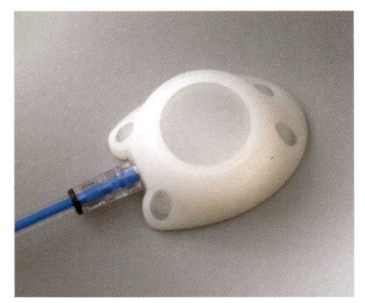

ポート付きカテーテル（メディコン）

2. 完全皮下埋め込み式カテーテル

ポート付きカテーテルを皮下（前胸部，上腕部，鼠径部など）に埋め込み，上大静脈などに留置する（図2）．

日常生活の制限が少ないため活動範囲が拡大できる，外見的にも優れている，感染や抜去の危険性が低い，などの点から，HPNでは完全皮下埋め込み式カテーテルが普及してきている．

完全皮下埋め込み式カテーテルの管理

1. ポートへの穿刺時の手順と注意点

①ポート埋め込み部の皮膚に異常がないかを確認する．
②利き手でないほうの母指と示指でポートをしっかりと固定し，皮膚を伸展させる（ただし，強く固定しすぎるとポートとカテーテルの接続がはずれてしまうため注意する）．
③アルコール綿で消毒後，利き手でヒューバー針の羽部を挟み持ち，ポートの中心に垂直に刺す（図3）．垂直に刺さないとセプタム（針を刺すシリコンゴムの部分）の破損につながる（図4）．
④針が底にあたる「コツッ」という感触を確認する．
⑤ヘパリン加生理食塩液の入ったシリンジで吸引し，必ず血液の逆流を確認してから点滴用ルートを接続し，輸液を開始する．

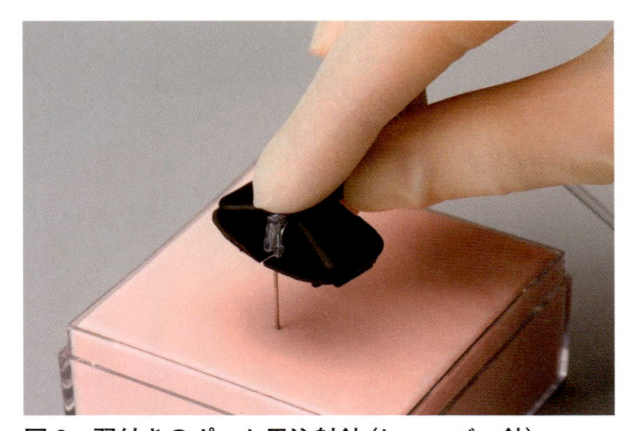

図3　羽付きのポート用注射針（ヒューバー針）

2. ポートからの抜針時の手順と注意点

①穿刺針から点滴ルートをはずし，ヘパリン加生理食塩液を注入する．血液逆流防止弁付カテーテル（グローションカテーテル，図5）の場合は，ヘパリンロックが不要である．ただし，薬剤注入後や7日以上処置がない場合には生理食塩液でのフラッシュが必要である．
②利き手ではないほうの母指と示指でポートをしっかりと固定し，利き手でヒューバー針をつまみ，垂直に引き上げて抜針する．
③針刺し防止機能付きのヒューバー針では，羽部で針を挟み込み（図6），そのまま廃棄ボックスに入れる．
④皮膚上の抜針部をアルコール綿で消毒し，絆創膏を貼付する．

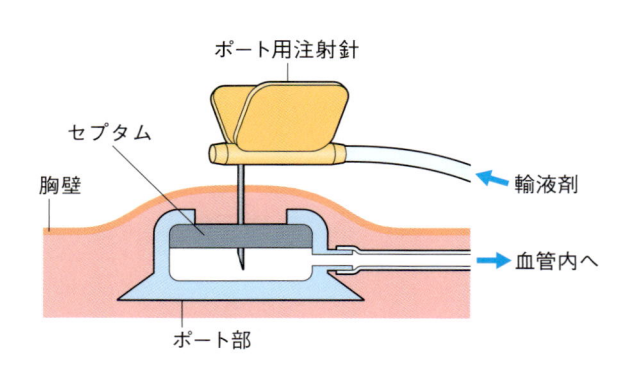

図4　中心静脈ポート断面図

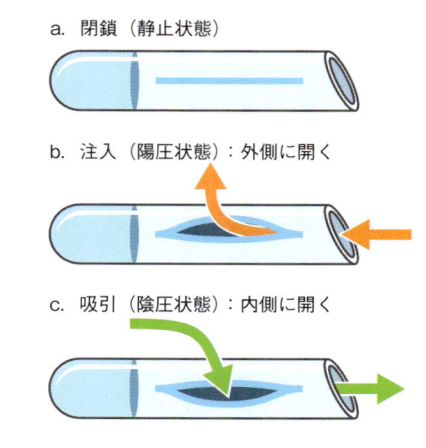

図5　グローションカテーテルの先端

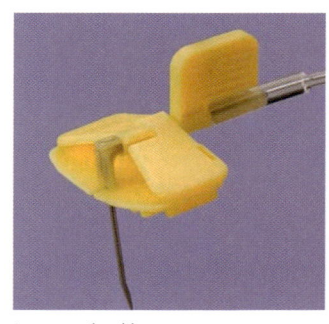

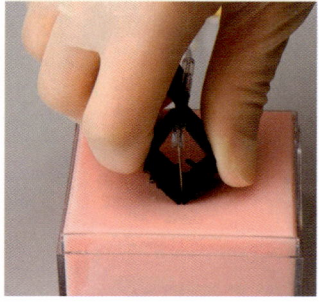

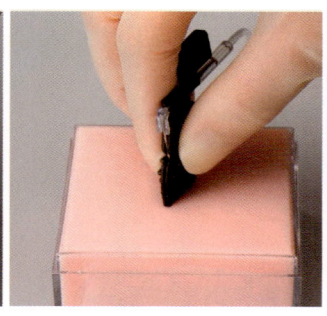

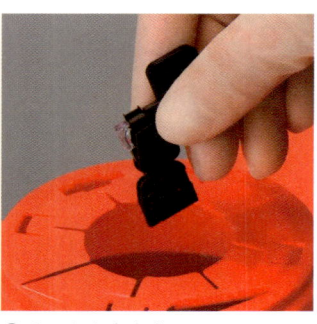

図6　針刺し防止機能付きのポート用注射針（ヒューバー針）の抜針手順
ヒューバー針　①針のカバーとなる部分をつまむ　②針を覆う　③そのまま廃棄する
（メディコン）

トラブルとそれに伴う症状

カテーテルの損傷，断裂：輸液剤の皮下漏出による穿刺部位の腫脹，冷感がみられる．原因の1つとして「カテーテルピンチオフ[*2]」がある．

局所感染および皮下膿腫：腫脹，疼痛，発赤，発熱がみられる．

カテーテルの閉塞：滴下不良，滴下不可．

上記のいずれかの症状がみられる場合には，主治医へすみやかに報告する．

感染管理

病院と同等の清潔操作を在宅で行うことは困難であるが，可能な範囲で清潔操作を行う．

薬液の準備，ポートへの穿刺・抜針などの施行前後には，必ず手洗いを励行する．

薬物や必要物品は床やテーブルに直接置かずに，お盆などをアルコール綿で拭いた上に置いて清潔区域を確保する．

---

*2　**カテーテルピンチオフ**　胸骨寄りから挿入されたカテーテルが鎖骨と第一肋骨のあいだに挟まれることにより生じるカテーテルの閉塞および切断．輸液の注入に時間がかかったり，体位を変えなければ点滴が落ちない場合は，カテーテルピンチオフを疑う．

HPN と外出

在宅では，常にHPNのカテーテルを接続しておく必要はない．療養者の状態や輸液剤の投与方法（持続投与または間欠投与）にもよるが，カテーテルをはずして入浴や外出することも可能である．輸液注入後は，療養者の状態に応じて外出を勧めるとよい．

完全皮下埋め込み式カテーテルの場合は，ドレッシング材などで挿入部を覆わずに入浴も可能である．

引用・参考文献
1) 濱口恵子ほか編：がん患者の在宅療養サポートブック 退院指導や訪問看護に役立つケアのポイント．p.158〜164，日本看護協会出版会，2007．
2) 東口髙志編：改訂版NST完全ガイド——経腸栄養・静脈栄養の基礎と実践．p.436〜438，照林社，2009．
3) 押川眞喜子監：写真でわかる訪問看護 訪問看護の世界を写真で学ぶ！．p.64〜75，インターメディカ，2007．

Column

在宅療養生活の開始時には，ごみの処理方法を確認

医療的処置が多い状態で在宅療養が開始されると，通常の日常生活では出ないようなごみ（輸液バッグやカテーテル，注射器，針など）が多量に発生することになる．病院では廃棄方法が明確に決められておりそれに従うが，在宅の場合はいつ・どのように・誰が回収（廃棄）するのか，を確認しておく必要がある．

市町村で収集可能なものか，可燃物，不燃物のどちらか，訪問医が処理をするかなどを明確にしておく．とくに，使用済み針や血液付着物の取り扱いには注意が必要である．

栄養10 経管栄養から経口摂取への移行

青根ひかる

> **ケアのポイント**
> - 療養者の全身状態の安定や唾液の嚥下など，普段のケアをしながら機能の評価ができる．意識して観察を行い，経口摂取の再開について検討する．
> - 経口摂取が安全に進められるように，食形態の選択やポジショニングを行う．
> - 介護者への指導とともに，主治医やケアマネジャーなど療養者にかかわる専門家・機関と連携をはかり，協力が得られる体制づくりを行い，リスク管理をしていく．

在宅での経口摂取再開とは

在宅での経口摂取の再開には，療養者の嚥下機能を評価し，適切な食事形態や摂食姿勢，代償的嚥下法を提供するとともに，リスク管理のための支援体制を整えることが必要である（**表1**）．

訪問看護師は，嚥下機能を評価するためのポイントを理解したうえで，療養者の経口摂取再開の可能性を検討する．そのうえで，ゼリーなど嚥下しやすい食品を選び，誤嚥をしにくい姿勢を整えて療養者の経口摂取再開を試みる．

さらに，誤嚥などのリスクを管理するため，介護者への指導や医療機関との連携などの体制づくりが重要である．

表1　在宅で経口摂取を再開するための条件

①療養者の体調の安定と嚥下機能や口腔機能が保たれている
②介護能力がある
③主治医の了解がある
④嚥下障害に対して専門的に評価・指導・訓練が可能な医療機関と連携がとれる
⑤経口摂取の再開を安全にすすめるために，ポジショニングなど摂食条件を設定することができる
⑥リスク管理ができる　など

療養者の体調の観察

療養者の体調が安定し，嚥下機能や口腔機能が保たれている必要がある．

以下の内容を観察し，おおむね満たしていることが望ましい．

1. 全身状態
- 発熱がなく，呼吸状態が安定している．
- 全身状態が安定している（嘔吐や下痢の症状や褥瘡の悪化などがない）．
- 日常活動で血圧や脈拍の変動や倦怠感の出現がない（起立性低血圧などがない）．
- 経管から栄養や水分が確保されている（極端な低栄養や脱水がない）．

2. 覚醒，認知
- 日中は覚醒できており，生活のリズムが安定している．
- 食物を認知できる（口に食物を近づける，または口唇を触れると開口できる）．

> **NOTE**
> **代償的嚥下法**
> 複数回数嚥下，交互嚥下，息こらえ嚥下などがある．

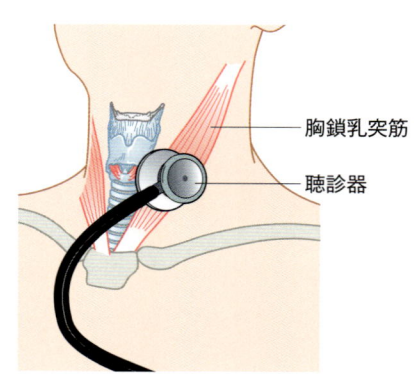

胸鎖乳突筋を避けて気管外側上に
聴診器を当てる

図1　頸部聴診

3. 姿勢保持
- 経口摂取するための姿勢が保持できる（体幹の筋力低下がない，顎を少し引いた姿勢がとれる）．

4. 咳嗽力
- 誤嚥物を喀出できるような，しっかりとした咳ができる．
- 痰を吸引することが少ない．

5. 唾液の嚥下状況
- 会話のなかで唾液を嚥下する様子が確認できる．
- 口腔ケアの刺激で出た唾液を嚥下できる．
- 唾液の嚥下でむせや湿性嗄声[*1]の出現がない．
- 頸部聴診[*2]（図1）をしたとき，湿性音や液体の振動音がない．

6. 口腔内
- 口腔内の衛生状態が保たれている（著しい汚染がない，舌苔が少ない，唾液の貯留がない，痰が付着していない）．
- 口唇閉鎖ができる（食物を口腔内に取り込み，口からこぼさないために必要である）．
- 舌の動きに力がある（口に入れた食物が，嚥下反射の起こる前に咽頭に流れないように口腔保持することや，食物を咽頭に送り込むためには舌の動きが必要である）．
- 「ア」と発声時，軟口蓋の挙上がみられる（嚥下には軟口蓋が挙上し，咽頭後壁と接触し，鼻腔と咽頭のあいだを閉鎖できることが必要である）．

7. 会話や発声状況
- 会話で言語の明瞭さを観察する．
- 発声に不明瞭さがあると嚥下機能が不十分なことが考えられる
  口唇音：パ行が不明瞭なら口唇閉鎖が不十分．
  舌尖音：タ行が不明瞭なら舌による食塊の送り込みが不十分．
  奥舌音：カ行が不明瞭なら奥舌の挙上が不十分．

介護能力の確認

いままでの経管栄養などの介護に加えて，継続して口腔ケアが可能か，経口摂取の準備や介助が介護負担にならないか，さらには経済的負担も含めて考える．

また，何か様子がおかしいといった些細な変化や，発熱や痰がらみなどの誤嚥性肺炎の徴候を発見するなど，観察や対応のための判断力が介護者になる人には，あるかも検討する．

主治医の了解

経口摂取再開の可能性について，主治医と相談する．
療養者や介護者の希望，全身状態や嚥下機能，介護能力などを主治医に情報提供する．

医療機関との連携

嚥下障害に対して専門的に評価・指導・訓練が可能な医療機関との連携をはかる．
主治医やケアマネジャーと相談し，①近くに検査が可能な医療機関があるか，②外来または短期入院で評価や

[*1]　**湿性嗄声**　声帯あるいは喉頭前庭や喉頭口周囲に，唾液，分泌物，嚥下物が付着したり貯留したときに声質の変化が起きる．
[*2]　**頸部聴診**　喉頭挙上運動を妨げないように喉頭の側方に聴診器を当てて，呼吸音および嚥下音を聴診する方法．

訓練が可能か，③訪問診療を行う耳鼻咽喉科や歯科の開業医がいるか，④言語聴覚士の訪問リハビリテーションがあるか，について調査する．

在宅で経口摂取を開始するときは，他職種と連携しながらすすめることが望ましい．

嚥下障害の評価法には，反復唾液嚥下テスト[*3]，改訂水飲みテスト[*4]，フードテスト[*5]などのスクリーニングテストや，嚥下造影検査[*6]，嚥下内視鏡検査[*7]などがあるが，在宅療養者に対して，嚥下障害の評価や訓練が可能な医療機関や訪問リハビリテーションは少ない現状がある．

主治医と話し合って安全な方法を検討し，療養者や介護者へ誤嚥性肺炎や窒息のリスクについて説明する．

摂食条件の設定

経口摂取の再開を安全にすすめるためのポジショニングなど摂食条件の設定をする．

食形態，食事姿勢，一口量，スプーンの選定，食べさせ方を検討する．

摂食の開始時は，密度が均一で適当な粘度があり，咽頭を通過するときに変形しやすく粘膜に付着しにくい食品であるゼラチンゼリーや嚥下訓練用ゼリーを選択する．

ポジショニングは約30°リクライニング位にする．こうすることにより，舌で食物を咽頭に送り込むことが困難な場合でも重力で咽頭へ送ることができる．また，この姿勢は気管が上方，食道が下方に位置するために重力の影響により食物は咽頭の後壁側を通り，嚥下反射惹起が遅い場合でも，一口量を少なく調整すれば気管に入りにくい．

食事姿勢における坐位とリクライニング位による利点と欠点を表2に示す．

顎を少し引き気味にした頸部前屈位がとれれば，喉頭蓋谷が広がり気道の入り口が狭くなるため食物が気道に入りにくくなる．

理学療法士らと協力しながら頸部の可動域訓練やポジショニングを検討し，食事が終了するまで安楽な姿勢が保てるように調整する（図2）．

リスク管理

安全に経口摂取ができると確認するまでは，訪問看護師の訪問時のみ，または医師の訪問診療時に限定して経

表2　坐位とリクライニング位の利点と欠点

	利点	欠点
坐位	舌骨・喉頭がスムーズに動く 食膳が見渡せ，食欲がわく 自力摂取しやすい	食物が気道に入りやすい 体幹が不安定になりやすい 安定した頭頸部屈曲位を維持しにくい
リクライニング位（30°）	食物が気道に入りにくい 背部が固定され，姿勢が安定しやすい	頸部が後屈しやすい 自力摂取が困難 梨状窩が狭くなる

（岡田澄子，才藤栄一：安全な摂食・嚥下のための体位に関するエビデンス．鎌倉やよい編：摂食・嚥下が困難な人へ看護はどう貢献できるか．EB Nursing，6(3)：66, 2006より引用）

---

*3 **反復唾液嚥下テスト**　RSST, repetitive saliva swallowing test. 嚥下機能のなかで，とくに随意的な嚥下の繰り返し能力をみるテスト．口腔内を湿らせたのち，30秒間に何回嚥下できるかを測定する．30秒で3回以上が正常．
*4 **改訂水飲みテスト**　MWST, modified water swallowing test. 水をコップから飲んでもらい，その様子を観察する．重症患者に30mLの水飲みテストは危険性が高いため，安全性を考慮して3mLに減らした改訂版．
*5 **フードテスト**　FT, food test. 嚥下の口腔相の動きである食塊形成と咽頭への送り込みの機能を，テストフードの残留部位と残留量により評価する．
*6 **嚥下造影検査**　VF, videofluorography. 造影剤（硫酸バリウムなど）を含む液体あるいは半固形・固形（食物）を食べてもらい，口への取り込みから嚥下の終了までの過程を，口腔，咽頭，喉頭，食道の範囲について，X線透視でみられる動態によって観察・評価する方法である．
*7 **嚥下内視鏡検査**　VE, videoendoscopy. 声門閉鎖機能，唾液や分泌物，嚥下物の咽頭残留などを，鼻咽腔喉頭ファイバーによって直視下に観察，評価する方法である．ベッドサイドで実際の食事を使用し検査できる．

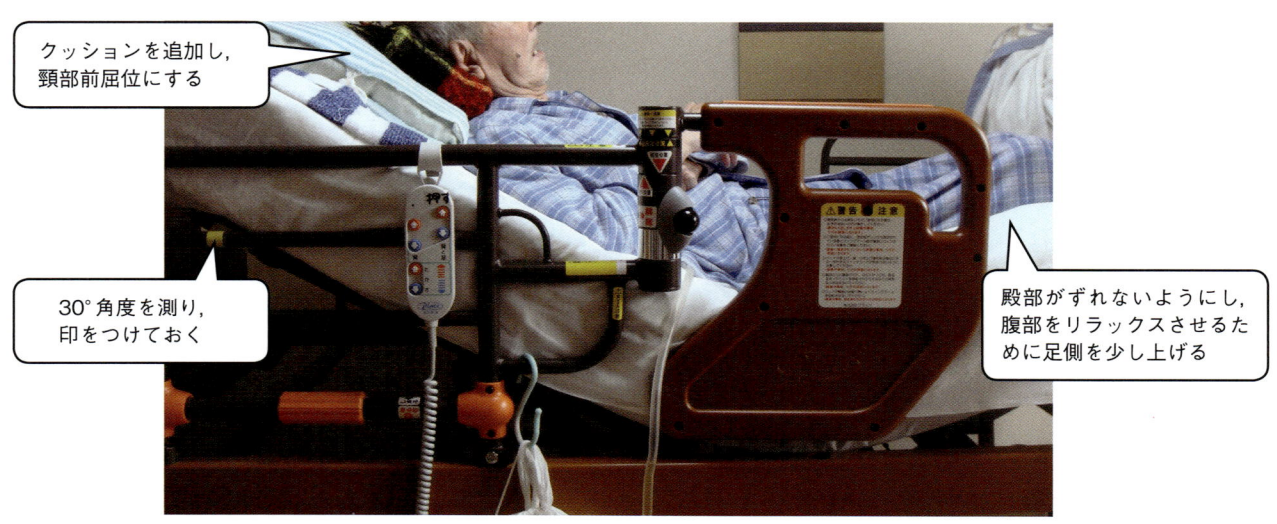

> クッションを追加し、頸部前屈位にする

> 30°角度を測り、印をつけておく

> 殿部がずれないようにし、腹部をリラックスさせるために足側を少し上げる

図2 ポジショニングの方法

口摂取を行うほうがよい．

　訪問看護師の訪問時間・回数は限られていることから，異常を早期発見するために，介護者に対して，①発熱の有無，②咳嗽や痰の出現など呼吸状態の変化，③いつもと様子が違うところがないかなどを観察できるように説明する．

　口腔ケアの実施の継続や異常を早期発見できるように，ケアマネジャーや，デイサービス・ショートステイなどを実施する他の関係する機関との連携をとる．

　摂食をすすめるなかで，呼吸状態の変化など異常を感じたときはすみやかに中止し，体位ドレナージなど呼吸理学療法や吸引を実施したうえで主治医に報告する．

　発熱や喀痰量が増加しているあいだは経口摂取を中止するが，口腔ケアや間接訓練[*8]を継続して摂食・嚥下機能の維持・向上をはかり，経口摂取再開の機会を検討する．

引用・参考文献
1) 向井美惠監：摂食・嚥下リハビリテーション　第2版．医歯薬出版，2007．
2) 向井美惠，鎌倉やよい編：摂食・嚥下障害の理解とケア．Nursing Mook 20, 学習研究社，2003．
3) 鎌倉やよい編：嚥下障害ナーシング——フィジカルアセスメントから嚥下訓練へ．医学書院，2000．
4) 岡田澄子，才藤栄一：安全な摂食・嚥下のための体位に関するエビデンス．鎌倉やよい編：摂食・嚥下が困難な人へ看護はどう貢献できるか．EB Nursing, 6(3): 64～70, 2006．
5) 鎌倉やよい，向井美惠編：訪問看護における摂食・嚥下リハビリテーション——退院から在宅まで．医歯薬出版，2007．
6) 浅田美江編：摂食・嚥下障害患者の"食べたい"を支える看護．臨牀看護，35(4): 433～564, 2009．
7) 舘村卓：臨床の口腔生理学に基づく摂食・嚥下障害のキュアとケア．医歯薬出版，2009．

Column
口から食べる楽しみを再び……

　急性期で経管栄養となった患者は，病状回復時に再度嚥下機能評価がされないまま経管栄養の状態で退院し，経口摂取再開の機会もなく在宅で生活していることがある．しかし，こうした患者のなかには，全身状態の回復や口腔機能の向上のための訓練の継続により嚥下機能が回復・維持され，経口摂取再開が可能な場合がある．

　また，認知症で入院中は摂食拒否があっても，住み慣れた自宅で家族との生活に戻ると食への意欲が回復し，経口摂取可能となることもある．

　在宅でも，意識して観察を行いながら，経口摂取再開の可能性を検討し，口から食べる楽しみを獲得・維持できるように介入したい．

*8　**間接訓練**　食物を用いずに嚥下機能の改善をはかる訓練．口唇・頬・舌の運動や冷圧刺激法，咳嗽練習などが含まれる．

栄養 11 脱水時のケア

高橋洋子，宮澤智子

> **ケアのポイント**
> - 脱水には水分が不足している場合とナトリウム（Na）が不足している場合があり，それぞれで症状・徴候が異なる．
> - 在宅療養者として多い高齢者は脱水を起こしやすいため，介護者が予防に努めることが重要である．

体内の水分バランス

人間は体重の約60％が水分であり，水分摂取量と排泄量のバランスが保たれている必要がある（表1）．

摂取は経口的な飲水のみでなく，食物や代謝によるものもある．

排泄は尿のみでなく，不感蒸泄や便からもある．

小児の不感蒸泄は成人の約2倍あるため，容易に脱水を起こしやすい．

脱水の分類と主な原因

脱水は大きく3つに分類され，高張性脱水，低張性脱水，等張性脱水がある（表2）．

1. 高張性脱水

水分が主に不足している（水欠乏性）状態である．

小児と高齢者では高張性脱水が多い．

原因
- 飲水行動の障害（意識障害，嚥下障害，強度の衰弱，神経系・運動系の障害など）
- 渇中枢の障害（脳腫瘍，肉芽腫性疾患などで視床下部の渇中枢が傷害される）
- 自己判断での制限
- 発汗，不感蒸泄の増加（過呼吸，発熱，気管切開など）
- 尿崩症
- 腎不全の利尿期
- 高血糖
- 不適切な輸液

2. 低張性脱水

ナトリウム（Na）が主に不足している（ナトリウム欠乏性）．

原因
- 消化液の喪失（大量の嘔吐や下痢，ドレナージ）
- 皮膚，粘膜からの喪失（大量の発汗，熱傷・創傷からの滲出液の喪失）
- ナトリウム喪失性疾患（アジソン病，腎障害，糖尿病性アシドーシス）
- 利尿薬過剰投与
- 体内でのナトリウム貯留（イレウス，腹膜炎）
- 不適切な輸液

表1　身体の水分出納（mL）

摂取量（イン）		排泄量（アウト）	
飲水量	：1,000	肺（不感蒸泄）	：　400
食物	：1,200	皮膚（不感蒸泄）	：　400
代謝水	：　300	尿	：1,500
		便	：　200
総摂取量	：2,500	総排泄量	：2,500

表2 脱水のタイプによる臨床症状と検査結果

症状	高張性脱水	低張性脱水	等張性脱水
皮膚ツルゴール	↓	↓	↓
口腔粘膜の乾燥	＋	＋	＋
頻脈	−	＋	＋
起立性低血圧	−	＋	＋
口渇	＋	−	−
頭痛	±	＋	−
悪心・嘔吐	−	＋	−
痙攣	−	＋	−

検査結果	高張性脱水	低張性脱水	等張性脱水
細胞内液量	→〜↓	↓	↓
細胞外液量	↓	↑	→
血清Na	↑	↓	→
血漿浸透圧	↑	↓	→
血漿タンパク	↑	↓	↑
ヘマトクリット	→*	↑	↑
尿量	↓	不変〜↓	↓

＊これは，高浸透圧により赤血球が縮小して濃縮による影響を打ち消すためである

(角田直枝：図でわかるエビデンスに基づく点滴の安全管理と看護ケア，p.104, 中央法規出版，2005より改変)

3. 等張性脱水

水分とナトリウムが同じように不足している．

原因
- 下痢，出血，熱傷などでの大量で急速な細胞外液の喪失など

脱水時の主な症状

脱水により，①皮膚・粘膜の異常，②循環動態の異常，

表3 脱水時の主な症状

皮膚・粘膜	● 皮膚ツルゴール（緊張）の低下[*1] ● 口腔粘膜の乾燥 ● 腋窩の乾燥・湿潤度の低下 ● 毛細血管の再充血時間の延長[*2]
循環動態	● 末梢血管が収縮し，脈拍が増加する ● 起立性低血圧
体重減少	● 高張性脱水の場合は，水分量にして1,000mL（1kg）程度の喪失で軽度の脱水と判断される
尿量・性状	● 尿量は減少し，性状は褐色の濃縮尿となる

③体重減少，④尿量・性状の変化がみられる（表3）．

療養者として多い高齢者では，口渇を訴えなくとも脱水になっていることがある．口渇が出現しないタイプの脱水もあることを理解している介護者による日常的な観察が大切である．

脱水の予防

自立した飲水ができない場合は，定期的に飲水を促す．

水分の多い食事内容（スープ，味噌汁，お粥など）にしたり，水分をとりやすい調理の工夫（とろみ，ゼリーなど）をする．

療養者が1人でも飲める環境を整備する（持ちやすいコップ，ストロー付きの水筒などを常時サイドテーブルなど，手の届く場所においておく）．

脱水への対処

脱水を引き起こすような原因・誘因の有無を確認する．原因や誘因がある場合には，いつごろからか，どのくらい持続しているかを確認する．

自覚症状，他覚症状の把握をする．脱水の分類（高張性，低張性，等張性），脱水の程度を観察する（重症度，表4）

[*1] **皮膚ツルゴール（緊張）の低下** 前腕または胸骨上の皮膚をつまみ上げて離すと，正常な場合，皮膚のしわは数秒で元の状態に戻るが，脱水などで皮膚の緊張が低下していると，皮膚のしわが10〜20秒程度できたままになる．皮膚ツルゴールは皮下組織の水分量の減少によって低下するが，加齢によっても低下する．

[*2] **毛細血管の再充血時間の延長** 中指の爪先を心臓の高さにして5秒間圧迫し，圧迫を解除した後に，どのくらいの時間で爪の色味が戻るかをみる．一般的に，成人では2〜3秒，高齢者では4秒以内で戻るので，これ以上の時間の延長があった場合，脱水の指標となる．

表4 脱水による症状の変化と重症度

重症度	高張性脱水	低張性脱水
軽度	体重の約2%の減少 水分量にして1L程度の喪失 口渇，乏尿，衰弱がみられる	体重1kg当たりの塩分0.5gの喪失 だるさ，めまい，食欲不振，頭痛がみられる
中等度	体重の約6%の減少 水分量にして3〜4L程度の喪失 口渇，乏尿，衰弱がみられる	体重1kg当たり塩分0.5〜0.7gの喪失 吐き気，嘔吐，起立性の失神がみられる
高度	体重の7〜14%の減少 水分量にして4L以上の喪失 精神機能の抑制，脱水，発熱がみられ，死亡に至る	体重1kg当たり塩分0.7g以上の喪失 無欲状態，昏睡，錯覚，幻覚，末梢循環不全による死亡

(山門實編：JJNブックス ナースのための水・電解質・輸液の知識，第2版．p.21，医学書院，2004より抜粋して作成)

表5 脱水時の輸液

高張性脱水	5%ブドウ糖液で細胞内外ともに補うために低張液を投与する
低張性脱水	細胞外液を補充するため，生理食塩液または乳酸加リンゲル液などの等張液を投与する
等張性脱水	生理食塩液か乳酸加リンゲル液などの等張液を投与する

NOTE

経口補水療法と経口補水液

軽度〜中等度の脱水には，経口補水療法が推奨されている．これは，糖分（ブドウ糖1.0〜2.5%）と塩分を含んだ飲料水（市販品では「オーエスワン®」）を経口にて摂取する方法である．嘔吐がある場合や乳幼児の場合は，スプーンなどで少量ずつ飲水させる．

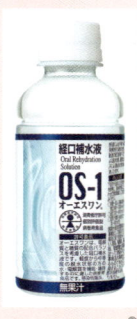

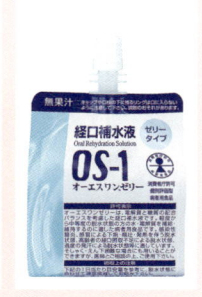

オーエスワン®　オーエスワン® ゼリー
（大塚製薬工場）

不足している水分は，基本的に飲水で補う．少量ずつ頻繁に摂取する．

高張性脱水の場合は，水分と一緒に塩分の補給も考慮する（重湯に少量の塩分を混ぜたものや，味噌汁の上澄みなど）．または，経口補水液の活用を検討する．

低張性脱水の場合，水分を多量に摂取しすぎると症状悪化につながるため注意する．

下痢や嘔吐が続く場合はカリウム（K）が喪失するため，果物や野菜ジュースなどを摂取する．経口摂取が不可能な場合は，医師の指示のもと輸液を行う（表5）．

尿量が減少している場合は尿路感染を起こしやすいため，陰部の清潔保持に注意する．

口渇がある場合は，唾液の減少により自浄作用が低下し感染を起こしやすいため，口腔内の清潔保持に注意する．

引用・参考文献
1) 濱口恵子ほか編：がん患者の在宅療養サポートブック——退院指導や訪問看護に役立つケアのポイント．p.99〜104，日本看護協会出版会，2007．
2) 角田直枝：図でわかるエビデンスに基づく点滴の安全管理と看護ケア．p.80〜84，104〜106，中央法規出版，2005．
3) 日野原重明：見直すべき基礎看護の知識と技．Nursing Today，22(5)：10〜14，2007．
4) 小西美智子：地域ケア・在宅ケアの論点12——夏期に危ない高齢者の脱水を予防する．コミュニティケア，6(8)：60〜63，2004．
5) 山門實編：JJNブックス ナースのための水・電解質・輸液の知識，第2版．p.21，医学書院，2004．

Column

家族（介護者）の生活パターンは，療養者本人に影響を与える

在宅では，介護者の食生活や飲水パターンが療養者の水分摂取に大きく影響する（たとえば，介護者が高齢で口渇を感じにくい場合には，介護者自身があまり水分を摂取しないため，療養者にも水分を摂取させない）．介護者自身の健康管理の観点からも，脱水を予防できる日常生活が送れるよう支援していく必要がある．

また，1日に必要な水分量を説明する際には，「1日に1,000mL」というような表現ではなく，「1日にコップ5杯」のように，具体的にわかりやすく伝えることが大切である．

「Chapter 2 ●在宅で行う栄養アセスメント」に出てきた用語

BMI	body mass index．体格指数．体重を身長（m）の2乗で割った値．18.5未満が低体重，18.5以上25未満が普通体重，25以上が肥満
HPN	home parenteral nutrition．在宅中心静脈栄養．在宅において，腸からの栄養吸収ができない場合に，上大静脈より直接に栄養を供給する方法
PEM	protein energy malnutrition．タンパク質とエネルギーが欠乏して起きる低栄養状態
嚥下造影検査	videofluorography，VF．造影剤（硫酸バリウムなど）を含む液体あるいは半固形・固形（食物）を食べてもらい，口への取り込みから嚥下の終了までの過程を，口腔，咽頭，喉頭，食道の範囲について，X線透視でみられる動態によって観察・評価する方法
嚥下内視鏡検査	videoendoscopy，VE．声門閉鎖機能，唾液や分泌物，食塊などの咽頭残留などを，鼻咽腔喉頭ファイバーによって直視下に観察，評価する方法である．ベッドサイドで実際の食事を使用し検査できる
改訂水飲みテスト	modified water swallowing test，MWST．水をコップから飲んでもらい，その様子を観察する．重症患者に30mLの水飲みテストは危険性が高いため，安全性を考慮して3mLに減らした改訂版
カテーテルピンチオフ	胸骨寄りから挿入されたカテーテルが鎖骨と第一肋骨のあいだに挟まれることにより生じるカテーテルの閉塞および切断
基礎代謝量	basal energy expenditure，BEE．生命を維持するのに必要な生理的に最小のエネルギー代謝量．70歳以上の場合，男性で約1,230kcal/日，女性で約1,030kcal/日である
クワシオコール	kwashiorkor．低アルブミン血症による腹水が特徴．顔や腕，手足の浮腫がみられる
サルコペニア	sarcopenia，筋減弱症．進行性および全身性の骨格筋量および骨格筋力の低下を特徴とする症候群である（サルコペニアの明確な定義はない）
体重減少率	体重減少率＝（平常時体重－測定時体重）／平常時体重×100
タンパク質漏出性胃腸症	血漿タンパク質，とくに血清アルブミンが胃腸管内に漏出して低タンパク質血症を起こす症候群
適応性弛緩	摂食で一定量以上の食物が胃底部に入った圧刺激（伸展受容器が感知する）により，胃底部が弛緩すること
反復唾液嚥下テスト	repetitive saliva swallowing test，RSST．嚥下機能のなかで，とくに随意的な嚥下の繰り返し能力をみるテスト．口腔内を湿らせたのち，30秒間で何回嚥下できるかを測定する．30秒で3回以上が正常
膝高	足底の踵骨から頸骨点（頸骨の最上部）までの長さ
皮膚ツルゴール（緊張）の低下	前腕または胸骨上をつまみ上げて離すと，正常な場合，皮膚のしわは数秒で元の状態に戻るが，脱水などで皮膚の緊張が低下していると，皮膚のしわが10～20秒程度できたままになる
フードテスト	food test，FT．嚥下の口腔相の動きである食塊形成と咽頭への送り込みの機能を，テストフードの残留部位と残留量により評価する
マラスムス	marasmus．長期間の栄養の不摂取により，体重減少，筋肉量の低下がみられる．アルブミンは基準値を保ち，浮腫も起こらない
毛細血管の再充血時間の延長	中指の爪先を心臓の高さにして5秒間圧迫し，圧迫を解除した後に，どのくらいの時間で爪の色味が戻るかをみる．脱水の指標となる
指極	両上肢を左右に水平に伸ばしたときの両手の指尖点（中指の先端）間の直接距離．身長に等しい

Chapter 3

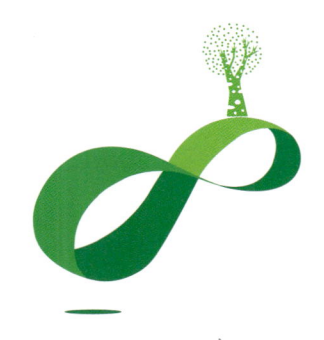

在宅で行う呼吸ケア

1 呼吸アセスメント：呼吸管理
2 排痰・吸引
3 吸入
4 気管カニューレ（気管切開）
5 呼吸困難感や緊急時の対応
6 在宅人工呼吸療法：HMV① TPPV（気管切開下間欠的陽圧換気）
7 在宅人工呼吸療法：HMV② NPPV（非侵襲的陽圧換気）
8 人工呼吸器装着中の環境整備
9 在宅酸素療法：HOT
10 人工呼吸療法時の口腔ケア：人工呼吸器関連肺炎（VAP）防止・感染管理
11 呼吸器疾患の在宅での服薬指導
12 呼吸にかかわる疼痛ケア：息切れと呼吸苦

呼吸アセスメント
呼吸管理
呼吸 1

齋藤恵美子

> **ケアのポイント**
> - フィジカルアセスメントにあたっては看護師自らの五感を駆使し，情報収集をする．
> - 呼吸のフィジカルアセスメントを行うためには，身体構造，胸部の体表解剖を理解しておく必要がある．
> - 呼吸器と循環器は「セット」で考え，関連性を理解する．

在宅看護における呼吸アセスメントとは

在宅看護における呼吸管理（呼吸ケア）では，療養者の健康を訪問看護師がこまかく観察し，症状を的確にアセスメントすることが求められる．

呼吸に関するアセスメントの基礎は，フィジカルアセスメントである．

看護師は療養者やその家族のいちばん身近に存在する医療従事者である．看護師の適切なフィジカルアセスメントによる情報と，療養上の世話にかかわるなかで得た情報は，医師の診療をスムーズにし，療養者の生活にプラスとなる．

今日，病院では在院日数の短縮化がはかられ，在宅療養者は増加し，かつ重症化・複雑化している．せっかく退院して在宅療養となったのであるから，在宅療養が安定して継続できるように，また再入院とならないように異常は早期に発見し，対処しなければならない．

五感を駆使する呼吸のフィジカルアセスメント

1. 問診

フィジカルアセスメントの基本は，療養者とのコミュニケーションである．療養者自身や家族など周囲の人から客観的な情報収集をする際には，質問はわかりやすい言葉で尋ね，「それはつらいですね」と共感しながら，訴えや症状を確認し，こちらが理解したことを相手に伝えていく．

うなずく，触れるなどの行動で，療養者の訴えを理解していることを表していく．

2. 視診

みられた変化が療養者の個別の状況としてはどうか．それが一般的には正常か，異常かを考えながら観察する．呼吸パターンの観察ポイントを図1に示す．

3. 触診

療養者の訴えや症状に合った適切な位置で正確に触れ，触れた反応で考える．

4. 打診

各部位の正常な音を覚え，叩いた音の反応で考える．打診時の観察ポイントを図2に示す．

5. 聴診

体内に生じる振動音を聴き取り内部の変化を判断する．音の高低・強弱・持続性・違和感など，「いつもと違う」という感覚が重要である．

聴診箇所を図3に，その観察ポイントを図4に示す．

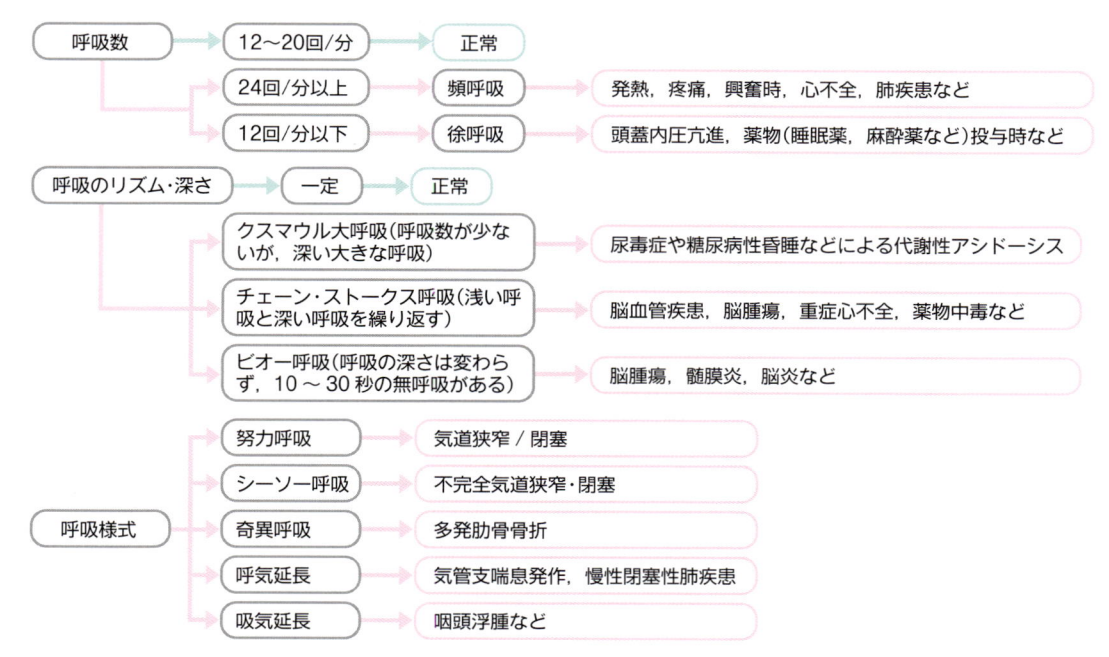

```
呼吸数 ─→ 12〜20回/分 → 正常
        → 24回/分以上 → 頻呼吸 → 発熱，疼痛，興奮時，心不全，肺疾患など
        → 12回/分以下 → 徐呼吸 → 頭蓋内圧亢進，薬物(睡眠薬，麻酔薬など)投与時など

呼吸のリズム・深さ ─→ 一定 → 正常
        → クスマウル大呼吸(呼吸数が少ないが，深い大きな呼吸) → 尿毒症や糖尿病性昏睡などによる代謝性アシドーシス
        → チェーン・ストークス呼吸(浅い呼吸と深い呼吸を繰り返す) → 脳血管疾患，脳腫瘍，重症心不全，薬物中毒など
        → ビオー呼吸(呼吸の深さは変わらず，10〜30秒の無呼吸がある) → 脳腫瘍，髄膜炎，脳炎など

呼吸様式 ─→ 努力呼吸 → 気道狭窄/閉塞
        → シーソー呼吸 → 不完全気道狭窄・閉塞
        → 奇異呼吸 → 多発肋骨骨折
        → 呼気延長 → 気管支喘息発作，慢性閉塞性肺疾患
        → 吸気延長 → 咽頭浮腫など
```

図1 呼吸パターンの観察ポイント（視診）

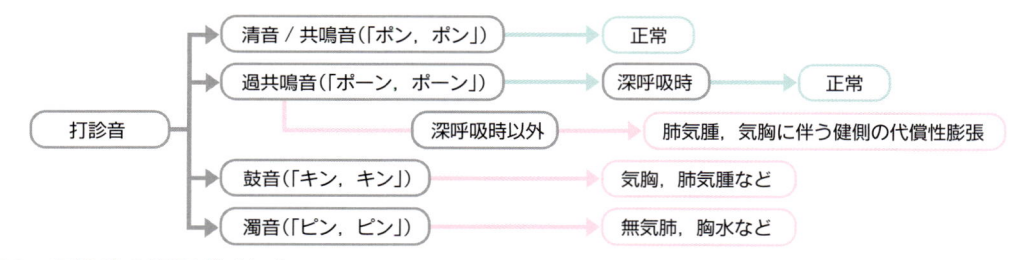

```
打診音 ─→ 清音/共鳴音(「ポン，ポン」) → 正常
       → 過共鳴音(「ポーン，ポーン」) → 深呼吸時 → 正常
                                    → 深呼吸時以外 → 肺気腫，気胸に伴う健側の代償性膨張
       → 鼓音(「キン，キン」) → 気胸，肺気腫など
       → 濁音(「ピン，ピン」) → 無気肺，胸水など
```

図2 打診時の観察ポイント

呼吸音聴取の基本

静かな環境で聴く：呼吸音はとても小さいため，ラジオやテレビの音量を小さくしてもらうなど療養者・家族の協力を得る．

聴診器は膜型を用いる：呼吸音は全体的に高い音域のため，聴診器は膜型が適している．

左右交互に聴く：同時に複数箇所の音を聴くことはできない．音の記憶はすぐに消えてしまうため，左右交互に聴いて比較していく．

1か所で1呼吸以上聴く：正常か異常かの判断は吸気・呼気の両方を評価して，はじめて可能となる．1呼吸のサイクルを完全に聴き終えてから次に移る．

大きめの呼吸をしてもらう：療養者に口を大きく開けて，大きな呼吸を繰り返してもらう．

1. 呼吸音の聴き方のポイント

吸気と呼気の長さを比較する．音の有無だけでなくその正常呼吸音も聴く（表1）．

聴取部位と呼吸音に矛盾がないかどうか確認する．いつもの音と違うかどうか確認する．

2. 異常呼吸音が聴かれたら

異常呼吸音が聴かれたら，①部位はどこか，②吸気か呼気か，③連続性か断続性か，④細かい音か粗い音か，⑤音の高さは高いか低いか，⑥吸引・排痰後はどうか，

a. 前胸部　　　　　　　　b. 背部

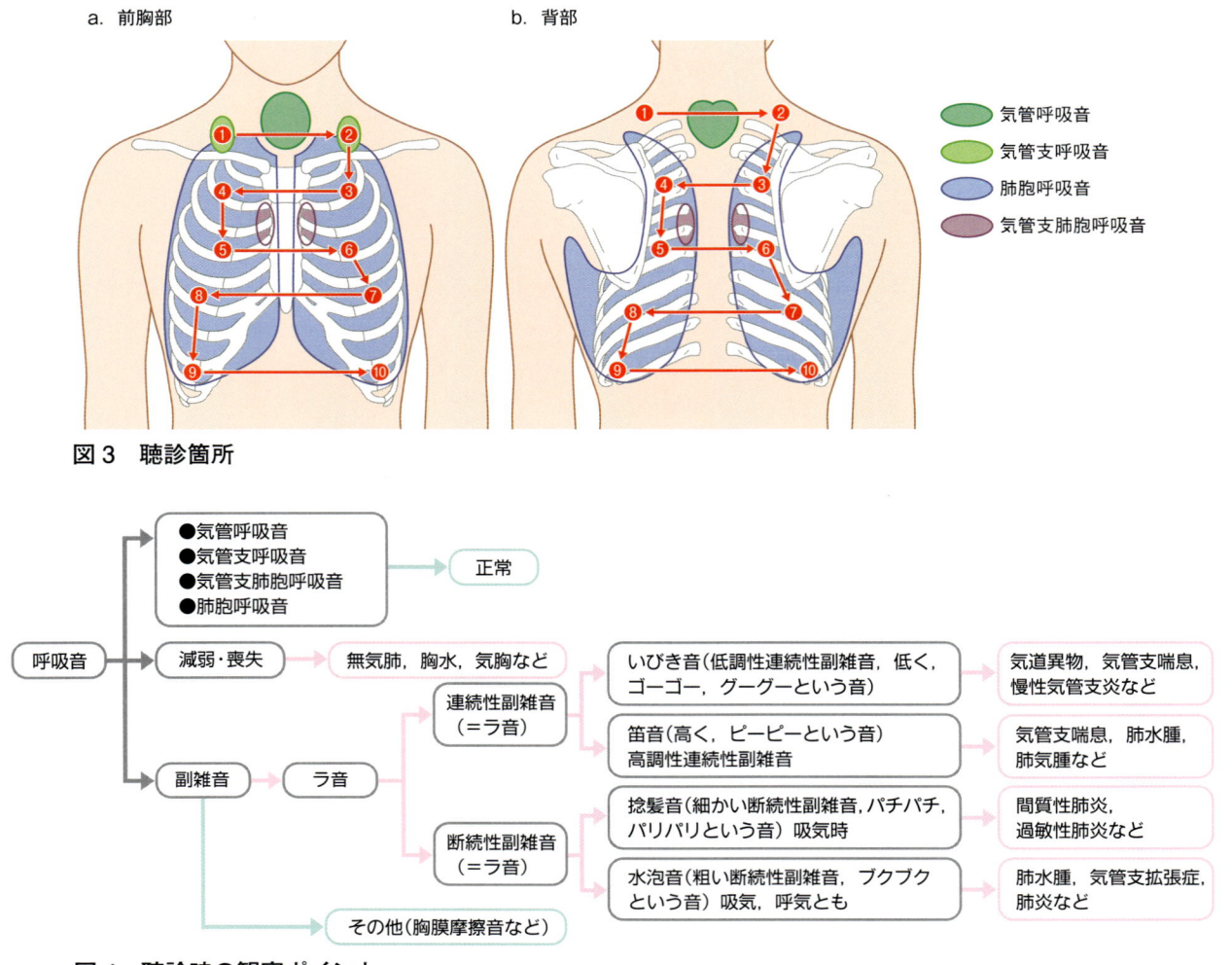

凡例：
- 気管呼吸音
- 気管支呼吸音
- 肺胞呼吸音
- 気管支肺胞呼吸音

図3　聴診箇所

```
呼吸音 ─┬─ ●気管呼吸音
        │   ●気管支呼吸音      → 正常
        │   ●気管支肺胞呼吸音
        │   ●肺胞呼吸音
        │
        ├─ 減弱・喪失 → 無気肺，胸水，気胸など
        │
        └─ 副雑音 ─┬─ ラ音 ─┬─ 連続性副雑音（＝ラ音）─┬─ いびき音（低調性連続性副雑音，低く，ゴーゴー，グーグーという音） → 気道異物，気管支喘息，慢性気管支炎など
                   │         │                          └─ 笛音（高く，ピーピーという音）高調性連続性副雑音 → 気管支喘息，肺水腫，肺気腫など
                   │         │
                   │         └─ 断続性副雑音（＝ラ音）─┬─ 捻髪音（細かい断続性副雑音，パチパチ，パリパリという音）吸気時 → 間質性肺炎，過敏性肺炎など
                   │                                    └─ 水泡音（粗い断続性副雑音，ブクブクという音）吸気，呼気とも → 肺水腫，気管支拡張症，肺炎など
                   │
                   └─ その他（胸膜摩擦音など）
```

図4　聴診時の観察ポイント

などをチェックする．

正確な情報提供

　情報共有のためには，正確に誤解のない表現を用いる．たとえば療養者が「息苦しい」と訴えた場合，「いつからか」「どの程度か」「ほかに具合の悪いところはないか」を知るために，日常の言葉でわかりやすく質問することが大切である．

　そして，そのアセスメント情報を医師や関係者に伝えるときは，異常の有無，部位・場所，程度など正確な用語を使い，思い込みや誤解をまねきやすい表現は避ける．在宅看護にかかわっている家族や関係者との情報の共有化のためにも，正しい表現をマスターする．

身体構造の理解

　身体構造，胸部の体表解剖を理解しておく．右肺は上葉，中葉，下葉の3つに，左肺は，上葉，下葉の2つに分かれている．体表面からみると，前胸部の大半が上葉，背部の大半は下葉にあたる．前胸部のみの聴診は，主に上葉を聴診することになり，下葉はほとんど聴診されないことになる．つまり，聴診は前胸部のみでは不十分である．

表1 呼吸音の特徴（正常呼吸音）

音	吸気と呼気の長さ	音調	強度	正常存在部位	異常存在部位
気管（支）音	吸気＜呼気 1：2	高調	大きい	気管直上とその周囲	肺野
気管支肺胞音	吸気＝呼気 1：1	中音調	中程度	前胸部：第2，第3肋間の左右の胸骨縁 背部：第1～第4肋間の正中から肩甲骨内側縁にかけて	肺野末梢
肺胞音	吸気＞呼気 2.5：1	低調	軟らか	肺野末梢	該当なし

緊急時の対応

息苦しさの原因は呼吸器系の問題ばかりとはかぎらず，循環器系に原因がある可能性もある．

どちらも重要な器官であり，命にかかわる疾患のサインと考え，しっかりアセスメントする（表2）．

引用・参考文献
1) 山内豊明：フィジカルアセスメントガイドブック——目と手と耳でここまでわかる．p.48～77，医学書院，2008．
2) 山勢博彰編：やりなおしのフィジカルアセスメント——パッと見てさっとわかる：イラスト＆チャートで理解！．smart nurse，秋季増刊号：34～39，2008．
3) 日本訪問看護振興財団企画・監：現場で使えるフィジカルアセスメント．杏林製薬，2009．

表2 緊急時のアセスメントポイント

息苦しさの発症と経過	・突然に起きた ⇒ 気胸，肺梗塞，心筋梗塞，誤嚥などの可能性あり ・急速に進行 ⇒ 喘息発作など ・ゆるやかに進行 ⇒ 肺炎，慢性心不全，貧血など
息苦しさの持続時間	・増悪している ⇒ 緊張性気胸などの可能性あり ・動くと再発 ⇒ 労作性狭心症の疑いあり
息苦しさの程度	・主観的：10段階で表現（10：堪え難い苦しさ～0：苦しくない） ・客観的：いつもの日常生活が ⇒ できる／一部できる／できない
随伴症状	・動悸とめまい：貧血や頻脈など ・胸痛：狭心症，心筋梗塞，肺梗塞の可能性をチェック ・発熱：肺炎などの可能性あり

Column

在宅療養と呼吸音

寝たきりの療養者の場合，重力により痰は下葉に貯留しやすく，とくに仰臥位で心臓の裏側に位置する左下葉は，無気肺や肺炎が発症しやすい状況にある．そのため聴診時は背部の聴診は念入りに行う．

副雑音は断続性か連続性かに分かれ，4種類に分類されている．異常呼吸音の性質は異常の原因や部位を反映している．どこで聴こえる呼吸音で，どのような音なのか，そしてそれらはどのような原因が考えられるか，正確にアセスメントし，主治医に報告することが必要である．

また，医療スタッフ間で用語の共通理解がされていないと，情報共有ができない．呼吸音や用語をしっかりマスターできるように，勉強会などを医療スタッフ間で企画してみるとよいだろう．

呼吸 2 排痰・吸引

齋藤恵美子

ケアのポイント
- 在宅で使用する吸引器についての知識と，排痰・吸引の方法を理解する．
- 在宅での医療処置・ケアで感染予防策ができる手順をマスターする．
- 家族以外が気管吸引を行うことに際して，看護師からヘルパー等への指導を行う．

在宅での気管吸引とは

在宅療養においても，気管吸引の基本に変わりはない．必要物品の保管や吸引の手技は標準感染予防策（スタンダードプリコーション）で行う．

病院では気管吸引を医師や看護師が行うが，在宅の場合は家族や介護者が行う．在宅療養者の呼吸状態の維持，介護者の負担軽減のために，理学療法士の指導を受けるなど，病院とは違う配慮が必要である．

在宅での吸引器の選択

療養者の病態，分泌物の程度に応じた適切な在宅用の吸引器の準備を行う．

在宅用の吸引器を選択するポイントは，①適切な吸引力であるか（中度，重度，最重度），②複数の電源を有するか，③操作時の騒音，④取り扱いの簡便さ，などを基準とする．

吸引器は電動式であり，外出や停電を考慮すると，外部電源だけでなく内部バッテリーでも駆動するような複数電源のものが望ましい．

在宅では小型卓上タイプの電動吸引器を準備する．使用頻度と目的に応じて購入するか，レンタルするか選択する．訪問看護ステーションによっては，緊急用の吸引器を備えているところもあり，それを一度貸出して必要性を見きわめてから購入してもらってもよい．

身体障害者手帳が交付されている場合，自治体により給付や貸与や補助が受けられる場合もあるので，活用す

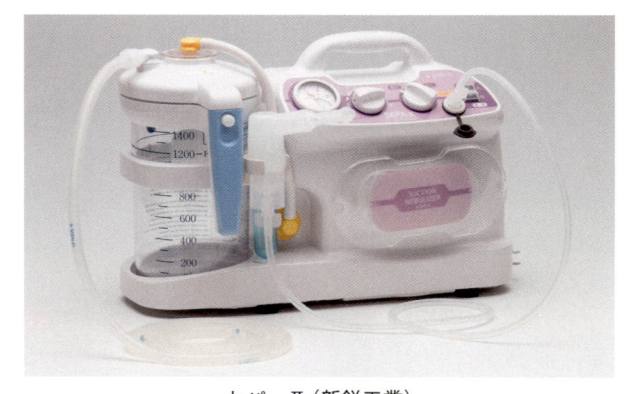

セパーⅡ（新鋭工業）
図1 吸引機能と吸入機能をもつ吸引器

重度

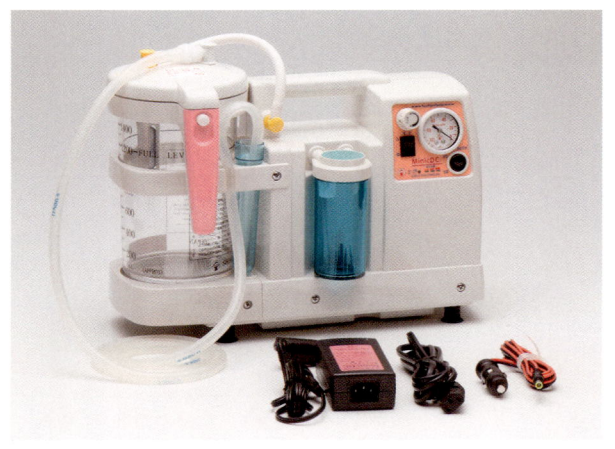

ミニック DC1400（新鋭工業）
図2　卓上用吸引器

中度

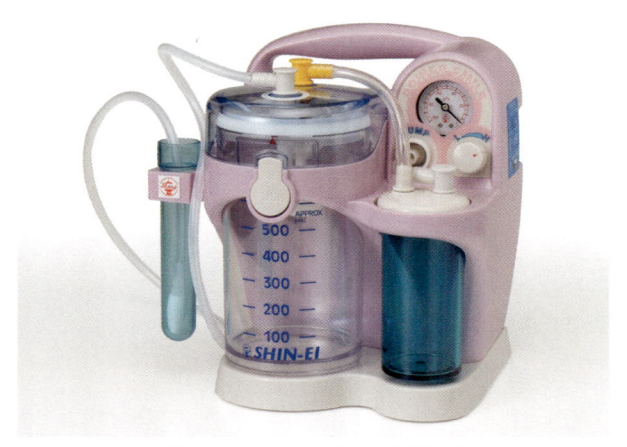

パワースマイル KS-700（新鋭工業）
図3　携帯用吸引器

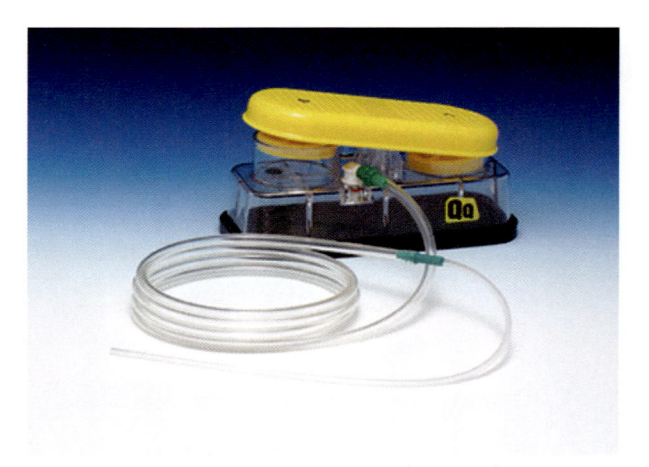

足踏式吸引器 QQ KFS-400（新鋭工業）
図4　災害時に役立つ吸引器の例

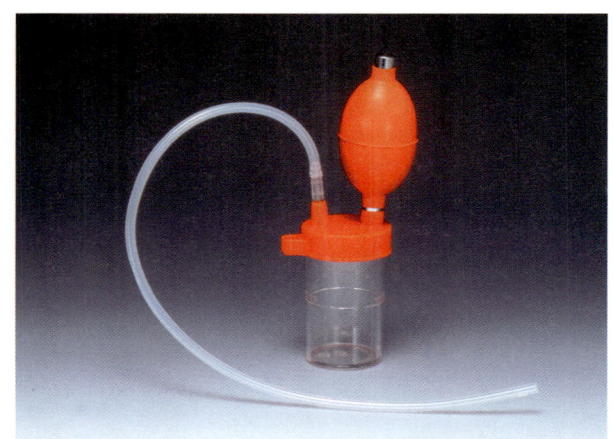

手動式吸引器 HA-210（ブルークロス・エマージエンシー）

ることも検討する．

　吸引器には吸入器も兼ねたものがある（図1）．居室用（卓上用，図2），外出用（携帯用，図3），緊急時用にスペアと，非常時用に手動式のものが必要である（図4）．

気管吸引の目安

　吸引カテーテル挿入の長さ：成人で10〜15cm（気管チューブから1〜2cm程度出る長さ）．
　吸引圧：200〜300mmHg前後（表1）．
　吸引時間：低酸素血症の予防のため，1回に5秒程度とする（最長でも10〜15秒まで）．
　吸引回数：気管を傷つけないため，できれば1回とする（繰り返し行う場合でも2〜3回まで）．

排痰の方法

　呼吸状態や，療養者の状態に応じて排痰の方法を選択する（表2）．
　理学療法士の訪問を計画して，療養者それぞれにあった排痰方法の指導をしてもらうとよい．
　気管吸引の前に排痰しやすいように援助することで，効果的な吸引が期待できる．
　体位ドレナージ：体位により下側になる肺の部分には

表1 口・鼻腔吸引カテーテルサイズと吸引圧の目安（1mmHg = 133.32Pa）

	カテーテルサイズ（Fr）	内径（mm）	吸引圧（mmHg）	吸引圧（kPa）
新生児	5～7	1.5～2.5	90	12
乳幼児	7～10	2.5～3.5	100～200	13～26
学童	10～12	3.5～4.0	200～300	26～40
成人	12～14	4.0～	200～300	26～40

表2 排痰の方法

手技	方法	禁忌
タッピング	手を軽くまるめカップのようにして胸部を叩く方法	肋骨骨折，脊椎骨折，胸部手術創，不整脈，気管支喘息
スクイージング	圧迫法ともいう．呼気時に痰のある部位を圧迫して痰を押し出す	疼痛，骨粗鬆症
バイブレーション	振動法ともいう．呼気時にのみ胸部をゆするなどの振動を加える	肋骨骨折，胸部手術創
ハッフィング	ゆっくりと息を吸い，声門と口を開け，3～4回に分けて「ハーッ，ハーッ」と息を吐く	持続携行式腹膜透析（CAPD），胸部・腹部手術創，咽頭痛

CAPD：continuous ambulatory peritoneal dialysis，持続携行式腹膜透析

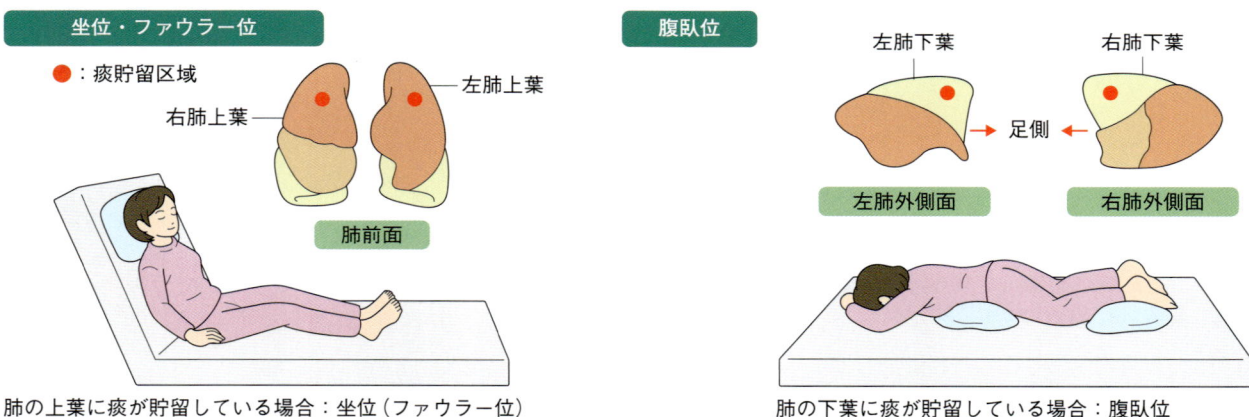

坐位・ファウラー位
● ：痰貯留区域
右肺上葉　左肺上葉
肺前面

腹臥位
左肺下葉　右肺下葉
足側
左肺外側面　右肺外側面

肺の上葉に痰が貯留している場合：坐位（ファウラー位）
痰が貯留している肺の区域を高くし，重力を利用して痰の喀出を容易にする

肺の下葉に痰が貯留している場合：腹臥位

図5 排痰体位（体位ドレナージ）の例

痰が貯留しやすいため，体位の変換により，排痰しやすいように工夫する（図5）．

振動法：マッサージ器や手により振動を与え，痰の移動をはかる．

スクイージング（呼吸介助法）：呼気時に胸郭の動きに合わせて圧迫し，呼気のスピードを速めて痰の移動を促す方法である（p.162，「図3 呼吸介助法の圧迫方向」を参照）．

水分補給と加湿：排痰の援助で日常的に気をつけることは，十分な水分補給と加湿である．

在宅での気管吸引の感染予防策

手洗い，手袋，マスク，ビニールエプロンなどを着用する標準感染予防策で吸引をすることは，在宅においても感染予防の基本である（図6）．

①吸引の準備　　　　　　　　　　②吸引時　　　　　　　　　　　　③吸引カテーテルの洗浄

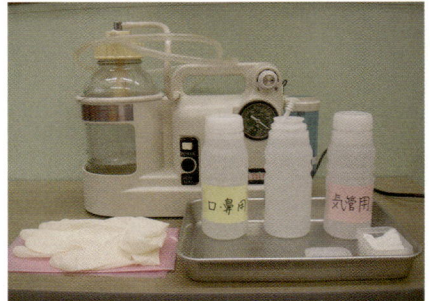

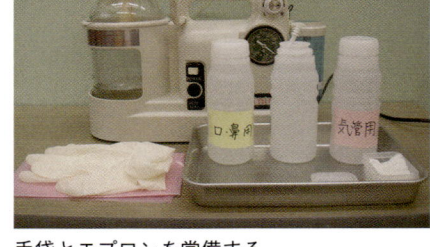

手袋とエプロンを常備する　　　　手袋とマスク，エプロンを装着する　十分に水を吸引する

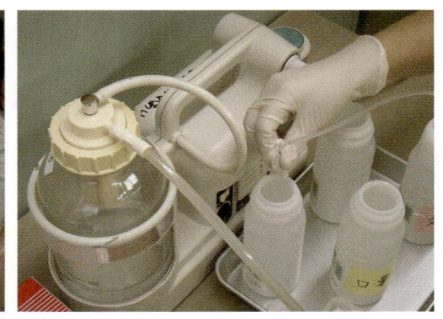

図6　吸引時の標準感染予防策

1. 吸引カテーテルの使い方

可能であれば吸引カテーテルは単回使用とする．無理な場合でも，可能なかぎり短い時間で交換する．管理方法は消毒液に浸漬して保管する場合と，洗浄後に乾燥させる方法がある．どちらもメリット・デメリットがあり，吸引カテーテルを滅菌状態に保つのは困難なのが現状である．吸引カテーテルにできるだけ水道水で圧をかけながら，分泌物を十分洗い流す．

吸引カテーテル洗浄用の水は，気管吸引の場合は滅菌精製水を使用し，口腔吸引の場合は水道水を使用する．

浸漬用薬液は，一般的に選択される低レベルの消毒薬（0.1％塩化ベンザルコニウム液や0.1％クロルヘキシジン液）で，痰などの有機物が少しでも混入していると効果がなくなる．少なくとも24時間以内に交換する．

2. 家族・介護者への指導

気道内分泌物の増加にともない，口腔内が不潔になりやすい．また不潔な口腔は上気道感染や肺炎を起こす原因となる．療養者の状態や家族・介護者の状況に応じた口腔ケアの方法を指導する．

必要物品（吸引器本体，吸引カテーテル，滅菌精製水，マスク，手袋，ビニールエプロンなど）は，災害時や非常事態に備え，定期的な補充ができなくてもよいように，余裕をもって1週間分を準備しておくとよい．有効期限の確認を訪問時，家族とともに行う．

ヘルパーへの吸引指導

在宅看護においては，ヘルパーの吸引を実施している事業所は少ないのが現状である．

地域のヘルパー事業所と連携し，人工呼吸器使用などの重度の療養者宅への訪問介護を養成するための研修を計画，実践している訪問看護ステーションもある．

緊急時の対応

痰による窒息が想定できる場合，できるだけ早く吸引を行うが，吸引圧が高すぎると粘膜にカテーテルが吸着し，損傷，出血のリスクが高くなるので注意する．

呼吸状態の悪い療養者の気管吸引は，短時間で効果的に行うことが重要である．

顔色，チアノーゼの有無，呼吸状態，意識レベルを観察する．

介護者やヘルパーに，酸素飽和度の上昇がない，呼吸状態が改善されないときは，ただちに訪問看護師や主治医に連絡し，指示を受けることを指導する．

引用・参考文献
1) 杉本正子，眞舩祐子編：在宅看護論―実践をことばに　第5版．p.291～292，ヌーヴェルヒロカワ，2008．
2) 道又元裕編著：人工呼吸ケア「なぜ・何」大百科．p.115～122，225，照林社，2007．
3) 押川真喜子監：写真でわかる訪問看護―訪問看護の正解を写真で学ぶ！．p.94～95，インターメディカ，2009．
4) NPO法人HAICS研究会，PICSプロジェクト編著：訪問看護師のための在宅感染予防テキスト―現場で役立つケア実践ナビ．p.119～121，メディカ出版，2008．
5) 川口有美子，小長谷百絵編著：在宅人工呼吸器ポケットマニュアル．p.61～92，医歯薬出版，2009．
6) 全国訪問看護事業協会編：介護職員等による喀痰吸引・経管栄養研修テキスト．p.1～2，64～133，298～299，中央法規出版，2012．
7) 山元恵子監：写真でわかる小児看護技術―小児看護に必要な臨床技術を中心に　改訂第2版．インターメディカ，2011．

Column

「介護職員等によるたんの吸引等の実施のための制度」とは

平成15年「ALS患者の在宅療養の支援について」

平成16年「盲・聾・養護学校におけるたんの吸引等の取扱いについて」

平成17年「在宅におけるALS以外の療養患者・障害者に対するたんの吸引の取扱いについて」

平成22年「特別養護老人ホームにおけるたんの吸引等の取扱いについて」

これまで，実質的違法性阻却論に基づき，上記の痰の吸引が容認されてきた．近年の高齢化そして医療改革の進行で医療ニーズが高まっているが，医療を提供する者は減少しており，それらのニーズを満たすためには，医療関係職以外の職員による医行為の実施を容認せざるをえない．

平成24年4月1日に「社会福祉士及び介護福祉士法」の一部改正（介護職員等によるたんの吸引等の実施のための制度）が施行された．

その内容は，喀痰吸引・経管栄養という医行為の一部を，医療資格をもたなかった介護福祉士等が，認定特定行為業務従事者認定証を得て，一定の要件の下に痰の吸引等の行為を実施できるというものである．

平成24年度から，介護福祉士の養成課程の指定規則が改正され，この課程（喀痰吸引等の教育）を修了する平成27年度年以降の国家試験を合格した者については，喀痰吸引等が実施できるようになった（**表**）．

表 介護職員等によるたんの吸引等の実施のための制度について（「社会福祉士及び介護福祉士法」の一部改正）

趣旨	・介護福祉士及び一定の研修を受けた介護職員等は，一定の条件の下にたんの吸引等の行為を実施できることとする． ・たんの吸引や経管栄養は「医行為」と整理されており，現在は，一定の条件の下に実質的違法性阻却論により容認されている状況．
実施可能な行為	●たんの吸引その他の日常生活を営むのに必要な行為であって，医師の指示の下に行われるもの ●保健師助産師看護師法の規定にかかわらず，診療の補助として，たんの吸引等を行うことを業とすることができる． ●具体的な行為については省令で定める． ・たんの吸引（口腔内，鼻腔内，気管カニューレ内部） ・経管栄養（胃ろう，腸ろう，経鼻経管栄養）

（厚生労働省：介護職員等によるたんの吸引等の実施のための制度について．2012より抜粋）

呼吸 3 吸入

齋藤恵美子

> **ケアのポイント**
> - 目的に応じた機材を選択し，噴霧する方法を療養者・家族・介護者に習熟してもらう．
> - 薬物により，起こりうる有害反応に関する知識と対処を確認する．
> - 吸入器の使い方と感染予防のための清潔操作などの注意点を，療養者・家族・介護者に指導，援助する．

吸入の目的

吸入療法では，気道を湿潤させることで気道粘膜を保護し，気道内の線毛運動を促したり，また気管・気管支へ薬物を局所的に投与でき，即効性も期待できる．

消炎，去痰をはかる場合，または肺疾患治療の目的で肺胞に薬物を直接作用させる場合などに用いられる．

在宅においては薬物の投与や気道を浸潤させることで，痰の喀出をはかる目的で用いられる場合が多い．

吸入器の種類

吸入器には，下記のような種類がある．

1. コンプレッサー式（ジェット）ネブライザ

加圧により，空気がジェット気流となり，薬物が毛細管現象によって吸い上げられるネブライザである（図1）．水分・薬物は5μm程度の粒子として，気道に吸入される（図2）．

コンプレッサーに接続チューブで，吸入ボトル，マウスピース（吸入口）・吸入マスクをつなぎ使用する．

2. 超音波式ネブライザ

水や薬液に超音波振動を与えることで，薬液を1～5μmの小さな粒子にし，細気管支から肺胞に到達させるネブライザである（図3，図4）．しかし粒子が小さすぎて呼出されてしまうことも多い．

粒子がこまかいため加湿に適している．長時間の吸入では，肺胞への過剰投与やバクテリアの吸入が起きることがある．

3. 定量噴霧式吸入器

1）定量ドライパウダー式吸入器

カプセルに入った粉末状の薬物をセットし，マウスピース（吸入口）をくわえて吸入する（図5-a）．吸入後は可能なかぎり長く息を止めて，息を吐くときは吸入器から口を離す．

ステロイド薬の吸入後は，必ずうがいをする．

吸気力が必要なため，学童以上に使用される．

2）加圧式定量噴霧式吸入器

薬物をセットしノズルを押すと，一定量の薬が噴霧できるため，タイミングを合わせなくても，ゆっくり通常の呼吸リズムで吸入できる（図5-b）．

マスク式のスペーサーを使用すれば，乳幼児でも使用可能である．

粒子の大きさと気道の沈着部位

ネブライザの種類により，水分・薬物の粒子の大きさが異なり，気道内の主な到達部位が異なる．

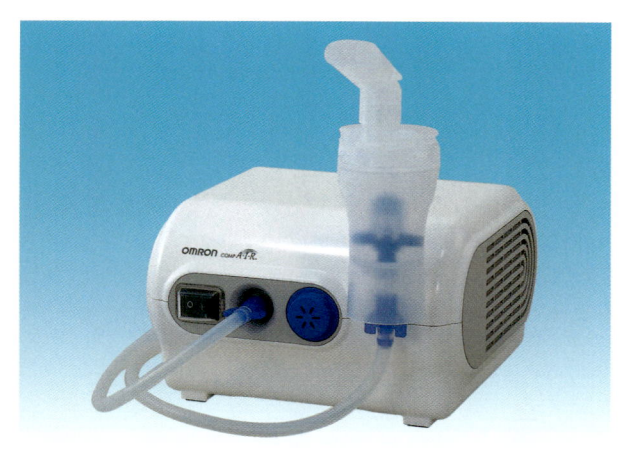

NE-C28(オムロン)
図1　コンプレッサー式(ジェット)ネブライザの例

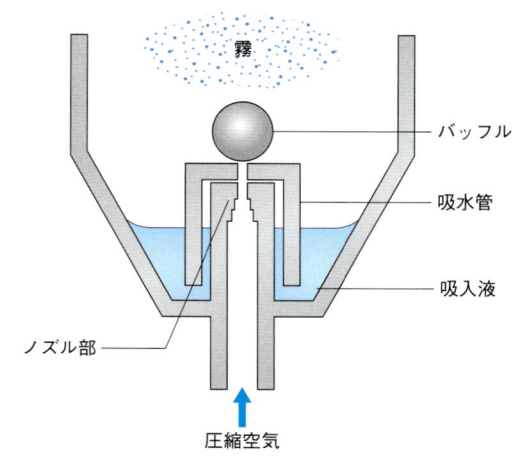

図2　ジェットネブライザの原理
- バッフル
- 吸水管
- 吸入液
- ノズル部
- 圧縮空気
- 霧

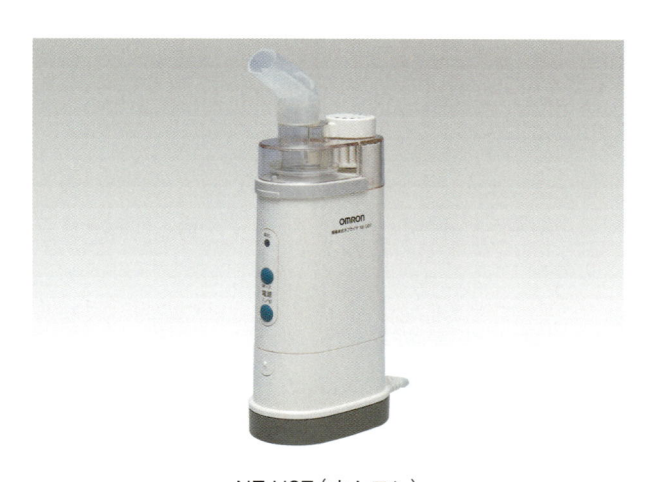

NE-U07(オムロン)
図3　超音波式ネブライザの例

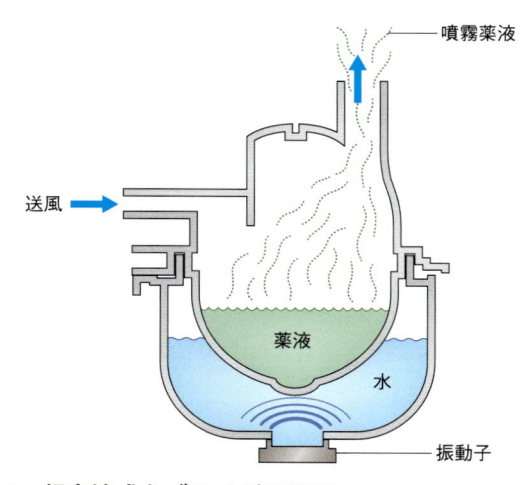

図4　超音波式ネブライザの原理
- 噴霧薬液
- 送風
- 薬液
- 水
- 振動子

a. 定量ドライパウダー式吸入器

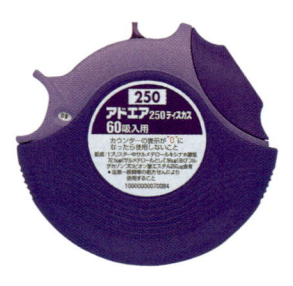

b. 加圧式定量噴霧式吸入器

アドエア®250 ディスカス 60 吸入用

アドエア®125 エアゾール 120 吸入用
(グラクソ・スミスクライン)

図5　吸入薬の例

咽頭（20～30μm）→気管（8～10μm）→気管支（5～8μm）→細気管支（3～5μm）→肺胞（0.5～3μm）と，粒子の大きさが小さくなるほど，気道の深部に到達する．

吸入の実際

吸入は以下の手順で行う．
①療養者にセミファウラー位，または起坐位をとってもらう．
②ネブライザ吸入器の場合は，薬液槽に薬液や滅菌蒸留水などを入れる（薬液は医師の指示された量を注射器で正確に吸い上げて用いる）．
③療養者の吸入方法の確認をする（正しく呼吸しながら吸入できているか）．
ネブライザ吸入器（エアゾール吸入薬）はゆっくり吸入する．
定量ドライパウダー式吸入器（ドライパウダー吸入薬）は，速く深く一気に吸入する．
④ネブライザ吸入器による1回の吸入時間は約10～15分を目安とする．
⑤吸入時は，脈拍，呼吸状態，顔色，咳の有無，悪心・嘔吐，喘鳴などを観察する．
⑥吸入後は，痰の喀出を促し，必要に応じて吸引し，痰の量・色・粘稠度，口唇，爪甲色を観察する．
⑦吸入後は，悪心や嘔吐の原因になることもあり，うがいをし，不快感を軽減する．
なお，薬物がセットされた吸入器の場合（図5）は，注意事項を使用書で確認する．

療養者・家族指導

療養者・家族・介護者には，以下のような指導をする．
①吸入薬の量，回数を守り，指導された正しい使用方法で行う．
②吸入液によって有害反応（不整脈，心悸亢進，血圧上昇，口内炎など）がみられることがあるので，その際は吸入を中止し，訪問看護師または主治医に報告する．
③食事の直前や，食後2時間以内の吸入は避ける．
④加湿や去痰の目的でも，気管粘膜の損傷防止のため長時間や頻繁な吸入は避ける（実際の間隔は3～4回／日を目安とする）．
⑤吸入後は，基本的に含嗽を促す（薬液によっては含嗽しない場合もあるため，使用方法を確認する）．

吸入器の取り扱い方

1. 吸入器の手入れ

感染予防のため，薬液槽は本体から取りはずして水洗いし，消毒は1週間に1～2回行う．

消毒は，家庭用の消毒剤（次亜塩素酸ナトリウム）の10倍希釈液に1時間ほど浸しておき，水洗いを十分にしたあとに乾燥させておく．

普段は，使用後に水洗いし，清潔な状態にしておく．

2. 吸入器の準備

可能であれば，吸入器のみではなく，加湿器や空気清浄機などを準備し，居室の環境整備ができるとよい．

ネブライザ吸入器は各自治体で条件や金額が異なるが，給付金の対象となることがある．購入を考えている場合は，それらを確認するとよい．

吸入機能だけではなく吸引機能が付いたものもあり，状況に応じて購入を検討する（p.112，「図1 吸引機能と吸入機能をもつ吸引器」を参照）．

小児の場合の吸入指導

1. 吸入前

脈拍，呼吸状態，顔色，咳の有無，悪心・嘔吐，喘鳴などを観察する．

絵本を読むなどして，児の緊張を和らげ，リラックスできるよう工夫する．

2. 吸入時

体位は坐位で，抱く場合は，児の腹部を圧迫しないように注意する．

実施時は吸入時間の目安を伝えて励ます．

3. 吸入後

吸入終了後は，呼吸音を聴取し，吸入前の状態と比較し，さらに痰の貯留の有無や部位を確認する．

痰の貯留がある場合は，胸部を振動させて排痰を促す．その後は児を安楽な体位で休ませる．

緊急時の対応

吸入により気分が悪くなったり，脈拍数が大幅に増えた場合は，使用を中止して様子をみる．その場で改善がみられたとしても主治医に報告する．

吸入後，痰が多くなり，自己喀痰が困難な場合は，側臥位にして背中を叩くなど，補助して痰を吸引する．

喘息発作時に，吸入しても呼吸困難が改善しない場合は，すみやかに主治医に報告する．

引用・参考文献
1) 山崎摩耶，紅林みつ子，松田栄子編：プラクティカルナーシング 訪問看護．p.162，医歯薬出版，2004．
2) 木下由美子編：呼吸管理．川越博美，山崎摩耶，佐藤美穂子総編：最新訪問看護研修テキスト ステップ2．p.55〜57，日本看護協会出版会，2005．
3) 山元恵子監：写真でわかる小児看護技術―小児看護に必要な臨床技術を中心に．p.146〜150，インターメディカ，2009．
4) 道又元裕編著：人工呼吸ケア「なぜ・何」大百科．p.115〜122，照林社，2007．

Column

人工呼吸器装着中のネブライザ

人工呼吸器装着中のネブライザは，人工呼吸器回路の吸気側に設置して行う．

24時間作動している人工呼吸器においては実施者に十分な知識の習得が必要である．療養者が，安全に吸入療法が実施できるよう，かかわるスタッフは，機器に関して学習する機会を設けていく．

気管カニューレ（気管切開）

呼吸 4

齋藤恵美子

> **ケアのポイント**
> - 気管カニューレの処置に関する療養者・家族のセルフケア能力をアセスメントし，個々のケースに応じた調整をする．
> - 在宅での気管切開部と気管カニューレの管理，および緊急時の対応を療養者・家族へ指導する．
> - 気管カニューレ管理に必要な薬液，器具，衛生材料，医療材料などの調達方法や，必要物品の設置，手入れ方法を指導する．

気管切開の目的

気管切開は，①換気が不十分で長期にわたる呼吸管理が必要されるとき，②意識障害などがあり誤嚥や舌根沈下による窒息を予防するとき，③貯留した気管分泌物を効果的に除去する必要のあるとき，④上気道の障害があるとき，に行われる．

気管カニューレの種類

気管カニューレには，さまざまなものがある（図1，図2）．

気管カニューレには「単管」「複管」がある．痰が多いときや，長期にわたる呼吸管理が必要な療養者は複管を用いることが多い．

人工呼吸器の使用や誤嚥のリスクがある場合は，カフ付きの気管カニューレを選択する．

気管切開している療養者のケア

1. 療養者の状態

療養者の気管切開にいたる経過を把握し，療養者がどのような状態なのか，解剖生理学的に理解しておく（図3，表1）．

2. ケアの目的と注意点

気管切開により開放している気道を維持し，感染を予防する．また，気管切開部周囲の皮膚を保護し，良好な状態に維持する．

気管切開している療養者のケアは，気道分泌物の状況などにより，必要なケアの内容が異なる．気管壁の肉芽や出血の有無・程度の観察をし，状況に応じた処置方法を家族など介護者に指導する．日常的なケアは，ほとんどが家族を含めた介護者にゆだねられるため，退院前の指導に訪問看護師もかかわることが望ましい．

3. 在宅における気管切開口のケアの特徴

気管切開口のケアは，気道分泌物の状況などにより，必要なケアの内容が異なる．

気管壁の肉芽や出血の有無・程度の観察し，状況に応じた処置方法を家族に指導しておく．

日常的なケアは，ほとんどが家族を含めた介護者にゆだねられるため，退院前の指導に訪問看護師もかかわる

> **NOTE**
> **複管の気管カニューレ**
> 複管は二重構造になっているため，外筒を装着したまま内筒を交換することができる．痰が多く，頻繁なカニューレ交換が必要な場合などに使用する．

a. 複管：カフなし・カフあり

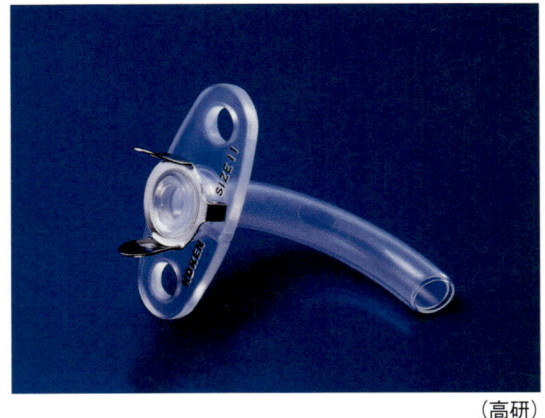

（高研）

外側と内側の筒が分かれているので，交換も簡単である

b. 単管：発声・吸引用サイドライン付き：カフなし・カフあり

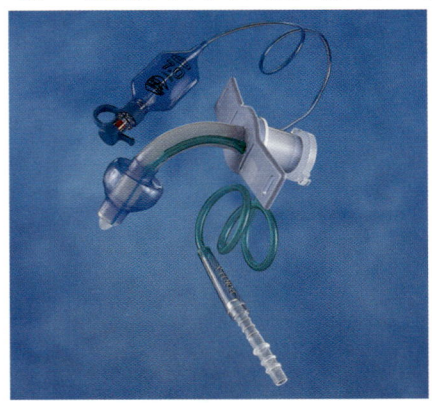

（スミスメディカル・ジャパン）

サイドラインを通して発声訓練を行うことができる

c. スピーチカニューレ

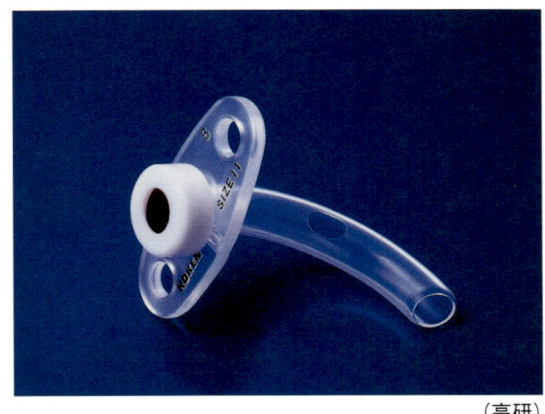

（高研）

d. レティナ

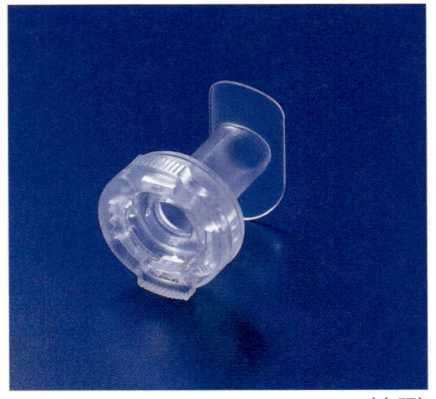

（高研）

気管切開部保持用だが，接続部品を取り付けることで，呼吸訓練や発声訓練も可能である

図1 在宅療養者が使用する気管カニューレの例

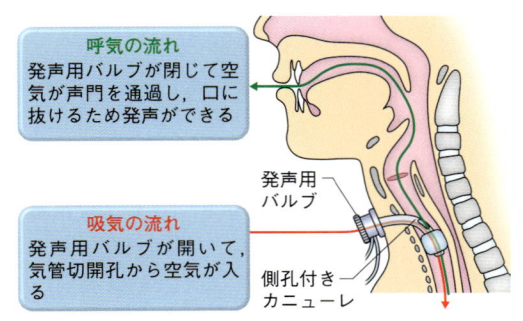

呼気の流れ
発声用バルブが閉じて空気が声門を通過し，口に抜けるため発声ができる

吸気の流れ
発声用バルブが開いて，気管切開孔から空気が入る

発声用バルブ

側孔付きカニューレ

側孔付きカニューレと発声用バルブを組み合わせている．吸気時には発声バルブが開き空気が入るが，呼気時には発声用バルブが閉じ声門を空気が通り発声できる．自発呼吸が可能で，喉頭機能が保たれている療養者に用いられる

図2 スピーチカニューレのしくみ

ことが望ましい．

気管カニューレの交換

　気管カニューレの交換は，原則として2週間に1回の割合で実施するが，状態により異なるため，主治医と相談して交換頻度を調整する．

　気管切開口周囲の皮膚のケアは1日に1回実施するが，分泌物で汚染されたりしたときは，そのつどケアを行う．気管切開口のケアをするときは，気管吸引をしたあとに実施する（**図4**）．

　人工呼吸器装着時は，とくに短時間で必要なケアを実施する必要がある．

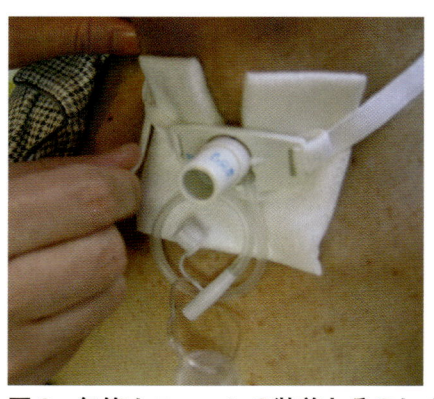

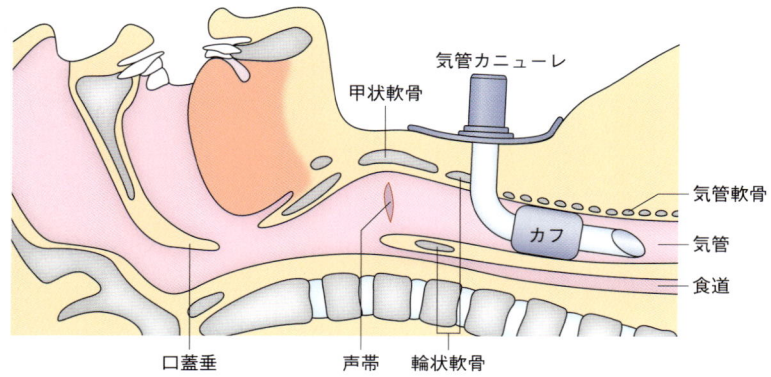

図3　気管カニューレの装着とそのしくみ

表1　気管カニューレを使用している患者の状態

患者の状態	考えられること・対応
鼻腔や口腔内での加温・加湿がなく，乾燥した空気が入る	気道内が乾燥し，痰の喀出が困難である
気管カニューレが細菌防御の境界である声門を越える	無菌操作の徹底が必要である
胸腔内圧を高められない	自力での痰の喀出が困難である
繊細な膜である気道粘膜上を操作する	強すぎる吸引圧や乱暴な操作で粘膜剥離や出血の危険がある
発声できず意思を伝えられない	意思疎通の手段を確認する
カフが気道粘膜を圧迫している	気道粘膜を損傷する危険性があり，固定法やカフ圧に注意する

日常生活にかかわる指導

　口腔の状態に応じて口腔ケアを指導する．誤嚥を防ぐため，口腔ケアの前には気管カニューレのカフを一時的に膨らませる．カフ圧は，気管カニューレのエア注入口にカフ圧計を接続して測定する（図5）．カフ圧は20～25cmH$_2$Oに調整する．

　入浴時は気管切開部とカニューレが濡れないように，シャンプーハットを利用するなどの工夫をし（図6），入浴にかかわる介助者に指導する．入浴後は，気管切開口を清浄綿などで清拭する．

　コミュニケーションは療養者の状態に合わせて，筆談，文字盤，カード，呼び鈴，コールなど，効果的な方法を選択する（p.134，「図7　コミュニケーションツール」を参照）．

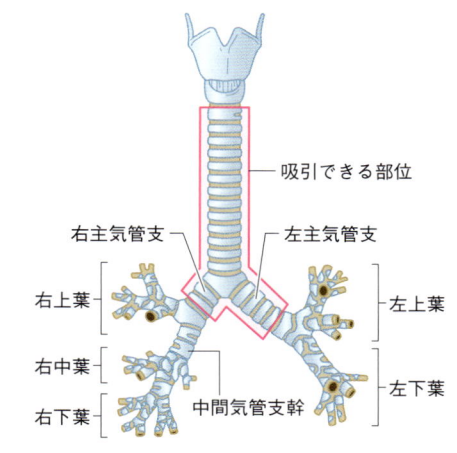

図4　気管吸引できる部位

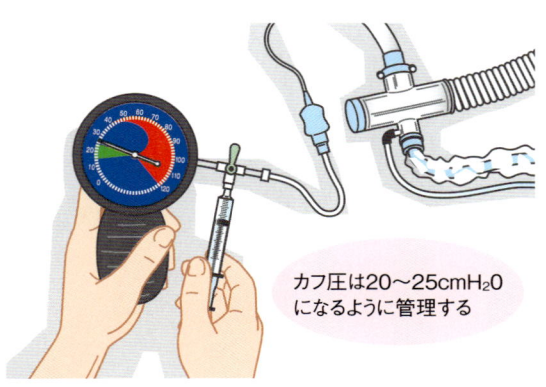

カフ圧は20～25cmH₂Oになるように管理する

カフ圧は20～25cmH₂Oに調整する
図5　カフ圧の調整

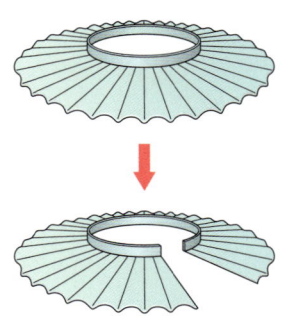

洗髪のときは，市販のシャンプーハットを中央から外に向けてカットし，気管切開口の上部に巻き洗濯挟みなどで止めると水が入りづらくなる
図6　シャンプーハットの利用

小児の場合

　小児用の気管カニューレには，カフがなく可動性が高い．また，小児は頭部が大きく頸部が後屈しやすいため，気管カニューレの固定が重要になる．また小児は空気の呑み込みによる胃部膨満・嘔吐がみられる場合もあり，観察により胃内容物の吸引や減圧を検討する．

緊急時の対応

　カフからの空気漏れ，カフの損傷があるときには，気管カニューレ交換後に原因を確認する．適切なカフ圧かどうかを1回/日は確認し，異常の予防に努める（図5）．
　気管カニューレの閉塞や内腔の狭窄が疑われるときには，加湿，ネブライザ，呼吸理学療法などを取り入れ，排痰を促して痰を吸引する．

　気管カニューレが抜けた場合は，主治医に報告して指示を受ける．状況により，緊急時対策として交換する可能性もあることから，予備の新しい気管カニューレを自宅に用意しておく．
　バイタルサインの異常，意識レベルの変化，チアノーゼの出現，動脈血酸素飽和（SpO_2）の変化など，呼吸状態の異常がみられるときは，主治医に報告して指示を受ける．

引用・参考文献
1) 杉本正子，眞船祐子編：在宅看護論―実践をことばに 第5版．p.291～292，ヌーヴェルヒロカワ，2009．
2) 本庄恵子：気管内吸引．村上美好監：写真でわかる臨床看護技術―看護技術を徹底理解！．p.72，インターメディカ，2004．
3) 野本靖史監：気管切開患者のケアーすべてがわかるQ&A．エキスパートナース，20(15)：38～39，2004．
4) 川越博美，山崎摩耶，佐藤美穂子編：最新 訪問看護研修テキスト ステップ1．p.384～387，日本看護協会出版会，2005．

Column

療養者・家族を支援し，在宅療養の継続性を見きわめる

　気管カニューレの管理は，介護者にとってかなりの負担で，家族や介護者の疲労は大きいものである．訪問看護師は，介護相談や指導を適宜行い，家族のストレスを軽減するよう努める．
　療養者や家族の状況に応じて，訪問回数を増やしたり，電話での相談・指導，また緊急訪問で介護状況を把握していく．
　在宅療養をどのようにサポートしていくとよいか，在宅療養の継続が可能かどうかを，療養者・家族，主治医など，関係職種と適宜話し合っていく．

呼吸 5 呼吸困難感や緊急時の対応

松井美嘉子

> **ケアのポイント**
> - 呼吸困難感とは，不快な呼吸，十分に空気を吸い込むことができないという本人の自覚である．
> - 息切れと呼吸困難感は，ほぼ同意語であるが，息切れは自覚的な意味合いがあり感覚的要素が強く，呼吸困難感は学術的表現としても用いられる．
> - 呼吸困難感の原因は呼吸器にあるとは限らず，循環器やその他の疾患によることもあるため，鑑別が必要である．
> - 呼吸困難感の鑑別には，看護師の観察とアセスメントが重要である（患者の姿勢・体位の観察，バイタルサイン，酸素飽和度の測定，問診，視診，聴診，触診など）．
> - 対応が遅れると生命にかかわることもあるため，迅速な判断と適切な対応が求められる．

呼吸困難感を訴える療養者への対応

呼吸困難は原因が呼吸器にあるとは限らない．症状を観察し，原因を推測，既往歴などを考慮したフィジカルアセスメントで，緊急性の有無を判断した迅速な対応が重要となる．

療養者の姿勢・体位の観察

体位をどのようにすると楽になるか，またはもっと苦しくなるかを聞くことで，次のように障害の部位が絞り込めることがある．

上半身を起こしているほうが楽なのは，肺は身体を起こしているときに拡張するためであり，また，上半身を起こしていると横隔膜の動きを妨げないからである．

左下にして寝ているときがつらいときは，左肺または心臓に何かが起きていたり，負担がかかっていることがある（左肺の胸水貯留，心不全など）．

問診

話せる状況であれば，本人からの問診を行う．話すのがつらいようなら，家族に問診する．

問診により，原因を推測する（緊急性，重症度を見抜く）．

1. いつから

いつごろから息苦しくなったか質問する．突然か，徐々に悪化したかにより，原因を予想できる．

いまも呼吸困難が続いているかどうかも確認する．問診のチャートを図1に示す．

2. 息苦しさの程度

息切れの症状を療養者自身の言葉で判定できることが重要である．

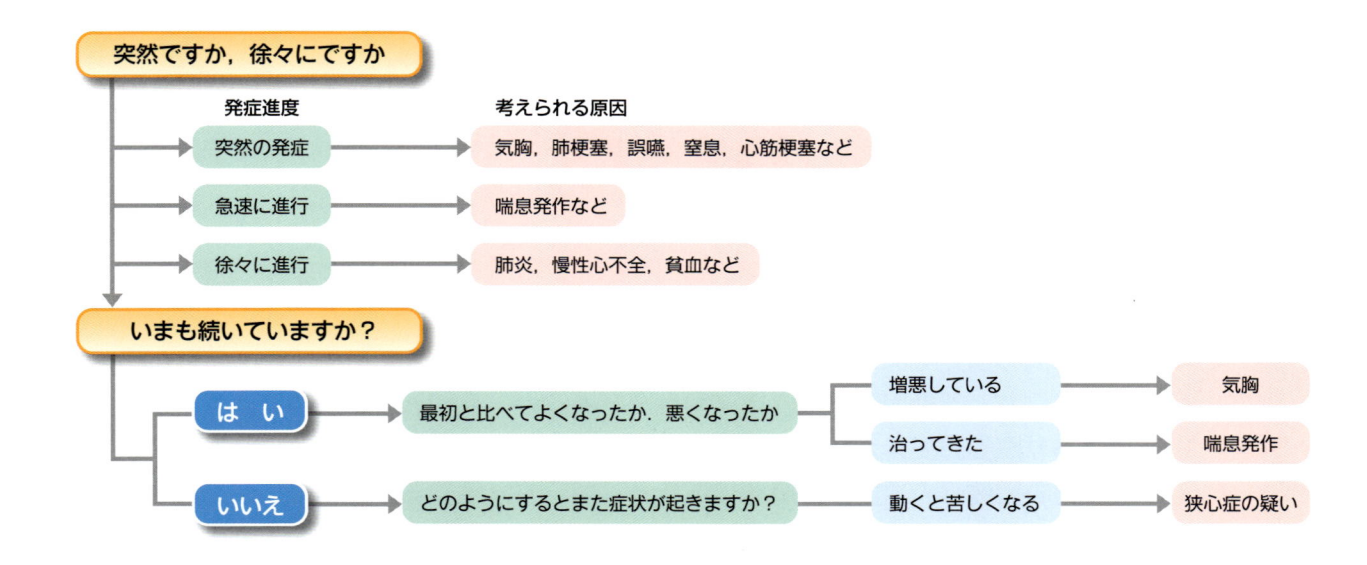

図1 呼吸困難時の問診チャート

突然ですか，徐々にですか

発症進度 / 考えられる原因
- 突然の発症 → 気胸，肺梗塞，誤嚥，窒息，心筋梗塞など
- 急速に進行 → 喘息発作など
- 徐々に進行 → 肺炎，慢性心不全，貧血など

いまも続いていますか？

- はい → 最初と比べてよくなったか，悪くなったか
  - 増悪している → 気胸
  - 治ってきた → 喘息発作
- いいえ → どのようにするとまた症状が起きますか？
  - 動くと苦しくなる → 狭心症の疑い

表1　ヒュージョーンズの分類

Ⅰ度	同年齢の健常者と同じように歩けて，歩行や階段の昇降も平気である
Ⅱ度	平地では同年齢の健常者と同じように歩けるが，階段や坂道は健常者並みには昇れない
Ⅲ度	平地でも健常者並みには歩けないが，自分のペースであれば1.6km以上歩ける
Ⅳ度	休み休みでなければ50m以上歩けない
Ⅴ度	会話や衣類の着脱にも息切れがする．息切れのために外出できない

呼吸困難の重症度の分類表として，ヒュー・ジョーンズの分類がある（表1）．

息切れの強さを数字で示す方法として，修正ボルグスケールがある（表2）．

表2　修正ボルグスケール

息切れの強さを数字で直接表現してもらう
- 0　感じない　（nothing at all）
- 0.5　非常に弱い（very very weak）
- 1　やや弱い　（very weak）
- 2　弱い　　　（weak）
- 3
- 4　多少強い　（some what strong）
- 5　強い　　　（strong）
- 6
- 7　とても強い（very strong）
- 8
- 9
- 10　非常に強い（very very strong）

3. 呼吸困難

呼吸困難が吸気型か呼気型により，原因疾患の予想ができる．呼吸困難の型分類を表3に示す．

4. 随伴症状の有無

ほかに，四肢冷感やチアノーゼ，咳，痰，動悸，めまい，胸痛，発熱の有無などがないか確認する．

表3 呼吸困難の型分類

呼吸型	特徴	主な疾患
吸気型呼吸困難	・気道，とくに上気道の狭窄時に喘鳴を発する	・咽頭狭窄，気管支狭窄
呼気型呼吸困難	・呼気時間の延長を伴う ・喘息や閉塞性肺疾患などにみられる	・気管支喘息，肺気腫，慢性気管支炎
混合性呼吸困難	・吸気性，呼気性が混在するもの ・呼吸器疾患のみではなく，心疾患，血液疾患，脳疾患，感染症などでも起こる	・胸膜疾患，肺炎 ・心臓喘息，心疾患，弁膜症 ・貧血 ・チフス，コレラ，敗血症

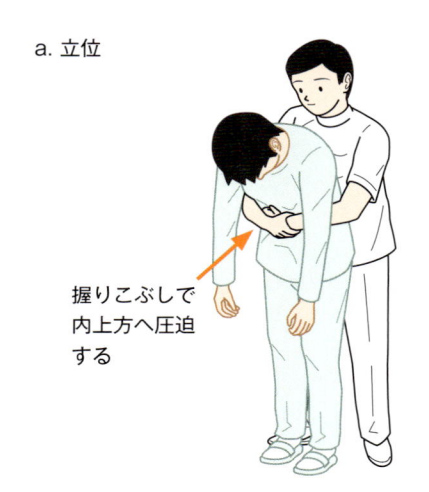

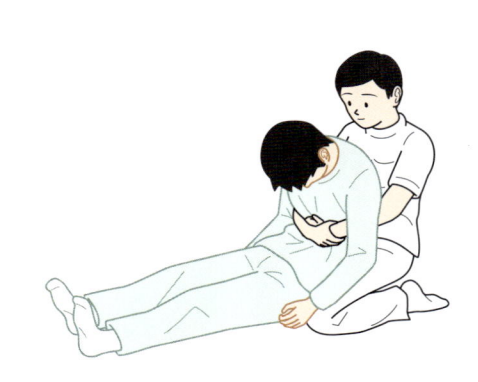

a. 立位　　　　　　　　　　　　　b. 坐位

握りこぶしで内上方へ圧迫する

図2　ハイムリック法

5. 呼吸困難の影響

呼吸困難により，日常生活で困ることや，生活の質の変化を確認する．

フィジカルアセスメント

バイタルサイン：①呼吸数，②呼吸の深さ，③呼吸のリズム，④呼吸パターンと胸郭の動きの観察，⑤SpO_2（酸素飽和度）の確認をする．

視診：①姿勢と体位，②頸静脈の怒張の有無，③チアノーゼの有無（口唇，爪の色），④ばち状指の有無，⑤咳や痰の有無，⑥眼瞼結膜を確認する．

聴診：①呼吸音の左右差（気胸があれば左右差が認められる．患側で減弱する），②呼吸音の消失や強弱の有無，③異常呼吸音（副雑音）の有無を確認する．

触診：脈拍，発汗，四肢冷感の有無，胸郭の拡張性などを触診する．

打診：胸部，背部を左右対象に打診し，左右差がないか確認する．正常な場合，肺野では共鳴音を示す．濁音や無共鳴な打診音が聞かれた場合は，胸水，肺の硬化，無気肺が疑われる．

酸素飽和度の測定：パルスオキシメータにて計測する．

緊急時の対応

1. 気道確保

気道閉塞があれば，まず気道の確保を行う．気道内に異物や誤嚥がないかどうかを確認し，異物がある場合はすみやかに取り除く（前かがみで背中をたたく，ハイムリック法など，図2）．

パルスオキシメータ装着中の場合は，酸素飽和度をモ

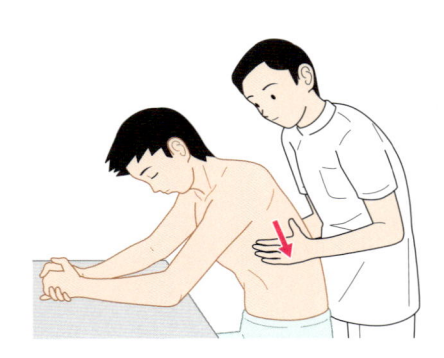

a. 坐位下部呼吸介助　　b. 坐位上部呼吸介助　　c. 立位下部呼吸介助

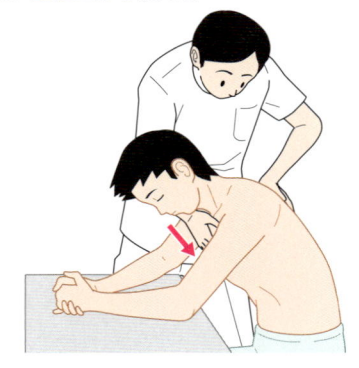

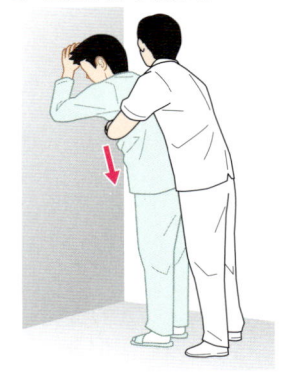

開始肢位：療養者は椅子坐位
①療養者は椅子に座り，両手を膝などに当て上体を安定させる
②介助者は療養者の後方に立ち，肘を曲げ，下部胸郭に手を当てる
③最初の2～3呼吸で療養者の呼吸リズムと胸郭運動を把握する
④リズムが理解できたら呼気時に胸郭を呼気運動方向（内下方）へ軽く圧迫する

開始肢位：療養者は椅子坐位
①療養者は椅子に座り，両手を膝などに当て上体を安定させる
②介助者は療養者の側方に立ち，軽く肘を曲げ，一方の手を療養者の胸骨に，もう一方の手は固定のため背部に当てる
④最初の2～3呼吸で療養者の呼吸リズムと胸郭運動を把握する
⑤リズムが理解できたら呼気時に胸骨を呼気運動方向（内下方）へ軽く圧迫する

開始肢位：療養者は立位
①療養者は立った状態で前傾姿勢をとり両手を壁などに当て上体を安定させる
②介助者は療養者の後方に立ち，肘を曲げ，両胸部を保持する
③最初の2～3呼吸で療養者の呼吸リズムと胸郭運動を把握する
④リズムが理解できたら呼気時に胸郭を呼気運動方向（内下方）へ軽く圧迫する

図3　呼吸介助法

ニタリングして，安楽な体位，たとえば上肢で体幹を支持するような前傾坐位や前傾立位などの姿勢をとらせ，気持ちを落ち着かせる．安楽な体位を維持できるよう，安楽枕，クッションなどを使用する．

酸素療法中の場合は，酸素の流量，気管カニューレの閉塞の有無を確認し，酸素が流れていることを患者に告げながら，上記のように安楽な体位を援助する．

意識がなく呼吸停止の場合は，すみやかに主治医に報告し，指示を受ける．協力者および救急車が到着するまで一次救命処置（BLS）として気道確保と胸骨圧迫・人工呼吸を行う（義歯がある場合は除去し，衣服をゆるめて行う）．

2. 介助

呼吸困難感は療養者が生命の危機を感じることもあり，介護者はそれを理解したうえで，手を握る，背中をさするなど，タッチングをしながら深呼吸やリラクセーションをはかることが重要である．

起坐呼吸の体位かセミファウラー位で（気管拡張薬を使用している療養者の場合は吸入しながら），口すぼめ呼吸をしてもらう．

療養者の呼吸運動に合わせた用手呼吸介助法も呼吸困難からの回復を早める．介護者は下部胸郭両外側に手をおいて呼気時にゆっくり圧迫し（手拳面全体を療養者の胸部に密着させて，手根部から指尖部までを一定の圧にして介助する），呼気の終末まで十分に絞りだし，吸気は妨げないようにゆっくり離す（**図3**）．

上記の内容で改善しない場合は，主治医に相談のうえ，訪問診療または救急車を要請とする．

過換気症候群

過換気症候群は，精神的な不安や心因性反応（転換性障害）が原因で，若い女性や精神的ストレスを受けやすい人に多い．

突然の呼吸困難，または自覚症状なく息が荒くなる．

付随症状として，指先や口周囲のしびれ感，不穏，興奮，意識混濁がある．

1. 診断

発作時の動脈血では，アルカローシス，二酸化炭素分圧の上昇などがある．

2. 対応

安静，不安感の軽減に努め，ゆっくり呼吸することなどを指示する．

手足を伸ばして安楽な姿勢をとり，リラクセーションをはかる．

以前は紙袋再呼吸法（鼻と口に紙袋を少しすきまを開けてあてがい，呼吸させる方法）が推奨されていたが，発作後の無呼吸を含む低換気が生じ，O_2分圧の低下が急激に認められる現象が報告されており，行う際にはSpO_2モニタリングを行ず行う必要がある．

引用・参考文献
1) Callaharn M：Hypoxic hazards of traditional paper bag rebreathing in hyperventilation patient. Ann Emerg Med, 18：622～626；1989.
2) 山内豊明：フィジカルアセスメントガイドブック――目と手と耳でここまでわかる．医学書院，2011.
3) 日本訪問看護振興財団：平成21年度訪問看護e-ラーニングテキスト．p.79～81，2009.
4) 川越博美，山崎麻耶，佐藤美穂子総編，木下由美子責任編：呼吸管理．最新訪問看護研修テキストステップ2，日本看護協会出版会，2005.
5) 山勢博彰：やりなおしのフィジカルアセスメント．ナースビーンズ（2008秋季増刊号），p.66～69，2008.
6) 日本呼吸管理学会呼吸リハビリテーションガイドライン作成委員会，日本呼吸器学会ガイドライン施行管理委員会，日本理学療法士協会呼吸リハビリテーションガイドライン作成委員会編：呼吸リハビリテーションマニュアル――運動療法．p.107～108，照林社，2003.
7) 日本呼吸ケア・リハビリテーション学会呼吸リハビリテーション委員会，日本呼吸器学会ガイドライン施行管理委員会，日本リハビリテーション医学会診療ガイドライン委員会・呼吸リハビリテーションガイドライン策定委員会，日本理学療法士協会呼吸リハビリテーションガイドライン作成委員会編：呼吸リハビリテーションマニュアル――患者教育の考え方と実践．p.92，照林社，2007.
8) 西沢義子著：石井範子，阿部テル子編：イラストでわかる基礎看護技術――ひとりで選べる方法とポイント．p.373，日本看護協会出版会，2002.
9) 落合慈之監：リハビリテーションビジュアルブック．p.130～146，学研メディカル秀潤社，2011.

Column

介護を行っている人の呼吸困難に注意！

訪問看護の場では，家族やふだん介護を行っている人の潜在するSOSのサインをキャッチすることも看護師の大切な役割である．まれに家族や介護者が，介護疲労や睡眠不足によるストレスなどで呼吸困難を起こすことがある．

看護師は日ごろから介護者の健康状態の把握をするとともに，介護者が気持ちや不安を表出できる関係づくりも大切である．さらに情報をケアマネジャーなどに伝え，介護体制の見直しや改善，介護者が休息やレスパイト（一時的な介護の中断）ができるよう他職者と連携して支援していく．

看護師は救急対応に備えて，救命救急やAEDの使い方などの講習会を受講しておくことも重要である．

在宅人工呼吸療法：HMV① TPPV（気管切開下間欠的陽圧換気）

松井美嘉子

ケアのポイント

- 在宅人工呼吸療法（HMV[*1]）でTPPV[*2]を取り扱うには，療養者を含め，かかわる者が人工呼吸器のしくみとトラブル（アラーム）対応について理解していることが大切である．
- HMVの看護のポイントは，まず楽な呼吸ができているかどうか療養者を観察し，アセスメントすることである．
- 療養者と家族（介護者）が，人工呼吸器を使用しながら，日常生活を維持できることに視点をおく．
- 機器を利用している療養者は動けないことも多いため，介護負担が大きい家族へのサポートが重要である．

人工呼吸器の理解

人工呼吸器は電源があれば使用できる（図1）．

基本的には内蔵された駆動源（モーター）によりタービンやピストンを動かして外気を取り込み，療養者へ送気する（図2）．

1回に肺に送り込む空気の量を設定する従量式と，肺へ空気を送り込んだとき気道にかかる圧力（気道内圧）で設定する従圧式がある．

1. 呼吸回路

感染防止のために呼吸回路の交換は2週間に1度行う．

呼吸回路のトラブルが起こる可能性のある注意すべき部分には，表1のようなものがある．

2. 付属品

加温・加湿器：体内へ入る空気の温度と湿度を上げて，鼻腔から入る空気の状態に近づける．

人工鼻：外出時や停電時などで，加温・加湿器を使用しないときに使用する（図3）．

人工鼻を使用する際は接続場所を間違えないように注意する（フレキシブルチューブとYピースのあいだに接続する，図2）．

人工鼻を使用すると息苦しさを訴える場合は主治医に相談し，別のタイプの人工鼻に換えるなどの対応する．

在宅人工呼吸器のアラーム対応

アラームが鳴った場合，まず療養者の様子（顔色，表情，意識状態，呼吸状態）を観察する．

どのアラームが点滅しているかを確認し，原因をチェックし，迅速に対応する．

その際，看護師は療養者に声をかけ，呼吸を確保しながら，落ち着いて対応することが重要である．

[*1] **HMV** home mechanical ventilation．在宅で長期間人工呼吸管理をしながら生活する療法をいう．人工呼吸療法には，TPPV（気管切開下間欠的陽圧換気）とNPPV（非侵襲的陽圧換気法）があるが，在宅者の割合はNPPVによるHMVが多い．

[*2] **TPPV** tracheostomy positive pressure ventilation．気管切開下間欠的陽圧換気．気管挿管または気管切開して行う陽圧換気をいう．侵襲的人工呼吸法である．

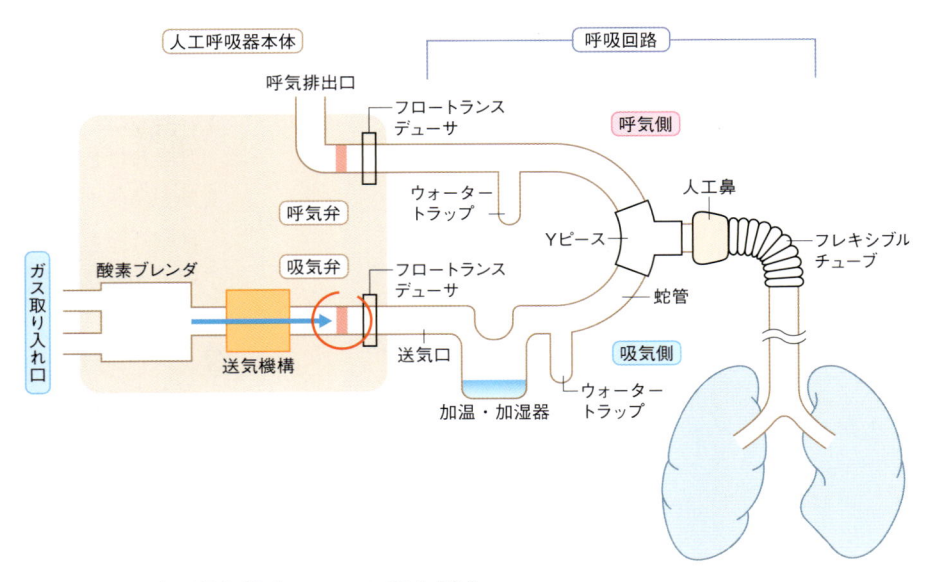

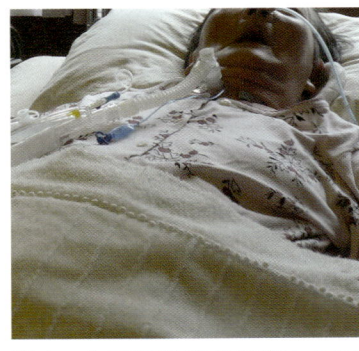

図1 人工呼吸器を装着している療養者

図2 人工呼吸器本体（TPPV）の基本構造

表1 呼吸回路のトラブルが起こる可能性のある注意すべき部分

注意すべき部分	起こる可能性があるトラブル
人工呼吸器本体とのチューブ接続口や呼吸回路のチューブの付け根	チューブの破損・亀裂
加温・加湿チャンバーのキャップ	チャンバーキャップのはずれ
ウォータートラップ	きちんと締められていない，亀裂
Yピース	亀裂，接続部のゆるみ
フレキシブル（フレックス）チューブ	破損・亀裂
呼気弁	破損・閉塞
センサーチューブ	コネクタのゆるみ

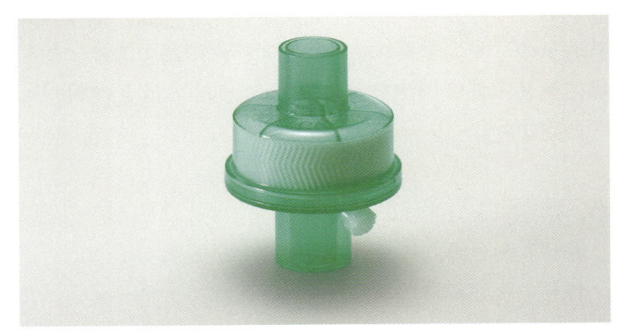

ハイグロバックS（コヴィディエン ジャパン）
1〜3日で交換するので，装着した日付を油性ペンで記入しておく

図3 人工鼻

表2 アラームの種類とよくあるアラームの原因

アラームの種類	吸気圧下限アラーム（Low pres） 吸気圧上限アラーム（Hi pres） 分時換気量下限アラーム（L min vol） 無呼吸アラーム　　（Apnea） 電源アラーム（Power lost） 器械不良アラーム
よくあるアラームの原因	呼吸器回路のはずれ 痰による気道抵抗の増加 ファイティング 気管カニューレのカフのリーク ウォータートラップのゆるみや亀裂 センサーチューブの水滴混入

アラームの種類と，よくあるアラームの原因を表2に示す．

気管カニューレ挿入中のケア

気管カニューレは2週間ごとに交換し，交換後は，必ず両肺の呼吸音の聴診を行う．

定期的に気管カニューレのカフ圧を測定することが望ましい（気管カニューレ交換後などカフ圧計を用いて測定する）．

望ましいカフ圧は，20～25mmHgである．カフ周囲から下気道への細菌の侵入を防ぐためには，カフ圧は20mmHg以上必要であり，気管粘膜の圧損傷をさせないためには，気管壁の細動脈血管圧の30mmHg以下とする必要があるためである．

カフ圧は"耳たぶの弾力くらい"といわれることもあるが，感覚的な基準では施行者により個人差が出てしまうので，カフ圧計で適性圧を測定した際のエア量が何mLなのか，注射器にマーキングしておくとよい．

NOTE
ファイティング
療養者の興奮や咳き込みなどで，療養者の呼吸が人工呼吸器と同調できないときに起こる．呼吸回路の内圧が上昇してアラームが鳴る．

日常のケア

1. 呼吸音

呼吸音は必ず聴診器で聴診する．左右差や，副雑音の有無を確認する．

同時に酸素飽和度の測定も行い，換気が十分に行われているか確認する．

2. 人工呼吸器との同調

人工呼吸器と同調しているか，楽な呼吸をしているか確認する．顔の表情・顔色，胸郭の動き，呼吸のリズム，呼吸筋疲労の有無などを観察する．

気道内圧，酸素飽和度の測定を行い，人工呼吸器の設定を確認する．

3. 感染徴候

痰の性状・量などから，感染徴候はないかを観察する．

4. 気道クリアランス

排痰介助，呼吸リハビリテーションを行う．

気道クリアランスにより，療養者と家族が夜間良眠できるように支援していくことが重要である．専用の気管カニューレ（図4）や，低量持続吸引器（図5）を使用することで，痰の吸引回数が減ったという報告もある．

呼吸リハビリテーションにより胸郭運動，横隔膜の動きの維持をはかる．

5. 水分バランス，栄養状態

水分摂取は痰喀出においても重要である．

良質のタンパク質をとり，栄養バランスのとれた皮膚状態をめざす．栄養状態の評価で体重測定が困難なときは，簡易栄養評価法などを用いる（ふくらはぎの周囲長の測定など）．

6. 排便コントロール

腸ぜん動運動，排ガスの有無などを観察する．

便秘や腹部膨満がみられたら，腹部マッサージなどで対応する．

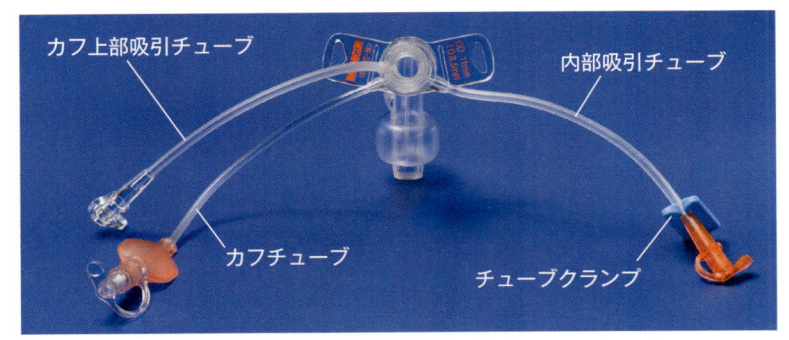

チューブ内の貯留物を吸引できる気管カニューレ（高研）

図4　ダブルサクションタイプ気管カニューレ

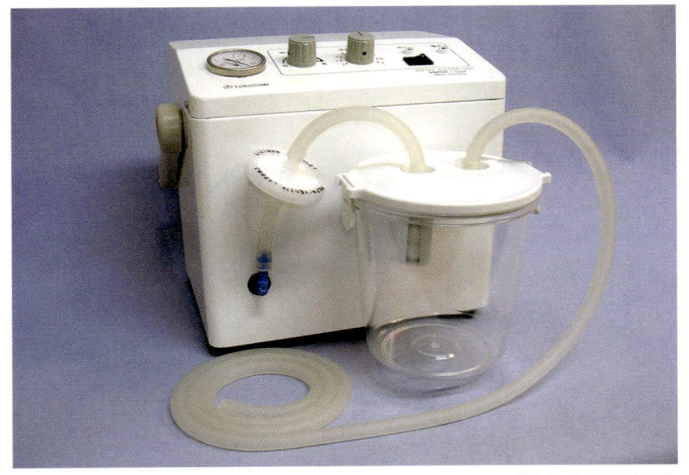

（徳永装器研究所）

図5　低量持続吸引器

7. 入浴介助

　入浴介助にあたっては，状態観察（体調確認）を行い，本人の意向を確認する．入浴前に痰の喀出・吸引を行う．

　入浴中に気管切開部へ水がかからないように注意する．呼吸回路の長さが足りない場合は，アダプターを使用するか，長い呼吸回路を使用する．

　社会資源の活用による入浴サービスの利用（看護師1人，介護者2人が従事），移動補助具の利用，リフト・ストレッチャーなどの利用などを行う．

　入浴の前後で，療養者に負担がかからないように，すみやかに移動，呼吸器の着脱，着替えができるよう，介護者は事前に役割分担（外回り，本人対応など）を決めて対応する．万が一の場合に備え，バッグバルブマスクは常備しておく．

> **NOTE**
> **簡易栄養評価法**
> 医療・介護従事者のための栄養アセスメントツールであるMNA（mini nutritional assessment）は，国際老年医学会が作成した簡便で実用的な評価法である．
> 以下の6項目で栄養状態をチェックし，そのポイントの合計点で評価する．
> （1）身体の計測：BMIまたはふくらはぎの周囲長（cm）
> （2）過去3か月間で食欲不振，消化器系の問題，咀嚼，嚥下困難などで食事量が減少したか？
> （3）過去3か月間での体重の減少があったか？
> （4）自力で歩けるか？
> （5）過去3か月間で精神的ストレスや急性疾患を経験したか？
> （6）神経・精神的問題の有無

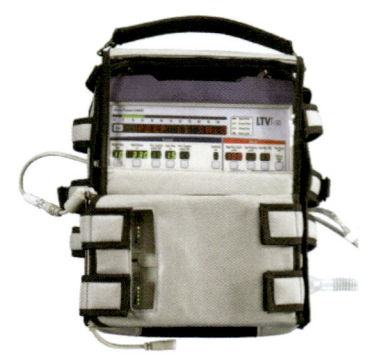

携帯用人工呼吸器のLTV1200に外出用バッテリーを装着
（パシフィックメディコ）

図6　外出用バッテリー

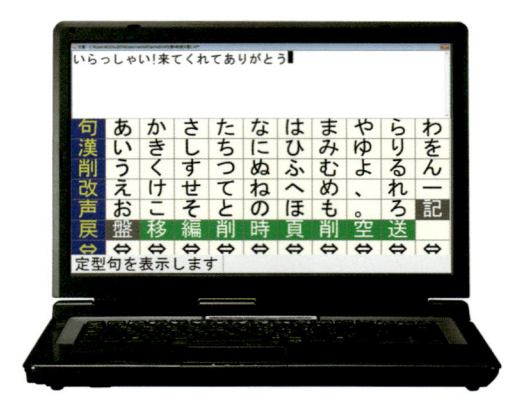

意思伝達装置「伝の心」（日立ケーイーシステムズ）　　透明文字盤（テンミル）

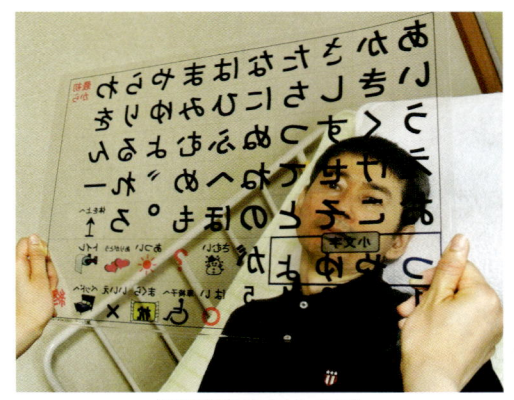

図7　コミュニケーションツール

8. 外出の介助

車椅子のタイヤの空気漏れやパンクがないか確認する（車椅子での移動中，振動がひびく場合は，太いタイヤにすると軽減できる場合もあるので業者に相談する）．

人工呼吸器（携帯用）と外出用バッテリー（図6）をセットで車椅子に搭載する．吸引セットとバッグバルブマスクを持参する．

加温・加湿器の代わりに人工鼻を使用する（接続部に注意する）．

携帯電話，療養記録（主治医，人工呼吸器業者，緊急連絡先などの記載がある）を持参する．

9. 精神的支援

リラクセーション，呼吸筋マッサージ，温罨法（ホットタオル使用），足浴などを行う．

療養者や家族の訴えを傾聴・共感し，ともに考えていく姿勢が大切である．何かを決める際は，療養者や家族が自己決定できるように支援していく．

発語・意思表示が困難な療養者の場合は，コミュニケーション手段を検討する（図7）．その際には，本人の意向を尊重し，介護者・リハビリテーションスタッフ・医療機器スタッフと協働して支援していくことが望ましい．

10. 家族ケア

家族の健康状態，介護者の状況（キーパーソンはだれか），介護体制を把握する．看護師は，ときには療養者や家族の代弁者となり，医師や他職種へ情報提供を行う．

社会資源の活用・紹介を行う（療養通所介護と訪問看護の併用など）．家族の休息時間や場所の確保とレスパ

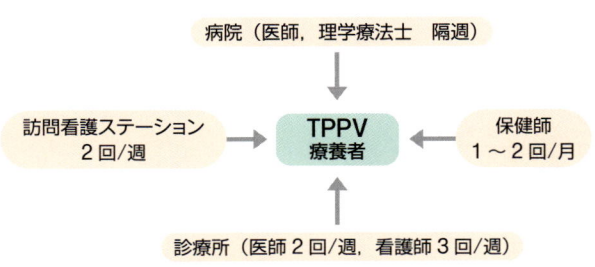

図8 TPPVと診療体制

NOTE

支援にあたるチームメンバーの例

患者(療養者)・家族,人工呼吸器供給会社,医療機関,医師,看護師,往診医,訪問看護師,薬剤師,管理栄養士,患者会,行政,保健師,理学療法士,作業療法士,ケースワーカー,ケアマネジャー,ホームヘルパー,友人・知人,ボランティア

イトケア(一時的な介護の中断によりリフレッシュをはかる)の提供を行う.

チームケアでの支援

在宅人工呼吸療法は,かかわりのある多職種や周囲の人たちが療養者と家族を支えていく必要がある(図8).

引用・参考文献

1) 川口有美子,小長谷百絵編著:在宅人工呼吸器ポケットマニュアル——暮らしと支援の実際.医歯薬出版,2009.
2) 川越博美,山崎摩耶ほか:呼吸管理.最新訪問看護研修テキスト ステップ2〈4〉,日本看護協会出版会,2005.
3) 小倉朗子:HMV療養者訪問看護の実際.平成21年度在宅人工呼吸器に関する講習会テキスト,p.61〜71,財団法人医療機器センター,2009.
4) 道又元裕編:人工呼吸器ケアのすべてがわかる本.照林社,2003.
5) 林 泰史,青木民子監:酸素吸入・人工呼吸器のホームケア.中央法規出版,2006.

Column

在宅での緊急時とは

「何かあったら連絡ください」.医師や看護師が療養者・家族に対して普段使う言葉である.しかし,24時間の療養生活で療養者・家族がどのようなときに医師あるいは看護師に連絡・相談したらよいかわからないことがある.

療養者・家族の立場になって「熱が37.5℃以上のとき」「尿量が○○mL以下のとき」「痰が緑色で粘っこいとき」などのように具体的に説明し,紙に書いて渡しておくとよい.

その紙は,誰もが見られるように緊急連絡先とともに壁に貼り,家族の不在時でも,病状の急変や機器の不調に対応できるように備えることが大切である.

在宅人工呼吸療法：HMV②
NPPV（非侵襲的陽圧換気）

松井美嘉子

> **ケアのポイント**
> - 在宅人工呼吸療法（HMV[*1]）においてNPPV[*2]を取り扱うには，療養者を含め，かかわる者が人工呼吸器のしくみとトラブル対応について理解していることが大切である．
> - 使用にあたってはNPPVの長所と短所を理解したスタッフの専門性が求められる．
> - NPPVが有効に使用されるには，療養者・家族への事前の説明と，導入時の指導がポイントとなる．
> - NPPVは，療養者のADLの拡大・QOLの維持向上につながる．

NPPVの対象者は？

慢性期や在宅でのNPPVの対象者は，睡眠時無呼吸症候群，神経筋疾患などの拘束性疾患，慢性閉塞性肺疾患（COPD）の患者が多い．

急性期でのNPPVの対象者は，COPDの急性増悪，急性心原性肺水腫，免疫不全に伴う急性呼吸不全の療養者である．

慢性期，急性期ともに，療養者の自発呼吸があり，本人はもとより家族や介護者の協力体制があることが条件となる．

NPPVの導入には，医療従事者による的確な説明や精神的支援が必要である．訪問看護師もNPPVに関する知識と技術を身につけておくことが大切である（図1）．

NPPVの特徴

1. NPPVの長所
① TPPV（気管切開下間欠的陽圧換気）と違い，気管への挿管操作に伴う危険を回避できるため，感染症などの合併症を減らすことができる．
② 会話や経口からの食事ができる．
③ 人工呼吸の中断が容易であり，ADLの拡大をはかりやすい．

2. NPPVの短所
① 気管・食道の分離ができないため，誤嚥，空気の嚥下（呑気）による腹部膨満，ガス貯留を起こしやすい．
② マスクによる合併症（スキントラブル）を起こしやすい．

[*1] **HMV** home mechanical ventilation. 在宅で長期間人工呼吸管理をしながら生活する療法をいう．人工呼吸療法には，TPPV（気管切開下間欠的陽圧換気．気管挿管または気管切開を介して行う人工呼吸管理）とNPPVがあるが，在宅者の割合はNPPVによるHMVが多い．

[*2] **NPPV** non-invasive positive pressure ventilation. 非侵襲的陽圧換気．気管挿管や気管切開を行わず，人工呼吸（陽圧換気）を行うこと．主にマスクを介して人工呼吸器を使用する（図1）．気管切開が不要など患者の苦痛の軽減や，開始や中止が容易であるなどの利点がある．

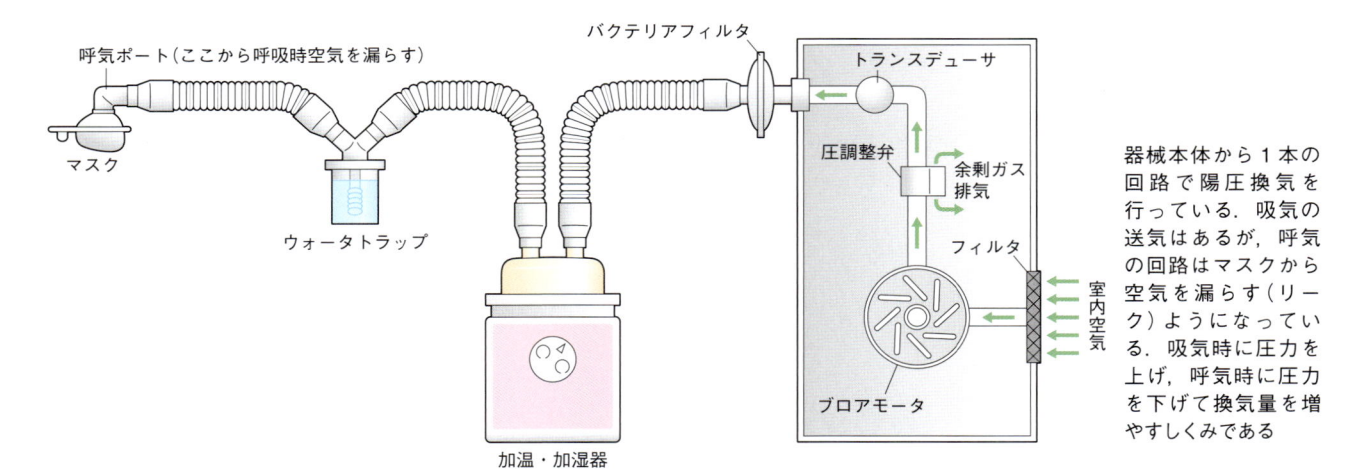

図1　非侵襲的陽圧人工呼吸器（NPPV）の基本構造

NPPV導入の説明

NPPV導入に関する指導は，通常退院前や外来で行うが，自宅に戻ると療養者・家族ともにNPPVの使用手順や管理方法に不安を感じることがある．そのようなときは，再度，導入の説明を行う．

説明において最も重要なことは，NPPVの長所を療養者自身に感じてもらうことである．そのためには"実際に体験してもらうこと"が重要である．

療養者自身の意思によりマスクの着脱が可能であることを伝え，療養者の自己コントロール感を高め，NPPVへの不安の軽減をはかる．

マスクがあるため，日常生活行動が妨げられると感じられることもあるが，療養者の意思や症状を確認し，よく話し合って，日常生活のなかでケアを通して，その長所を実感してもらえるようにする．

NPPV導入前の確認

気道分泌物の有無を確認する．

NPPV装着に関する十分な説明をして，承諾を得る（不安と恐怖を感じないようにゆっくりと進める）．

療養者の意向を尊重し，療養者が自己決定できるように必要な情報を提供する（自ら使用する気持ちになるようにする）．

導入時は昼間の短時間から徐々に時間を延ばしていく．使っていくうちに慣れることを説明する．

マスクのフィッティング

まずは楽な姿勢・体位をとってもらう．30°〜坐位に保持すれば呼気量が増加するためにEPAP（呼気気道陽圧）を低くする効果が期待でき，吸気もしやすくなるためIPAP（吸気気道陽圧）も低く設定できる．

次に機器とマスクの選択をする．機器は電源のみで駆動する軽量小型の携帯用人工呼吸器（図2）があるが，気道内圧で設定する従圧式が多い．

マスクのフィッティングでは，実際にマスクに触れてもらい，顔に当てる．このとき，療養者の好みのもの，最もフィットするマスクを選ぶ（図3，表1）．

呼吸のタイミングと症状を観察し，マスクを当てる．このとき，2種類くらいのマスクを用意しておくとよい．いつでも調整できる（問題があれば，マスクをはずせる，もしくは，ほかの種類に交換できる）ことを説明する．

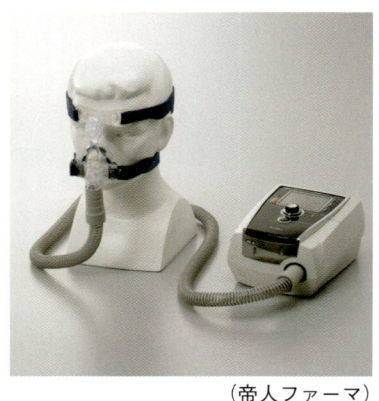

図2　携帯用人工呼吸器　（帝人ファーマ）

図3　マスクの例

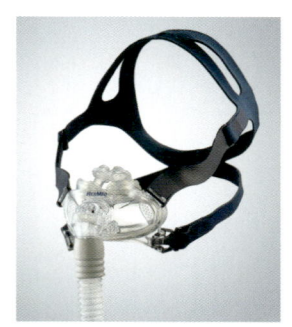

ミラージュリバティマスク 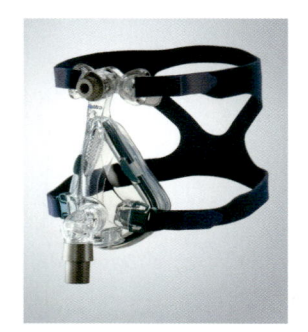　　ミラージュクアトロマスク 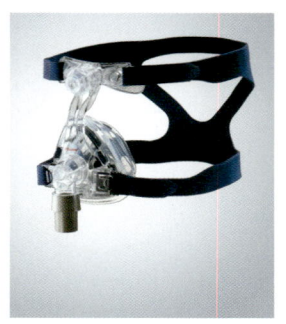　　ミラージュアクティバLTマスク　（帝人ファーマ）

表1　マスクのフィッティングのポイント

- 正しい種類とサイズを選ぶ
- 締めすぎない
- マスクのエアクッションができている（皮膚にあたる部分のフィット感がある）
- バランスよく締められている
- 目へのリーク（空気漏れ）がない
- 適切なリーク量を維持している

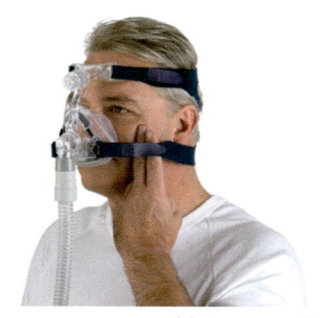

（帝人ファーマ）
ヘッドギアの固定はバンドの下に指1〜2本が入るゆとりをもつ

図4　マスクの装着

呼吸のタイミングの確認

まず，マスクを療養者の手や頬に当て，肌で陽圧[*3]を感じてもらう．

次にマスクを鼻に当て，「息を鼻で大きく吸いましょう」「ゆっくり鼻からはきましょう」と声をかけながら陽圧への同調を促す．

最初は看護者が手でマスクを保持した状態で，療養者に陽圧換気を感じてもらう．

呼吸器と同調していることを確認し，呼吸状態が安定していれば，ヘッドギアを用いてマスクを固定する（図4）．

療養者に呼吸困難感がないか確認する．

口からの空気の漏れ（リーク）が多いときは，①チンストラップ（顎にかけるひも）の使用，②フルフェイス型マスクへの変更を検討する．

NPPV開始時の注意点

大きくゆっくり呼吸ができるように胸郭に手を添えてリズムをとる．

装着後15〜30分は療養者のそばにつき添い，観察する．NPPV開始時の観察ポイントを表2に示す．

機器の手入れ・点検

機器がいつも正常に作動するか，チューブや加湿器が正しく接続されているかを確認する．

定期的にマスクやチューブを取りはずし洗浄する（表3）．洗浄後の組み立てが難しいため，組み立て完成図か写真を事前に用意しておく．

手入れ時に，小さな部品を紛失しないように注意する．

*3　**陽圧**　内部の圧力が外部よりも高い状態のこと．NPPVにおける陽圧には吸気陽圧（IPAP：inspiratory positive airway pressure）と，呼気陽圧（EPAP：expiratory positive airway pressure）がある．

表2 NPPV開始時の観察のポイント

- 意識は鮮明か
- コミュニケーションはとれているか
- 夜間は眠れているか（朝起きがけの頭痛や昼間の眠気はないか）
- 不安や不穏な気持ちはないか
- バイタルサインは安定しているか
- 呼吸回数・呼吸音（聴診器で聴診する）は正常か
- 酸素飽和度・血液ガス分析は基準値か
- 呼吸困難感はないか
- 一回換気量および分時換気量は十分か
- 機器と患者の自発呼吸は同調しているか（胸部の動きと呼吸器の作動音で確認する）
- 咳嗽力があり，喀痰ができているか
- 口腔内に問題はないか（出血や腫れなどがないか）
- マスクのフィッティングはとれているか，漏れ（リーク）が激しくないか
- マスクに対する不満はないか
- 皮膚の状態は良好か

表3 機器の手入れ

毎日の手入れ	・マスクを拭く ・チューブを陰干しする ・加湿器の容器を洗い，水を追加する
週1回の手入れ	・マスクやチューブを中性洗剤で洗う ・ヘッドギアを洗う

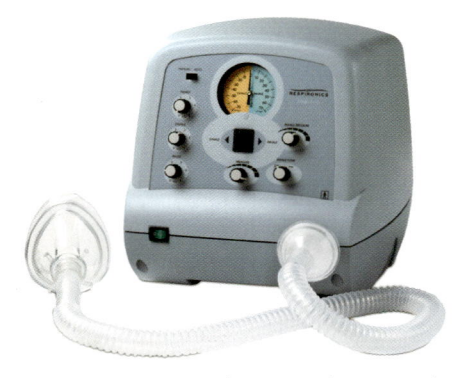

（フィリップス・レスピロニクス）

図5 CoughAssist

日常のケア

NPPV使用時は呑気による腹部膨満感や便秘が起こりやすい．水分摂取，食事量の確認または食事内容の工夫や訪問時の腹部マッサージ，温罨法などで排便コントロ

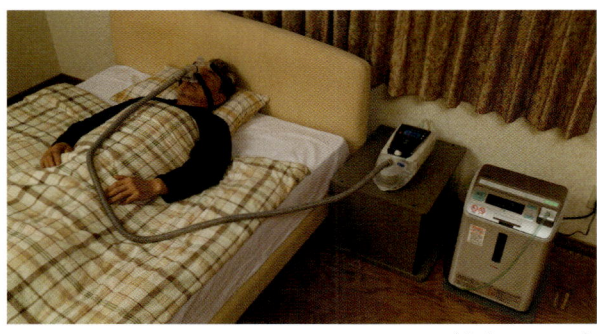

（帝人ファーマ）

在宅用のNPPV機器は酸素濃度が調節できないため，マスクや回路内の酸素ポートより酸素を投与してHOTと併用する場合がある

図6 在宅酸素療法（HOT）とNPPVの併用

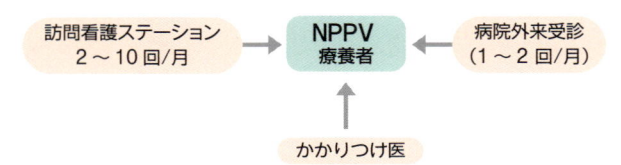

訪問看護ステーション 2～10回/月 → NPPV療養者 ← 病院外来受診（1～2回/月）
↑
かかりつけ医

図7 NPPVと診療体制例

ールをはかる．

呼吸筋疲労などがある場合は，呼吸リハビリテーションとして，肋間筋ストレッチ，温罨法，マッサージなどを行う．

気道クリアランスの維持には，CoughAssist（フィリップス・レスピロニクス，図5）という器械による咳・排痰介助法もある（Mechanical Insufflation-Exsufflation：MI-E）．気道内分泌物を除去するために，咳が自力でできない療養者の排痰補助に有効である．

酸素濃度の調節のため，在宅酸素療法（HOT）と併用することがある（図6）．

訪問時には身体状況とともに，生活に支障はないか，緊急時の対応などを確認しておく（図7）．

感冒などの気道感染をきっかけとした呼吸不全の増悪，鼻水，咽頭痛，咳などによりNPPVの装着困難な場合は，早めに主治医への相談，受診を促す．

NPPVを使用しながらも，療養者・家族のセルフケアにより，毎日の生活が送れるように，日々ねぎらいながら支援していく．

療養者・家族の日常生活が安全に安心して過ごせるように，ちょっとした違和感・不具合のある場合も，がま

んせず医療スタッフに伝えられるように，日ごろから信頼関係を構築する．

引用・参考文献
1) 中田諭監：特集わかる！NPPV導入時のケアと管理のポイント．ナーシング・トゥデイ，25(5)：17~46，2010．
2) 平成21年度 在宅人工呼吸器に関する講習会テキスト，財団法人医療機器センター，2009．
3) 林泰史，青木民子監：酸素吸入・人工呼吸器のホームケア．安心・安全の療養生活ガイドシリーズ，中央法規出版，2006．
4) 川越博美，山崎摩耶，佐藤美穂子総編，木下由美子責任編：呼吸管理．最新訪問看護研修テキスト ステップ2，日本看護協会出版会，2005．
5) 川口有美子，小長谷百絵編著：在宅人工呼吸器ポケットマニュアル——暮らしと支援の実際．医歯薬出版，2009．
6) 西村善博：基礎から学ぶ！HOTとNPPV．呼吸器＆循環器ケア，8・9月号，p.23~33，日総研出版，2008．

Column

メンタル面での支援と，チーム支援

人工呼吸器使用で生活は可能だが，「この先，自分はどうなっていくのか」「気管切開をしたほうがいいのか」「家族に迷惑をこれ以上かけられない」など，難病のNPPV療養者や家族から悩みや訴えを耳にする機会は多い．そういったときには，まず本人や家族の話をよく傾聴することである．「そう思っていらっしゃるのですね」と，いま療養者・家族がつらく，悩み，苦しんでいることを理解して，一緒に考えていく姿勢で臨む．

呼吸機能や気道クリアランスの評価，生活の質，介護体制などについて，医師，看護師，理学療法士，介護職など関連職種でカンファレンスを開催する．地域のケアチームで連携しながら共通理解をもって，療養者・家族の思いを尊重した支援をしていくことが理想である．そのなかで，訪問看護師がリーダーシップを発揮する場面もある．

在宅ケアでは，人工呼吸器が救命・延命装置として認識されるのではなく，「その人の生活を支える器械」として認識し使用されることが大切である．

Chapter 3 ● 在宅で行う呼吸ケア

呼吸 8 人工呼吸器装着中の環境整備

松井美嘉子

> **ケアのポイント**
> - HMV（在宅人工呼吸療法）にかかわる環境整備は，退院前から準備・調整する．訪問看護師も早めにかかわり，移行期の支援をしていく．
> - 災害，緊急時に備えて日ごろから準備しておくことが大切である．めやすとして，外出，旅行のできる準備をしておくとよい．
> - いつ，いかなるときでも使用可能なバッグバルブマスクを常備しておく．
> - 人工呼吸器は療養者・家族のセルフケアと，チームの連携と支援体制で安全に使用できる．

HMV実施における環境整備

HMV実施における環境整備には，以下のような点があげらる[1]．
①主治医の確保をする（専門医，地域のかかりつけ医）．
②看護体制を整える（訪問看護師も退院前からかかわり，移行期の支援をしていく）．
③家庭内の介護環境を整える（住居環境も含む）．
④チーム支援の体制を整える．
⑤社会資源を活用する．
⑥医療機器・機材の準備をする（表1，図1）．そのメンテナンスを怠らない．
⑦家族および家族以外の介護者へのアドバイスと支援体制を整える．

災害時・緊急時の対応

緊急時に落ち着いて対応できるように，日ごろから準備・訓練しておくことが大切である．

呼吸器の使用が不可能になったことを想定し，気道の確保，バッグバルブマスク（図2）の使用，そして外部バッテリーへの変換方法など，緊急時の一連の行動をシミュレーションしておく．

電気関係の不備や，呼吸回路のはずれや亀裂などによるトラブルは多く，日ごろのメンテナンスが重要である．

また，日ごろから外出・外泊（2〜3泊用）ができる体制の準備もしておくことが大切である．

1. 災害時・停電時に備える

電力会社や消防署に人工呼吸器使用の旨を届けておく（災害時の優先救助要請）．

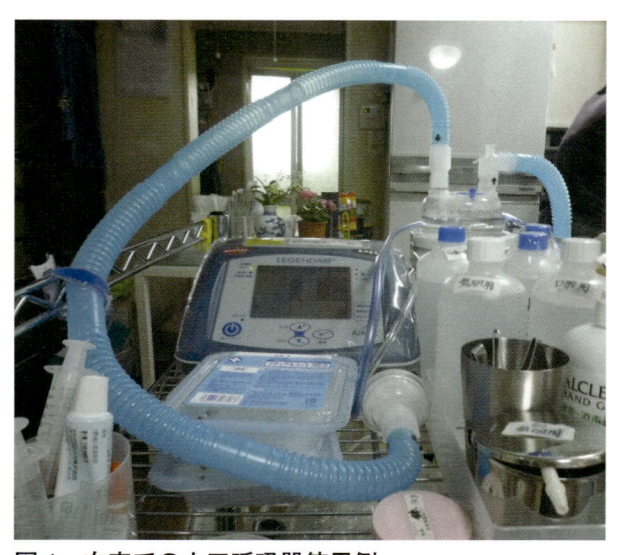

図1　在宅での人工呼吸器使用例

表1　人工呼吸器を使用する際に必要な物品

- 人工呼吸器
- 電源
- 呼吸回路
- 加温・加湿器
- 外部バッテリー
- 接続コード（車のシガーライターソケット用）
- 吸引装置
- 予備の気管カニューレ，ガーゼ，綿棒
- 介護用ベッド（細かい設定ができるため3モーターのものが望ましい）
- 褥瘡予防具
- 車椅子：リクライニングができ，呼吸器とバッテリーが搭載可能なもの

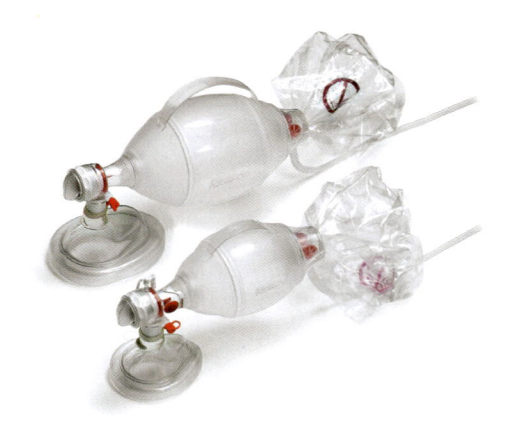

表2　緊急時に必要な準備しておくべき物品

- バッグバルブマスクの所持と管理：使用方法と介護者が取り扱いをできるか必ず確認する
- 気管カニューレ，外出用回路，吸引セット（吸引カテーテルと滅菌精製水ボトル，水入りペットボトル，アルコール綿，ディスポーザブル手袋など）を1セット以上常備する
- 外部バッテリー
- 吸引器（設置型，携帯型：図3，足踏み式：図4）
- 療養手帳：主治医連絡先，人工呼吸器業者連絡先，訪問看護ステーション連絡先を書いたもの
- 常備食，水，内服薬
- 排泄用グッズ（尿取りパッド2〜3枚），紙おむつ，尿器など
- 濡れティッシュペーパー
- 廃棄用ポリ袋
- 手指用消毒アルコールジェル
- 懐中電灯

図2　バッグバルブマスク（マスク付き）　　（Ambu）

停電を想定して訪問看護師，人工呼吸器の業者などが見守るなかで，療養者・家族だけでシミュレーションしておく（実際に部屋の電気を消して行う）．

電気工事・落雷，電力の使いすぎや漏電に注意する（電力会社との契約アンペアを上げておく，3Pコンセントまたはアース付きコンセントを使用する，タコ足配線は避けるなど）．

予備の呼吸回路を2セット用意しておく．また，呼吸器故障時のバッグバルブマスクを常備する（蛍光テープをつけておき，暗闇でもわかる位置に吊り下げておく）．

気管カニューレ使用者は，バッグバルブマスクにフレキシブルチューブを付けておくことが望ましい．

2. 停電時

内部（予備）バッテリーを作動させる（機種により作動時間が異なる）．もしくは，自動車のシガーライターソケットに接続する，または外部バッテリーを使用する．

バッテリー使用困難，人工呼吸器作動困難な場合は，手動式バッグバルブマスクを使用して呼吸を確保する（患者に声をかけながら，落ち着いて通電を待つ）．協力者を確保し，懐中電灯を用いて，携帯電話で人工呼吸器の業者に連絡する（関係者へも連絡する）．

救急車を要請する場合

かかりつけ医療機関に連絡を入れ，相談する．相談の結果，救急車で向かうことが決まったら119番に電話をし，救急車を要請する．

救急隊には，人工呼吸器を使用していること，いつから変化があったか，かかりつけ医療機関名と主治医名を必ず告げる．

メンテナンス

ケア・介護に携わる関係者が，それぞれで確認することが安全確保につながる．療養者・家族の日常点検では，日常点検表（p.143，表3）などを利用し，すべての項目が確認できるようにする．

表3 HMV日常点検表の例

	点検項目	点検日 /	/	/	/	/
機器本体の点検	本体は熱くなっていないか					
	異常な音・においは出ていないか					
	本体およびダイヤルなどに亀裂・破損がないか					
	エアインレット（空気取り入れ口）フィルターがきれいか					
	電源プラグの抜け，電源コードの異常はないか					
呼吸回路の点検	各接続部に緩み，はずれはないか					
	回路・フィルターは汚れていないか					
	気道内圧測定チューブ，呼気弁チューブに結露はないか					
加温・加湿器の点検	ダイヤル設定（設定値）					
	回路とチャンバーがはずれていないか					
	亀裂・破損はないか					
	水位は範囲内かどうか					
	温度は適温か					
設定確認	気道内圧－cmH$_2$O					
	モード（A/C）					
	換気量（460mL）					
	流速（24LPM）					
	呼吸回数（15回）					
	感度設定					
	低吸気圧アラーム（6cmH$_2$O）					
	回路内圧上限アラーム（40cmH$_2$O）					
その他	電源ランプの確認					
	酸素流量の確認					
	カフの状態					
	患者の状態					

（林 泰史，青木民子監：酸素吸入・人工呼吸器のホームケア．p.45，中央法規出版，2006より引用）

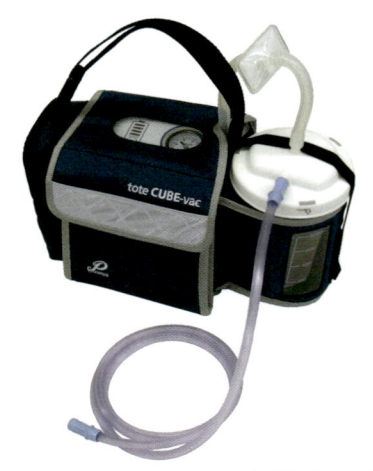

（パシフィック メディコ）

図3　携帯用吸引器

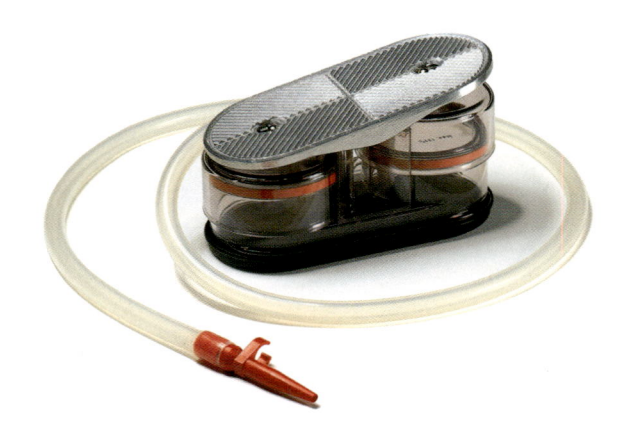

（Ambu）

図4　足踏み式吸引器

訪問看護師は訪問時に点検を行う．

人工呼吸器の業者が2週間ごとに定期点検を行い，換気量・酸素濃度・気道内圧等を確認する．

引用・参考文献
1) 東京都衛生局：医療関係者のための神経難病者在宅療養支援マニュアル．東京都衛生局医療福祉部特殊疾病対策課，2000．
2) 川口有美子，小長谷百絵編著：在宅人工呼吸器ポケットマニュアル——暮らしの支援の実際．医歯薬出版，2009．
3) 川越博美，山崎摩耶，佐藤美穂子総編，木下由美子責任編：呼吸管理．最新訪問看護研修テキスト ステップ2，日本看護協会出版会，2005．
4) 小倉朗子：HMV療養者訪問看護の実際．平成21年度在宅人工呼吸器に関する講習会テキスト，p.61～71，財団法人医療機器センター，2009．
5) 道又元裕編：人工呼吸器ケアのすべてがわかる本．照林社，2003．
6) 林 泰史，青木民子監：酸素吸入・人工呼吸器のホームケア．p.44～46，中央法規出版，2006．

Column

バッグバルブマスクの取り扱い

バッグバルブマスクを汚れがつかないようにビニール袋に入れて吊り下げていることがあるが，密閉された袋の中ではかえってバクテリア発生の原因となる．日ごろから，ほこりを払い，マスクまたはチューブの部分のみガーゼでくるみ，目立つところに吊り下げておくことが望ましい．

緊急時に介護者が慌ててバッグバルブマスクを両手で強く押しつづけることにより，療養者が過換気や気胸を起こすことがある．日ごろから介護者がバッグバルブマスクの使用に慣れておくことが大切である．

また，訪問看護師が介護者の手技を確認する．たとえば換気量500mLであれば，バッグバルブマスクの下方1/3を，片手で5秒に1回（呼吸数12回/分）のタイミングで揉み，ゆっくり離す．

在宅酸素療法：HOT

呼吸 9

伊藤美江子

> **ケアのポイント**
> - 酸素吸入ができない原因・理由を解明し，療養者に在宅酸素療法（HOT[*1]）の必要性を十分に説明する．
> - 療養者自身が疾患の過程や酸素吸入の必要性を理解し，治療を受け入れられるように支援する．
> - 酸素供給装置を安全に使用し，呼吸を楽にする動作を療養者・家族と一緒に検証する．
> - 急性増悪は療養者の大きな負担となり疾患も進行するため，早期発見と対応が重要である．

酸素療法の意義とその説明

酸素療法の意義は，心臓への負担軽減による生命予後の改善および日常生活のQOLの改善である．

療養者には，身体にとっての酸素のはたらきや，酸素が不足すると起こる問題点を説明する．また，酸素療法によって，身体的に改善されることが，療養者個々にとってどのような意味があるかを説明する．

コンプライアンスが低い療養者の指導方法

療養者のコンプライアンスが低い（医師の指示に従えない）理由を解明する．そして実行可能な行動目標を立てる．

酸素流量を守れない理由を解明する．SpO_2をチェックしながら息苦しい動作を療養者と一緒に検証する．自分で行動し，達成できたという成功体験は，自己効力感を高めるために重要である．実行可能な具体的な行動目標を立て，変化がわかりやすいように介入する．

たとえば医師の処方どおりに酸素流量を守れない療養者にも，それなりの理由があることを理解してかかわる．

療養者が酸素療法を受け入れない理由と対策

療養者がよくあげる理由と，その対策法を示す．

酸素を吸入する必要はないと思っているときは，息苦しいという自覚症状がない場合もあるので，症状の実証をするため，SpO_2を測定する．

チューブがわずらわしい，転びそうになるという場合には，使用しているうちにチューブのねじれなどができ，からまりやすくなっていることが考えられ，チューブの持ち方や，からまない工夫をする．

外観の変化が受け入れられない場合は，メガネカニューレ（図1），小型酸素ボンベを検討する．

火災事故に強い恐怖感がある場合は，酸素療法に伴う火災原因（タバコ，線香，調理）の具体例を示し，防止

[*1] **HOT** home oxygen therapy，在宅酸素療法．慢性呼吸不全患者の在宅療養で使われる．自宅に酸素供給装置を設置して，必要時か，または24時間酸素吸入できる．通常は鼻カニューレを用いる．

策を考える．

外出時の酸素ボンベが重いという場合は，軽量ボンベを検討する．

電気代がかかるという場合は，身体障害者手帳の交付により，税金の控除や減免，交通費の割引や光熱費基本料の減免など制度を活用する（市町村によって異なる）．

酸素吸入をすることを，つい忘れる場合は，家族や周囲の人からの声かけが重要である．定期的な外来受診に家族も同席して，療養者と一緒に病状の確認や医師からの指導内容の把握をすることが大切である．

入浴時の呼吸困難感の軽減

呼吸困難感から風呂嫌いになる療養者も少なくない．衣類の着脱時から酸素流量を指示量に変更する（労作時に酸素流量を上げる指示のある場合）．

1. 浴室環境のチェック

風呂椅子：介護用品として市販されているシャワーチェアを利用する（図2）．

浴槽の深さ：深い浴槽は立ち上がり動作が困難となる．浴槽台を沈めて利用する．上半身が寒い場合は，タオルなどをかけると温かい（図3）．

脱衣所の椅子：更衣も息切れが増強する動作のため，椅子に座って行う．

2. 洗い方・拭き方（患者が1人で行う場合）

洗い方：長めのボディタオルや柄付きブラシなどを使って，背中を洗うときに腕が肩より上がらないようにする．

洗髪：シャワーヘッドを固定して，シャワーチェアの肘台に肘をついて片手で半分ずつ洗う．両手で洗うと息切れが強くなることがある（図4）．

拭き方：大判のバスタオルやタオルケットを使用して，動作を最小限にする．

3. チューブの位置の確認・指導

浴室までの導線を療養者と一緒に歩いて，チューブの位置を確認・指導する（無駄な動きがなく，チューブがからまないようにし，療養者のわずらわしさを，できるだけ解消する）．

引っかかりやすい場所を考慮し，チューブをS字フッ

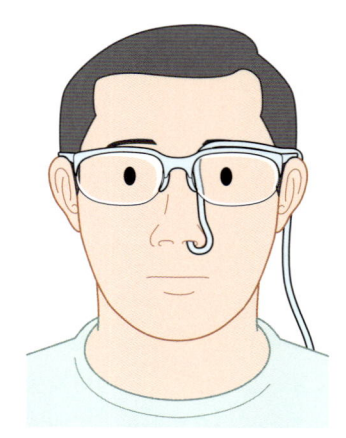

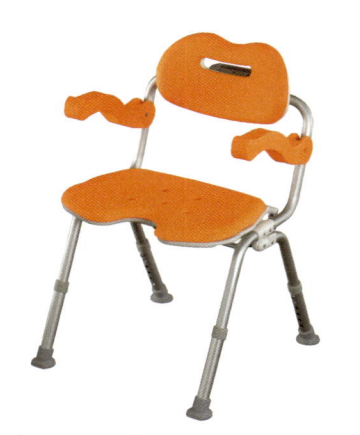

図1　メガネカニューレ

（パナソニック エイジフリーライフテック）
図2　シャワーチェア

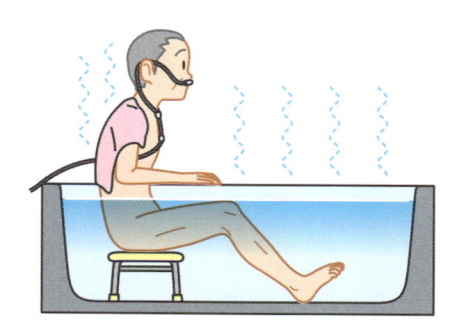

上半身が寒い場合は，背にタオルなどをかける
図3　入浴時の姿勢

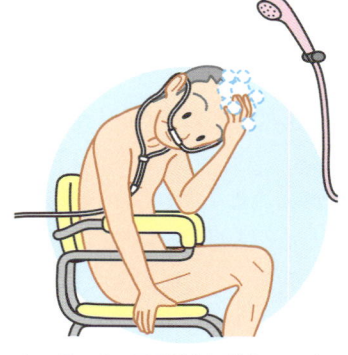

シャワーチェアの肘台に肘をついて，頭を少し傾け，腕が肩より上がらないように片手で洗う
図4　洗髪時の姿勢

クへかけるなど，動作しやすいように工夫する．

チューブがねじれていると，からまりやすいので直しておく．

訪問入浴を利用しており，仰臥位の姿勢に呼吸苦がある場合は，介助者に説明をし，坐位姿勢での入浴介助をしてもらう（図5）．

排泄時の呼吸困難感の軽減

大便は腹圧をかけ，息こらえをすることが多いため，低酸素状態となり，呼吸困難感を増大させる．トイレへ座ってもらい，息を吐きながら腹圧をかける練習する．両肘で身体を支える排泄の姿勢をとる（p.72，「図2　姿勢による排便への影響」を参照）．

また，トイレ移動時にチューブのわずらわしさから，チューブを外して移動する人もいる．そのような人には，パルスオキシメーターを装着して，酸素吸入をして排泄を行う場合と，酸素吸入なしで排泄を行う場合で，SpO_2の値を比較すると理解しやすい．

決まった時間にトイレへ行く排便習慣をつける．便秘の場合は下剤などを利用する．

和式トイレは腹部を圧迫し息切れも増強しやすいため，洋式トイレへリフォームする．もしくはポータブルトイレなどを利用する．

運動療法

1. 運動療法の効果

運動療法は，労作時の骨格筋における乳酸産生を減少させ，換気需要を減少させることによって，呼吸困難感を軽減，運動耐容能[*2]を向上させる．

すでに薬物療法や酸素療法が十分に行われ，一定の効果が認められている状態でも，運動療法によって，さらなる改善の上乗せ効果が期待できる．

2. 運動療法の進め方

漠然と「運動をしましょう」と指導しても，療養者は行動を起こしにくい．運動療法の効果を説明し，具体的

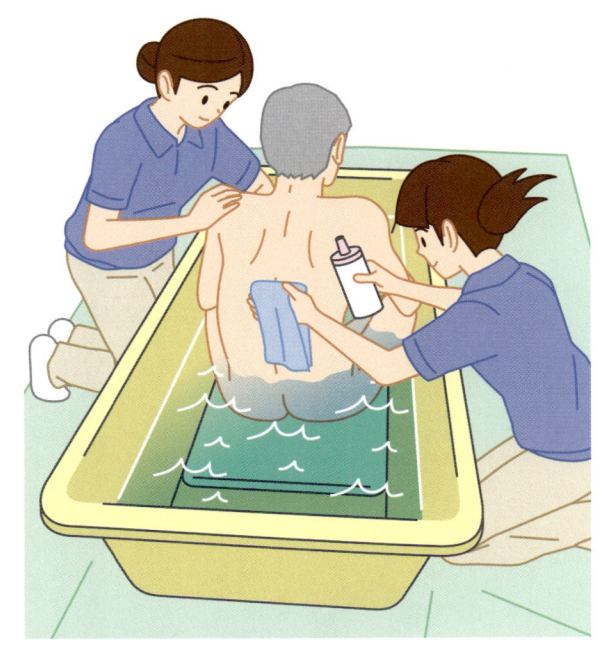

図5　坐位姿勢での訪問入浴

な内容や目標数値を示し，実施した結果を療養者と一緒に評価していくことが重要である．

呼吸と動作を強調することで，呼吸苦を軽減することができる．運動，とくに筋力トレーニングでは，①呼気に同調して運動を行う，②吸気時には動作を止める，③動作の合間に呼吸を整える，などの指導が有用である．

運動時の酸素吸入量は，安静時よりも多く必要とされる（動作時の酸素療法は安静時の1.5～2倍を要することが多い）．適切な酸素流量を維持しながら，自宅で継続できるプログラムが必要で，歩行練習（図6）や筋力トレーニングなど，療養者の生活にあわせた指導を行う．

運動中止基準を指導することも大切である（表1）．

急性増悪の観察と予防

1. 急性増悪の観察

普段の体調を日誌などに記録しておくと体調変化が捉えやすい．

息切れの増加，喘鳴，咳嗽，喀痰の増加，痰の色，発熱などの症状に注意する．

[*2]　**運動耐容能**　身体の運動負荷に耐えるために必要な呼吸器系や循環器系などの能力．

表1　運動療法の中止基準

呼吸困難感	修正Borgスケール7〜9
その他の自覚症状	息切れ，動悸，疲労，めまい，ふらつき，チアノーゼなど
心拍数	年齢別最大心拍数の85％に達したとき（肺性心を伴うCOPDでは65〜70％） 不変ないし減少したとき
呼吸数	毎分30回以上
血圧	高度に収縮期血圧が下降したり，拡張期血圧が上昇したとき
SpO_2	90％以下になったとき

（日本呼吸ケア・リハビリテーション学会呼吸リハビリテーション委員会，日本呼吸器学会ガイドライン施行管理委員会，日本リハビリテーション医学会診療ガイドライン委員会・呼吸リハビリテーションガイドライン策定委員会，日本理学療法士協会呼吸リハビリテーションガイドライン作成委員会編：呼吸リハビリテーションマニュアル——患者教育の考え方と実践．p.99，照林社，2007より引用）

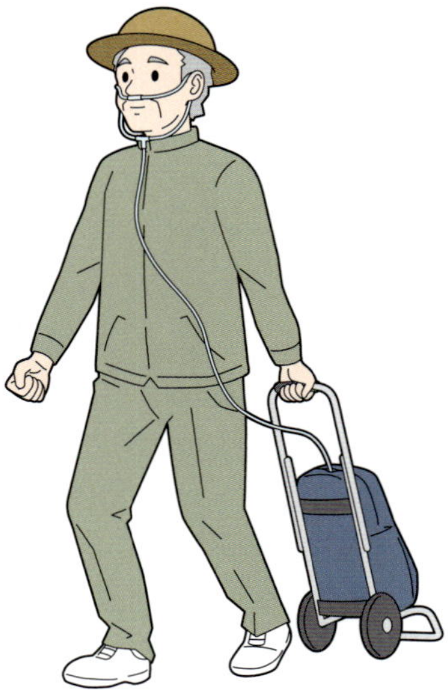

図6　歩行練習

2. 急性増悪の予防

どのようになったら病院受診をしなければならないか，あらかじめ療養者と話し合っておく．主治医の予約日まで受診を待たないように指導する．

調子が悪くなったときに，単なるかぜと軽く考えずに，早めに病院を受診するように指導する．

インフルエンザ，肺炎球菌のワクチンを接種して，感染を予防または症状を軽くする．

日常での体調変化に気をつけることで，急性増悪を防ぐように指導する．

鼻カニューレと機器の管理

1. 鼻カニューレの手入れ

日常的な手入れは，非アルコールタイプのウェットティッシュなどで鼻カニューレの外側を拭く．アルコール成分を含む洗浄剤などで拭くと鼻カニューレが硬くなり変色する．

チューブ内の水抜きはできないので，水洗いはしない．水が入った場合は，綿棒やティッシュペーパーなどで水を拭き取るか，新しいものに交換する．

交換頻度は，個人差はあるが1か月に1回程度であり，はずしたときに顔に形が残っている場合は硬くなっているため，交換の目安とする．

2. 移動時のチューブの持ち方の指導

チューブをサッカーボールくらいの大きさの輪にまとめ，移動時はそのチューブを少しずつ伸ばしていく（チューブは輪状にまとめておくと，ねじれやからまりが少なくなる）．

移動する場所には，あらかじめS字フックなどを要所

NOTE

肺炎球菌ワクチン

かぜの原因はウイルス感染が多いが，ウイルス感染後，二次的に細菌感染を起こすことが多く，この場合に原因となる細菌には肺炎球菌が多い．この菌は重篤な肺炎の原因となる．肺炎球菌ワクチンは一度接種すると5年間は有効である．

```
緊急時カード                                           記入日    年    月    日
 連絡先                                    処方
氏名：                                     疾患名：
第1連絡先：      －    －    (          様)   服用薬：
第2連絡先：      －    －    (          様)    毎日飲んでいる薬：
避難所：
                                             体調の悪いときに飲む薬：
医療機関名：
  電話番号：     －    －                    酸素吸入量(L/分)
主治医：              科           先生        安静時       労作時       睡眠       時
在宅酸素事業者名：                          人工呼吸器の併用：   あり    なし
  連絡先：           営業所    －    －     (使用時間    ：    ～    ：    )
  連絡先：           営業所    －    －     その他の注意事項：
```

日常的に目にふれる場所(冷蔵庫など)に貼っている人もいる
図7　緊急時カードの例

につけておき，移動時にチューブをそのフックにかけると，チューブに引っかかり転倒することの予防になる

3. 酸素濃縮器の加湿

酸素4L/分以下であれば，一回換気量で供給される酸素は一部分で，そのほとんどが大気であり，加湿効果はなく，酸素供給装置の加湿は意味がないといわれている．つまり5L/分以上の場合は加湿が必要である．

災害時・停電時の対応

1. 酸素濃縮器の停電対策

酸素供給装置のうち電気で作動する酸素濃縮器は，停電時の使用ができない．酸素濃縮器を使用している場合は，すみやかに酸素ボンベに切り替える．

停電で暗くなるため，場所の確認が困難になる場合を想定し，酸素ボンベの近くに懐中電灯を備えることが望ましい．

災害に備えて，日ごろから準備をし，年に数回，訓練を実施するとよい．

悪天候で急に停電する場合もあるため，天気予報などで悪天候が予測されるときは，事前に療養者・家族へ指導する．

2. 災害への備え(指導のポイント)

①医療機関と在宅酸素事業者の連絡先を確認する．
・緊急時カード(図7)などを作成し，見やすい場所に貼っておく．
・外出時は緊急時カードを携帯する．緊急時カードは連絡先だけでなく，疾患名や薬，酸素吸入量なども記載しておけば，避難所でスムーズに医療が受けられる場合がある．
②体調が悪くなったときに服用する薬について，主治医と相談しておく．
・災害時には環境悪化から急性増悪を起こしやすくなる．
③酸素ボンベの用意をする(酸素ボンベを医師より指示されている場合)．
・酸素ボンベ1本で何時間使えるか療養者と家族に覚えてもらう．
・日ごろから，こまめに酸素残量を確認し，すぐに使える場所においておく．
④停電用懐中電灯，携帯ラジオ，乾電池を用意しておく．
・突然の停電に備えて，枕元や長時間過ごす部屋に懐中電灯を配備しておく．
・携帯ラジオは情報収集に役立つ．
・呼吸同調器を使用の場合は，予備の乾電池を用意しておく．

⑤あわてるなど混乱すると，さらに低酸素になってしまうこともあるため，呼吸法（口すぼめ呼吸や腹式呼吸）を習得しておく．

なお，災害時は業者によって，避難場所に酸素濃縮器が手配されるなどの対応がとられる．

引用・参考文献
1）日本呼吸ケア・リハビリテーション学会呼吸リハビリテーション委員会，日本呼吸器学会ガイドライン施行管理委員会，日本リハビリテーション医学会診療ガイドライン委員会・呼吸リハビリテーションガイドライン策定委員会，日本理学療法士協会呼吸リハビリテーションガイドライン作成委員会編：呼吸リハビリテーションマニュアル――患者教育の考え方と実践．p.91～101，照林社，2007．
2）川越博美，山崎摩耶，佐藤美穂子総編，木下由美子責任編：呼吸管理．最新訪問看護研修テキストステップ2，p.74～76，日本看護協会出版会，2005．
3）道又元裕：人工呼吸ケア「なぜ・何」大百科．p.166～167，照林社，2007．
4）福地義之助，植木純：呼吸を楽にして健康増進――呼吸のセルフケアマネジメント．p.107～109，照林社，2011．
5）角田直枝：在宅看護技術マスターQ&A――実践できる皮膚ケア・栄養ケアマネジメント・呼吸ケア．p.149～152，学研メディカル秀潤社，2010．
6）角田直枝：よくわかる在宅看護――知識が身につく！実践できる！．p.95～105，学研メディカル秀潤社，2012．

Column

在宅酸素が原因の火災事故

日本産業・医療ガス協会の調べでは，2003年以降，自宅で酸素を吸入中に火災で死亡した療養者は26人で，療養者のほとんどが高齢者であることから，厚生労働省は，在宅酸素療法を行っている療養者や家族に注意を喚起するよう都道府県に通知を出した（2010年1月15日）．

火災事故の原因として多いのは，タバコからの引火である．その他には，ガス調理や線香着火時の引火などがある．

高齢者は視力障害をもつ人も多く，無意識に火に近づいてしまうこともある．療養者の日常の生活スタイルを把握して，徹底した禁煙指導，火気取扱いの指導を繰り返し行うことが重要である．

人工呼吸療法時の口腔ケア
人工呼吸器関連肺炎(VAP)防止・感染管理

呼吸 10

伊藤美江子

> **ケアのポイント**
> - 口腔ケアが肺炎予防となることを理解する．
> - 口腔内乾燥の予防と，舌苔，潰瘍，出血のケアを行う．
> - 人工呼吸時に発症するVAP[*1]予防のための正しい吸引順序を指導する．
> - 療養者の状態や家族の介護力に合わせた口腔ケアのプランをたてる．

VAPを起こす原因と在宅での対処方法

1. VAPの原因

VAP（人工呼吸器関連肺炎）の感染経路は，大きく内因性（気管チューブの外側）と外因性（気管チューブの内側）に分類される．

内因性の原因：消化管内や口腔に定着した菌による汚染である．

外因性の原因：不適切な気管吸引操作などによる汚染である．

VAPの原因では，内因性によるものの発症頻度が高い．

2. 内因性のVAPの予防

内因性のVAPは，口腔内や咽頭部の菌がカフ気管壁の隙間から垂れ込むことで起きる．そのため，カフ上部からの対策が重要である．

口腔ケアは，口腔内細菌数を減少させ，気道内へ垂れ込む（誤嚥）菌数を減らすため，VAPの予防となり重要である．

在宅では看護師の訪問日以外の口腔ケアは家族が行うため，家族ができる口腔ケアプランの指導が必要である．

口腔内で細菌が増殖する原因と対策

口腔内で病原性細菌が増殖する原因には，口腔内の乾燥，舌苔の発生，口腔内の出血や潰瘍などがある．

1. 口腔内の乾燥予防

口腔内が乾燥していると，唾液による自浄作用の低下，剥離上皮の堆積，舌苔の肥厚などで口腔が汚染しやすくなり，細菌の繁殖を招く．

病原性細菌を増殖させないため，口腔内を乾燥させないようにケアをする．

抗菌成分含有の保湿剤は微生物を抑制する効果もあるといわれており，口腔内の乾燥を予防する．例としてあげた「オーラルバランス®」（図1）は，殺菌作用はないが唾液中の抗菌成分を配合しており，保湿効果が高く，持続時間が長い．

口腔内の乾燥予防には，マスクの着用も効果的である．

> **NOTE**
> **イソジン®ガーグル液**
> 一般名：ポビドンヨード．咽頭炎，扁桃炎，口内炎，抜歯創を含む口腔創傷の感染予防，口腔内の消毒に用いる含漱剤．殺菌作用は強いが，持続時間はやや短く，エタノール含有のため，乾燥しやすい．

[*1] **VAP** ventilator-associated pneumonia. 人工呼吸器関連肺炎. 人工呼吸を開始してから48時間以降に，新たに発生した肺炎．

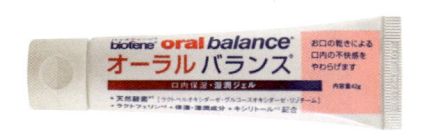

図1　口腔保湿剤の例
バイオティーン® オーラルバランス® ジェル
（ティーアンドケー）

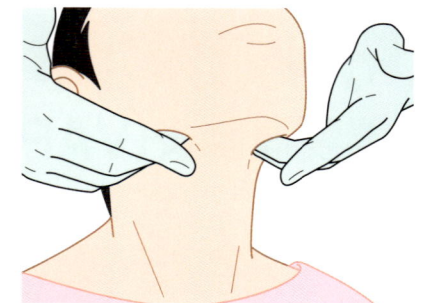

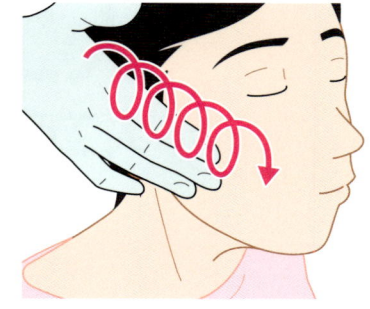

図2　唾液腺マッサージ

口唇の乾燥が顕著な場合は，リップクリームやワセリン，アズノール軟膏などを塗布する．

唾液の分泌を促すために，湿らせた綿棒や不織布で口腔内をマッサージする．ガーゼで舌や粘膜をこすると，疼痛や出血をまねくことがあるため，不織布（ソフトガーゼなど）を使用する．

また，介助者の手指で，舌下腺，顎下腺，耳下腺，小唾液腺をマッサージすると唾液の分泌に効果的である（図2）．

2. 舌苔の除去

舌苔とは，舌表面にある糸状乳頭の上皮が剥離し，それに微生物などが付着したものである．舌苔は唾液分泌低下時に発生しやすい．細菌の温床となるため，可能な限り除去することが望ましい．

保湿ジェルを舌背全体に塗布し，30分ほどおくと舌苔が軟化する．軟化させた舌苔を，舌ブラシと粘膜ブラシを用いて，奥から前に向かって軽くブラッシングする．

強くこすりすぎると舌乳頭を傷つけるため，1回でとりきれない場合は数回に分けて行う．

3. 出血・潰瘍などへの対応

出血するからといって口腔ケアをしないでいると，口腔内の衛生状態が低下し，感染の温床となりかねない．また，局所の状態をますます悪化させ，さらに出血しやすくなることもある．物品を選択して，愛護的な口腔ケアを行う．

ケア時は歯肉を手指で保護した状態で，柔らかい毛の歯ブラシで，ていねいにブラッシングする．

活動性の出血がある場合は，湿らせたガーゼで圧迫止血し，オキシドール（2～10倍希釈）を綿棒やガーゼに含ませて，よごれを除去する．

口腔アセスメント

口腔アセスメントを行う際は，ペンライトや歯科用ミラーなどを用いて行う．

観察位置は，3時や9時の方向からだけでなく，見えにくい口底部は12時の位置に移動して行う．

観察のポイントは，歯，義歯，歯垢，歯石，舌（乳頭の有無，舌苔の有無），歯肉，口唇，口腔粘膜，潰瘍の有無，出血の有無，唾液の量などである．

口腔ケア時の注意点

1. 実施前の注意点

体位は上半身を30°以上挙上し，頸部前屈，回旋させると，洗浄液が咽頭方向へ流入してしまうことによる誤嚥を予防できる．

口腔ケア時は，気管カニューレのカフ圧を高めに設定する．口腔ケア終了後は必ずカフ圧を元に戻す．高すぎるカフ圧は，粘膜の壊死や肉芽，潰瘍形成のリスクがある．

口唇が乾燥していると，開口時に出血させてしまう場合があるので，口唇を保湿してから行う．

2. 実施中の注意点

歯の表面に付着している歯垢（バイオフィルム）は，人体中で細菌濃度が最も高く（1,000億/g），歯ブラシで的確にブラッシングをしないと除去できない．

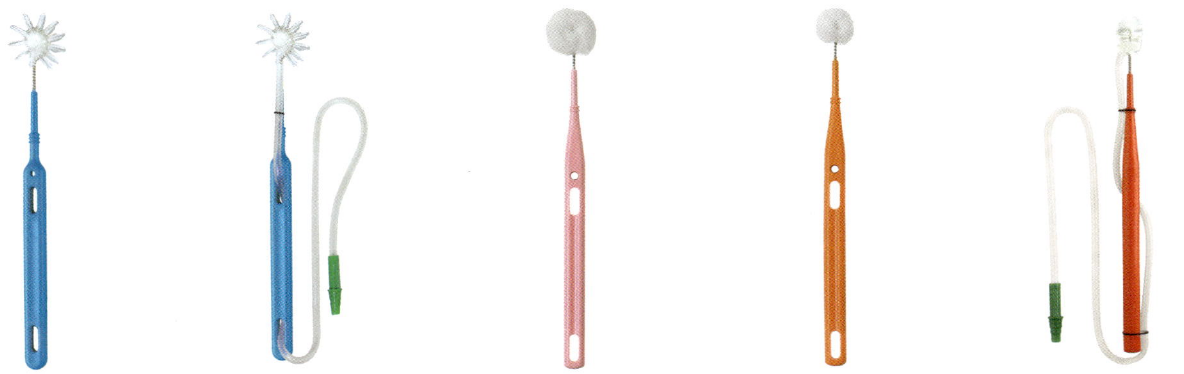

図3　口腔ケア用品

柄付きくるリーナブラシ　　吸引くるリーナブラシ　　モアブラシ　　ミニモアブラシ　　吸引くるリーナブラシミニ（オーラルケア）

　洗口は汚れた水を誤嚥しやすいので，意識状態が悪い人には無理に行わない．汚れた水を排出しやすいように左右どちらかに向いて顎をひくようにし，吸引器やガーゼ・スポンジなどで拭き取り，残った水を取り除く．

3. 実施後の注意点

　使用物品は流水下でしっかり洗浄し，細菌繁殖予防のために十分乾燥させる．

吸引の順序

　唾液や逆流した胃液とそれらに含まれる微生物が，気道とカフの隙間から気管チューブを伝わって誤嚥する．
　気管吸引をすると，一時的に陰圧になりカフ上部の貯留物がカフと気管壁へあいだをすり抜けて垂れ込む可能性がある．そのため，吸引は，口腔，カフ上部，気管の順序で実施をする．

人工呼吸中の口腔ケアの回数

　人工呼吸中の療養者は，唾液分泌減少と開口状態の持続などにより細菌が口腔内で繁殖・定着しやすい．そのため，数時間ごとに口腔ケアを行う必要がある．
　口腔ケア終了後4時間で口腔内の細菌増加が著明にみられるという臨床研究もあり，一般的には4時間ごとに行うとよいといわれている．しかし，それらの研究は，それぞれの施設で行った小規模なもので，根拠のレベルは低く，療養者の状態や家族の介護力に応じて検討する．

家族への指導

1. 口腔ケアのプラン

　経口摂取をしていないため，口腔ケアは必要ないと思っている家族が少なくない．口腔ケアは1日に最低1～2回行うため，家族が確実にできる方法で指導することが重要である．
　1日数回行う口腔ケアのなかで，少なくとも1回は訪問看護師がていねいなブラッシングを含めたケアを行い，その他は家族（介護者）が洗浄や清拭，乾燥予防ケアを行うなど，療養者の状態や家族の介護力などに合わせてプランを立て実施する．
　観察ポイントは，歯垢，歯石，出血，口臭，痰の有無，う歯，口腔粘膜，舌苔，唾液などである．
　マニュアルやチェックリストを作成して指導すると，家族がケアをしやすい．

> **NOTE**
> **さまざまな口腔ケアブラシ**
> 非常にソフトで痛みを与えることなく汚れが除去できる「モアブラシ」や，吸引チューブと歯ブラシが一体化した「吸引ICUブラシ」なら，短時間で楽にケアできる．ブラシと吸引器を別々に使うと，物品が増える分，介助者の手も必要になり，持ち替えるため，かえって時間かかる．

2. 物品の選択

さまざまな口腔ケア用品があるので，療養者に合ったタイプを選択する．

吸引チューブがついた歯ブラシを使用すると，ブラッシングをしながら確実な吸引ができる（p.153，**図3**）．

ペースト状歯磨剤は，洗浄が不十分となりやすく，残存すると口腔内の乾燥を助長させるので使用を控える．発泡しにくい液状タイプ（アルコール無配合）がよい．

引用・参考文献
1) 宇都宮明美編：気道浄化ケアマニュアル——人工呼吸管理／去痰援助と呼吸理学療法．p.89〜90，学研メディカル秀潤社，2009．
2) 河田尚子，岸本裕充：口腔ケア（ベーシック編）．呼吸器ケア，10(7)：23〜33，2012．
3) 木﨑久美子，岸本裕充：口腔アセスメント．呼吸器ケア，10(7)：17〜19，2012．
4) 本間久恵：効果的に口腔ケアを行うポイント．コミュニティケア，11(13)：16〜21，2009．
5) 宇都宮明美編：気道浄化ケアマニュアル．Nursing Mook53，p.101，学習研究社，2009．
6) 道又元裕：人工呼吸ケア「なぜ・何」大百科．p.267〜275，照林社，2007．
7) 唾液腺マッサージ：http://www.kokucare.jp/training/training/daekisen/より2013年7月28日検索
8) 角田直枝編：在宅看護技術マスターQ&A——実践できる皮膚ケア・栄養ケアマネジメント・呼吸ケア．p.153-156，学研メディカル秀潤社，2010．

Column

歯科衛生士による居宅療養管理指導

介護保険サービスで，歯科衛生士が居宅に訪問し口腔ケアや指導を受けられる．専門職と連携をとりながら行うことで，よりよい口腔ケアと感染予防が可能となる．

歯科衛生士の居宅療養管理指導は，1回350単位（施設やマンションなどの同一建物で複数の療養者に指導をした場合は1回300単位），月に4回を限度とする．当該報酬は，要介護度別の居宅サービスにおける支給限度額とは別枠での給付となる（ケアプランにも位置づけされていない）．

呼吸 11　呼吸器疾患の在宅での服薬指導

伊藤美江子

> **ケアのポイント**
> - 呼吸器疾患の薬物療法は，気管支拡張薬が中心となる．病期や症状に応じて段階的にステップアップする継続的な薬物療法である．
> - 療養者が服薬できない場合は，その理由を確認する．
> - 主治医・薬剤師との連携を密にとる．
> - 療養者に合った薬や吸入薬の選択と工夫の指導を，繰り返し行う．
> - 薬剤師による訪問指導を活用する．

服薬ができない療養者の指導

療養者の個別の特徴を理解して，まず服薬できない理由を解明し，それにあった指導を行う．

飲み薬の気管支拡張薬の場合，飲み忘れにより，息切れが生じてから飲んでも，作用発現までに時間がかかるため，療養者はつらい状態が続くことになる．

高齢者の場合，とくに服薬のための工夫をし（投薬カレンダーなど），残薬がたくさんあるときは，症状と照らしあわせながら服薬方法を療養者や主治医と一緒に検討する．

1. 服薬できない主な理由とその対応

食事をしないと薬が飲めないと思っている．または，起床が遅く朝食と昼食が一緒になってしまう場合は，食事をしなくても，時間どおりに服薬してもらう．

治ったと思って薬の飲み方を自分で調整してしまう．または，薬の量が多すぎて飲みたくない（たとえばステロイド薬への偏見による自己中断など）場合は，それぞれの薬の特徴をわかりやすく説明する．

飲むのを忘れたり，飲んだことを忘れたりして余分に飲んでしまう場合は，投薬カレンダーなどを利用して，きちんと服薬してもらう．

手が不自由で取り出せない場合は，介護者へ協力を要請する．

2. 飲み忘れ防止の工夫

飲み忘れ防止の工夫例を**表1**に示す．

加齢とともに段階的に進める服薬支援方法には次のようなものがある．

一包化（朝，昼，夕，寝る前）薬の使用：内服薬を一包にすることで，自己管理しやすい．

投薬カレンダー（曜日のみ）の使用：曜日の認識ができる場合に有効である（図1）．

投薬カレンダー（曜日と日付両方表示）の使用：曜日だけでは認識不十分でも，日付と曜日の両方なら確認できる場合がある．

表1　飲み忘れ防止の工夫例

- 服薬時間に目覚まし時計をセットしておく
- 食前・食後に飲む薬は，目につきやすい食卓に出しておく
- 薬箱や投薬カレンダーを利用する
- 色識別の表示をする，一包化する
- 飲んだかどうか記憶が薄れる場合は，服薬チェック表やチェック表付き薬袋を利用する
- 本人，家族，ヘルパーなど複数の目で服薬を確認する
- 医師，薬剤師，ケアマネジャーへの報告，相談などの連携が大切である

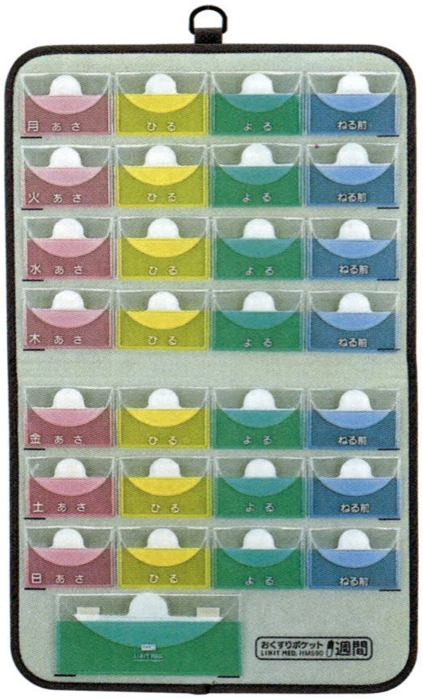

1週間分の薬を管理できる　　　　　　　　　　（リヒトラブ）

図1　曜日・時間入り投薬カレンダーの例

3. 主治医・薬剤師との連携

主治医に服薬状況を報告し，相談するなど，連携を密にとる．

どうしても必要な薬物はどれなのか，中止できる薬物はないかを相談する．

療養者の服薬状況を報告し，服薬時間の変更はできないか（例：1日3回→1日1回），相談する．

NOTE

服薬状況の確認

服薬状況・残薬の確認は，口頭確認でなく，必ず目視でチェックをする．

認知症もなく，薬の効果や有害反応もしっかり把握している在宅療養者がいた．「薬はちゃんと飲んでいる．吸入薬もやっている」と言われるため，服薬状況の確認は口頭のみで行っていた．その療養者が急性増悪で入院した．家族が自宅のベッド周りの整理をしていると，内服薬や吸入薬の残薬が多量に出てきた．家族も訪問看護師も驚き，療養者に理由を聞くと，「最初は飲んでいたが，薬を飲むと余計に体調が悪くなるような感じがしたから，飲まない日もあった」との返答だった．

最低でも月に1回，外来受診前に，家族や訪問看護師などが，療養者と一緒に目視で残薬の確認をすることが大切である．

気管支拡張薬の種類と特徴

気管支拡張薬は，気管支の筋肉の緊張をとって気管支を広げる作用をもつ．呼吸器疾患では，最も効果を示す薬物である．

定期的に吸入する長時間型の気管支拡張薬は，症状の改善だけでなく，急な増悪の予防にも有効である．きちんと服薬を行い，忘れずに継続することは病気を進行させない秘訣となる[1]．

気管支拡張薬は，抗コリン薬，β_2刺激薬，メチルキサンチン類に分類される．

1. 抗コリン薬

主な商品名：アトロベント®，テルシガン®，スピリーバ®．

特徴：アセチルコリンが作用するスイッチ（副交感神経）をブロックし，気管支を広げる．気道拡張作用は，気管支平滑筋のM3受容体の拮抗作用によるもので，最も効果を示す．

抗コリン薬は吸入薬しかない．長時間作用型は，1回の吸入で作用が12～24時間持続する．

抗コリン薬は長年にわたり使用しても効き目が落ちないことが知られており，10年以上使用している療養者もいる[1]．

有害反応：前立腺肥大のある療養者では尿閉がある．そのほか緑内障の悪化，口渇などがある．

2. β_2刺激薬

主な商品名：サルタノール®，メプチン®，ホクナリン®テープ．

特徴：飲み薬，吸入薬，貼り薬がある．

飲み薬は，作用発現までに時間がかかり，全身性の有

NOTE

タバコと薬の関係

喫煙者は薬が効きにくくなるといわれている．とくに気管支喘息やCOPDの患者に処方されるネオフィリンは，タバコを吸うと効き目がかなり低下し，タバコを吸わない人の1.5～2倍の投与量が必要となる．

安全に確実に治療するためには，禁煙が絶対に必要である．

害反応も吸入薬に比べて大きい．

短時間型は，吸入後数分で効果が出て，4〜6時間効果が続く．

吸入薬は，速効性があり，飲み薬の1/10の量で同じくらいの効果がある．

貼り薬は，便利であるが，汗や皮膚の汚れの程度によって身体に吸収される量が変わりやすい難点がある．

有害反応：頻脈，低カリウム血症，手指振戦などがある．

3. メチルキサンチン類

主な商品名：ネオフィリン®，テオドール®，ユニフィル®LA．

特徴：飲み薬のみであり，吸入薬の気管支拡張薬と比較すると効果が劣るが，内服の場合は末梢気道の拡張作用に優れるため，労作時の息切れの改善をきたす．

気道の炎症を抑える効果も報告されている．

有害反応：悪心，心拍数増加などで，中毒症状では不整脈，痙攣を誘発する．

吸入ステロイド薬

気道の炎症や腫れを抑えるはたらきがあり，喘息治療では最も重要な薬剤である．

COPD（慢性閉塞性肺疾患）の療養者で，急性増悪を繰り返す場合，吸入ステロイド療法が増悪を減らし，QOLを改善するといわれている．息苦しいときに吸入しても，即効性はない．

有害反応には，咽頭部の不快感，痛み，刺激感などの症状，口腔内カンジダ症，嗄声などがある[1]．

吸入指導

1. 吸入薬の特徴

呼吸関連の薬物としては，吸入薬が処方されることが多い．単に飲むだけでないため，吸入薬独自の指導が必要である．

吸入薬は薬が気道や肺，気管支などに直接届くことで効果が期待できる．飲み薬より比較的少ない量で効果的な治療ができ，有害反応も少ない．

長期間つづけて使ううえで，吸入薬は安全性と効果の点から優れた薬であることを療養者に説明する．

2. 指導のポイント

吸い込む力や速さは個人差が大きいので，説明書どおりに吸っているつもりでも，実際には効果的に吸入できていないこともある．

薬の残量などから使用状況を推測できても，実際の操作をみて確認しなければ本当に正しく吸入できているかどうかはわからない．薬の器具が合っているかも含めて確認が必要である（**図2**）．

製薬会社に問い合わせると無料でパンフレットを入手できたり，練習用薬を用意しているところもある．それらを指導・教育に用いると理解しやすい．

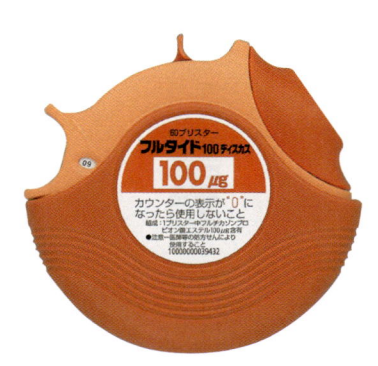

フルタイド®100ディスカス吸入用
（グラクソ・スミスクライン）

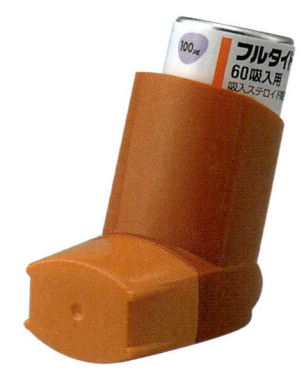

フルタイド®100μgエアゾール60吸入用
（グラクソ・スミスクライン）

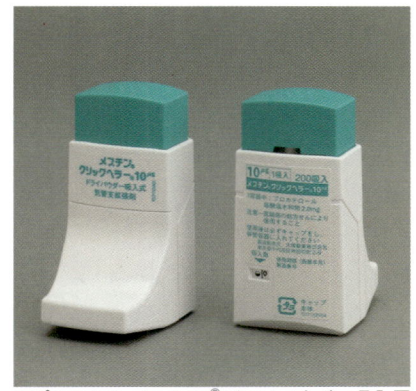

メプチンクリックヘラー®ドライパウダー吸入用
（大塚製薬）

図2　吸入薬の例

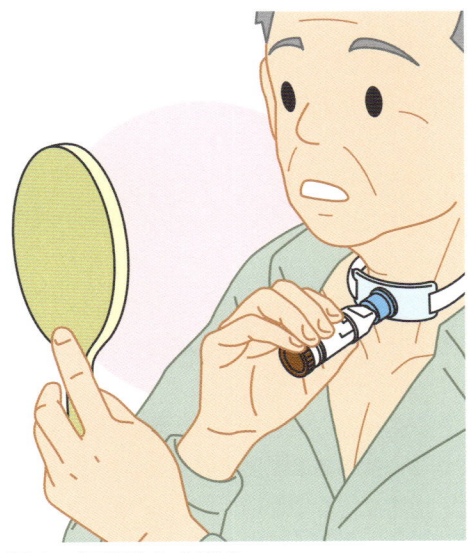

図3 気管孔から吸入

表2 吸入指導時に考慮すべき高齢者の特性

①物を大切にする習慣	製剤の交換時期（使用限度回数）を守らずに使いつづけることがある
②視力の低下	文字が小さい説明書は読まないことがある
③握力の低下	ボンベがしっかりと押せず，正しい量の薬が噴霧できないことがある．指先での操作が難しくなる
④前歯の欠損や義歯の使用	マウスピースがしっかりとくわえられない．口腔内に薬の刺激感がないと薬が出ていないと考えてしまう
⑤理解と行動の不一致	理解していても思いどおりに操作できないことがある

（日本呼吸管理学会リハビリテーションガイドライン作成委員会，日本呼吸器学会ガイドライン施行管理委員会，日本理学療法士協会リハビリテーションガイドライン作成委員会編：呼吸リハビリテーションマニュアル——患者教育の考え方と実践．p.75，照林社，2007より引用）

3. 指導内容

体力が落ちたときや口の中が乾きやすい人では，口腔内にカビがつくことがあるため，吸入した直後のうがいを指導する．

義歯を使用している療養者には，義歯をはずして義歯のすすぎ，頸部を後屈してのどの奥を洗うガラガラうがい，頬の筋肉を動かして行うブクブクうがいを指導する．

気管切開をしている療養者では，口から吸入するのではなく，気管孔から吸入をする（図3）．

吸入指導時に考慮すべき高齢者の特性を表2に示す．

引用・参考文献

1) 福地義之助，植木純監：呼吸を楽にして健康増進——呼吸のセルフケアマネジメント．p.34〜42，照林社，2011．
2) 日本呼吸ケア・リハビリテーション学会呼吸リハビリテーション委員会，日本呼吸器学会ガイドライン施行管理委員会，日本リハビリテーション医学会診療ガイドライン委員会・呼吸リハビリテーションガイドライン策定委員会，日本理学療法士協会呼吸リハビリテーションガイドライン作成委員会編：呼吸リハビリテーションマニュアル——患者教育の考え方と実践．p.68〜79，照林社，2007．
3) 金井秀樹：在宅での服薬を助ける工夫．訪問看護と介護，14(4)：286〜290，2009．
4) 萩田均司：薬剤師による訪問指導がもつ意義．訪問看護と介護，14(4)：277〜281，2009．
5) 木田厚瑞：息切れを克服しよう——患者さんのための包括的呼吸リハビリテーション．p.51〜59，メディカルレビュー社，2002．
6) 角田直枝編：よくわかる在宅看護——知識が身につく！実践できる！．p.105，学研メディカル秀潤社，2012．

Column

薬局の薬剤師による「居宅療養管理指導」の活用

月1回目：500単位，月2回目以降：300単位で，月4回を限度とする．指導内容は，単なる薬の配達ではなく，薬物や医療材料，衛生材料を提供し，正しく安全に使用できるように工夫したり，新たな有害反応やADLに影響することがあれば，主治医や他職種と連携することで，患者のQOLの向上をめざす．また，不要になった薬の処理や整理，麻薬の適正使用や廃棄の指導なども行う．

呼吸にかかわる疼痛ケア
12　息切れと呼吸苦

呼吸

伊藤美江子

> **ケアのポイント**
> - 息切れの評価と，息切れを起こす動作を調べる．
> - 息切れを起こさない，または最小限にするには，ゆっくりとした呼気にあわせて動作を行う．
> - 呼吸困難感が強い療養者には，起坐呼吸などの呼吸介助を行うと，呼吸が楽になることが多い．
> - 強制呼出（ハッフィング）を咳の前に行うと効果的で，排痰しやすくなる．

息切れの原因

運動は筋肉を動かすためにエネルギーを必要とする．細胞がエネルギーをつくることにより酸素を多く消費する．

息をこらえることで酸素負債が増加したり，血行動態に大きな変化を及ぼすために息切れが生じやすくなる．

息切れへの対応

慢性閉塞性肺疾患（COPD）[*1]など慢性呼吸不全療養者では，息を吐きながら動作を行うと，息こらえをせずに，その動作がゆっくり行われるため，息切れが軽減する．

息こらえによって酸素負債[*2]が増加し，息切れが生じやすくなる．ゆっくりと大きな呼吸パターンは換気の不均等を改善し，ガス交換率を高め，労作によって生じた低酸素血症からの回復促進に応用できる．

COPD療養者の息切れ

労作に伴い呼吸が速くなって十分な呼出ができなくなり，「吐き残し」が徐々に増加すると，動的肺過膨張[*3]になり，「吐けないから吸えない」状況となり，息切れが生じる．

COPDでは，呼吸機能低下に伴って労作時に呼吸困難が出現するようになり，息切れへの恐怖感や不安感から活動に対して消極的になる．それらがADLの低下やQOLの低下につながり，その結果，労作時の呼吸困難をさらに増す悪循環となってしまう．

息切れの性状や強さが適切に表現できることが重要である．修正ボルグスケール（p.126表2参照）を使って苦しさを表現してもらう．

息切れがするからといって日常的に安静にするのではなく，息切れをコントロールしながら運動をして，悪循環を断ち切ることが重要である．

歩行練習や筋力トレーニングなど，療養者の生活に合わせた運動指導を行う．

[*1] **慢性閉塞性肺疾患**　chronic obstructive pulmonary diseases, COPD. 有毒な粒子やガスの吸入によって生じた肺の炎症に起因する進行性の気流制限を呈する病態の総称．慢性気管支炎や肺気腫を合併している場合もある．
[*2] **酸素負債**　筋肉運動に伴う無酸素呼吸によって生じた乳酸を除去し，筋グリコーゲンを回復するために行われる呼吸に必要な酸素の量．
[*3] **動的肺過膨張**　吸気開始時点において，気道圧よりも肺内の圧力が高い状態．すなわち肺に残圧が存在する場合を示す．肺弾性収縮圧の減弱に起因する場合が多い．

図1　口すぼめ呼吸の効果

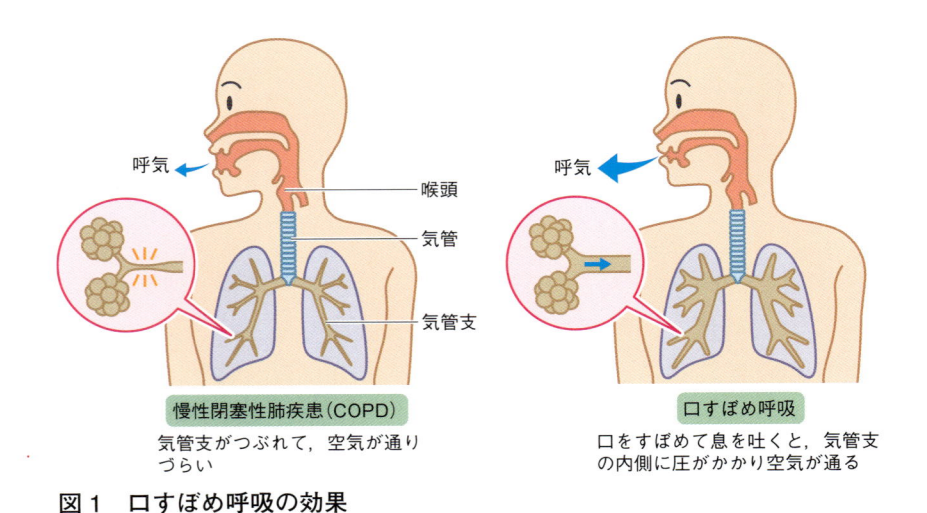

息切れを起こしやすい動作

息切れを自覚する活動は，以下のように療養者によって異なる．それらを自覚してもらい，ふだんから注意をしてもらう．
- 坂道や階段の歩行
- 上肢をあげる動作（かぶりシャツの着脱，洗髪，洗濯物を干すなど）
- 上肢を使用した反復動作（身体を洗う，拭き掃除，掃除機をかけるなど）
- 腹部に圧迫がかかる動作（前かがみになる動作など）
- 一時的に息を止める動作（洗顔，排便，重い荷物を持ち上げるなど）

呼吸訓練

腹式呼吸と口すぼめ呼吸は，息切れやパニック時のコントロールおよび緩和，換気パターンの改善，ガス交換の改善が期待できる．

普段の歩行訓練や階段昇降などの筋力トレーニングのときから口すぼめ呼吸や腹式呼吸を練習しておくと，強い息切れが起きたときに対処できるようになる．

1. 口すぼめ呼吸

口すぼめ呼吸の効果は，口をすぼめて息を吐くと，気管支の内側に圧がかかる（図1）．呼吸が速くなっても気管支のつぶれを防ぎながら，吸った空気を効率よく吐き出すことができ，息切れを予防することができる．

鼻から息を吸ったあと，軽くすぼめて時間を長めにかけて（吸うときの約2〜5倍），口から息を吐く．吸った空気と同じ量の空気を吐き出すことが重要である[3]．

2. 腹式呼吸

腹式呼吸（横隔膜呼吸）は，横隔膜の動きをよくして呼吸を効率的にする．肺が広がるときに腹を膨らませて，より肺が膨らむようにスペースをつくる[3]．

3. 呼吸が楽になる姿勢

呼吸訓練と合わせて，呼吸が楽になる姿勢を知っておくことも大切である．座った姿勢の場合は，体を少し前に傾けて腕の位置を固定することが重要である（図2）．

4. 療養者の運動の評価

療養者には，運動時に修正ボルグスケールで評価する習慣を日ごろから身に付けてもらう（p.126表2）．

自宅において1人で運動を行う場合，一般的に修正ボルグスケール3〜4の強さで行う運動が，安全かつ効果的といわれている．

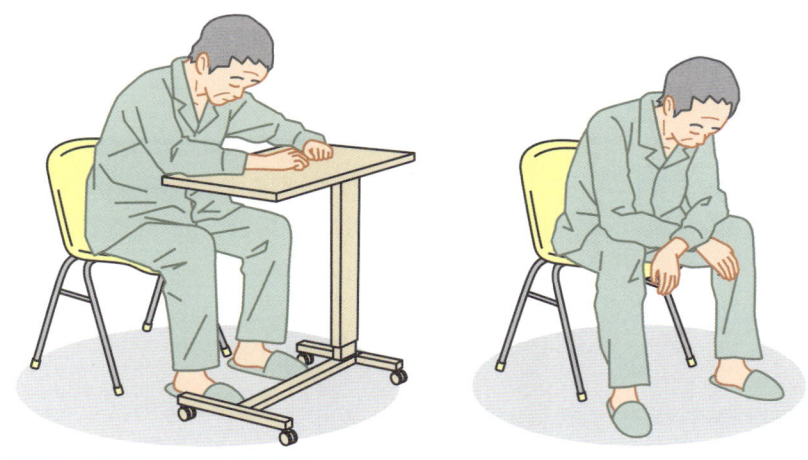

図2　呼吸が楽になる姿勢

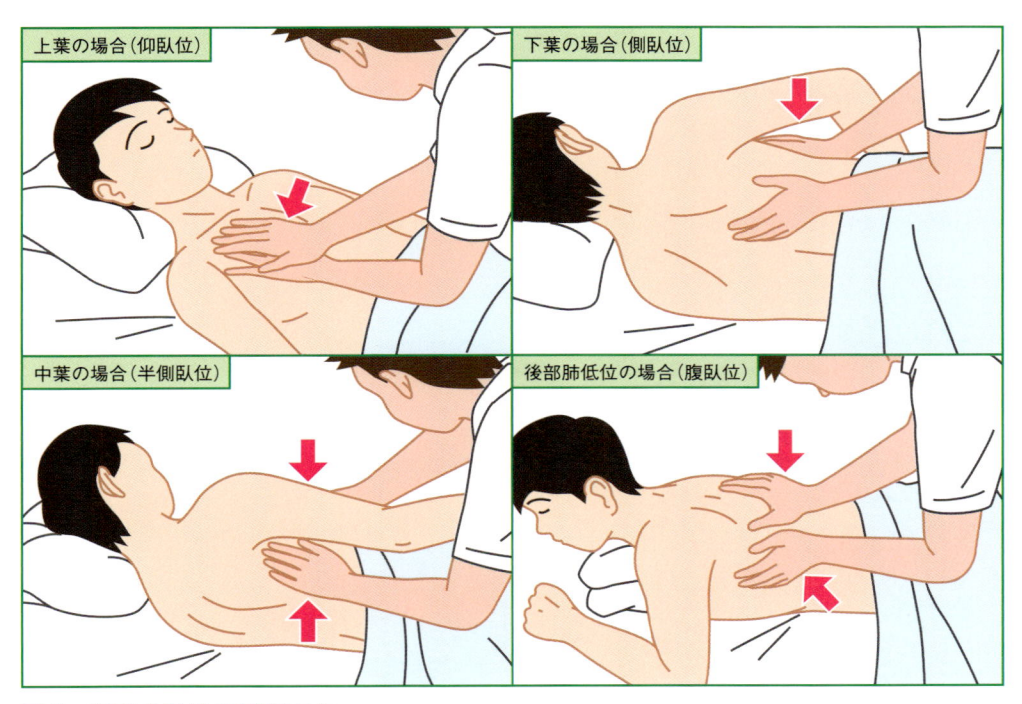

図3　呼吸介助法の圧迫方向

呼吸介助法

　リラクセーション（呼吸介助法と前傾体位）は，COPDの療養者が労作性の呼吸困難時や喘息発作時に，頸部や肩の呼吸補助筋群を用いた浅くて速い呼吸を行っている場合に適応となる．

　リラクセーションは，下部呼吸介助法（図3）のような姿勢で，口すぼめ呼吸をさせ，療養者の呼吸にあわせて徐々にゆっくりと深い呼吸を誘導していく．

　肋骨柄の圧迫が強すぎると，療養者の苦痛となるため，力の入れすぎに注意する．

　療養者に呼吸困難がある場合は，上部呼吸介助法（図3）が有効である．

咳嗽介助

連続した強い咳嗽は気管支や胸壁に対する衝撃が大きいため，療養者が胸部に筋肉痛のような痛みを訴えることがある．また強い咳嗽は疲労しやすいため，徐々に咳嗽力が低下する．そのような場合は胸部を圧迫して咳をしやすいように介助する．

開胸術や開腹術では看護師の手で創部を保護して咳をしやすいように介助する．

強制呼出（ハッフィング）の介助

ハッフィングは中枢気道の分泌物の除去に有効であり，咳をする前に行うと痰が出しやすくなる．

ハッフィングのしかたは，安静吸気のあと口と声門を開き，声を出さないようにしながら「ハーッ」と一気に強く最後まで息を吐きだす．介助者は強制呼気に合わせて胸部を圧迫する．

従来の軽打法などは不整脈，気管支痙攣，低酸素血症などを起こすことがあり，近年では胸郭を圧迫する呼吸介助法（図3）を用いた排痰手技が行われている．

引用・参考文献
1) 日本呼吸ケア・リハビリテーション学会呼吸リハビリテーション委員会，日本呼吸器学会ガイドライン施行管理委員会，日本リハビリテーション医学会診療ガイドライン委員会・呼吸リハビリテーションガイドライン策定委員会，日本理学療法士協会呼吸リハビリテーションガイドライン作成委員会編：呼吸リハビリテーションマニュアル――患者教育の考え方と実践．照林社，2007．
2) 黒澤一，佐野裕子：呼吸リハビリテーション――基礎概念と呼吸介助手技．p.72, 学習研究社，2006．
3) 川越博美，山崎摩耶ほか，佐藤美穂子，木下由美子責任編：リハビリテーション看護．最新訪問看護研修テキスト ステップ2〈5〉，p.105〜112，日本看護協会出版会，2007．
4) 福地義之助，植木純監：呼吸を楽にして健康増進――呼吸のセルフケアマネジメント．p.178〜181，照林社，2011．
5) 角田直枝編：在宅看護技術マスターQ&A――実践できる皮膚ケア・栄養ケアマネジメント・呼吸ケア．p.160〜162，学研メディカル秀潤社，2010．

Column

災害時の呼吸苦

大地震などの災害時は不安から呼吸苦となることも多い．急に息苦しくなったら，あわてずに椅子や壁などにもたれて，普段から練習している呼吸法を行う．訪問ができない場合でも，電話が通話できる状況であれば療養者へ電話をして，状況の確認や呼吸法を指導し，声かけをすることで，療養者は安心して，呼吸苦の軽減をはかることができる．

「Chapter 3 ●在宅で行う呼吸ケア」に出てきた用語

HMV	home mechanical ventilation. 在宅で長期間人工呼吸管理をしながら生活する療法をいう. 人工呼吸療法には, TPPV（気管切開下間欠的陽圧換気）とNPPV（非侵襲的陽圧換気法）があるが, 在宅者の割合はNPPVによるHMVが多い
HOT	home oxygen therapy. 在宅酸素療法. 慢性呼吸不全患者の在宅療養で使われる. 自宅に酸素供給装置を設置して, 必要時か, または24時間酸素吸入できる. 通常は鼻カニューレを用いる
NPPV	non-invasive positive pressure ventilation. 非侵襲的陽圧換気. 気管挿管や気管切開を行わず, 人工呼吸（陽圧換気）を行うこと. 主にマスクを介して人工呼吸器を使用する. 気管切開が不要など患者の苦痛の軽減や, 開始や中止が容易であるなどの利点がある
TPPV	tracheostomy intermittent positive pressure ventilation. 気管切開下間欠的陽圧換気. 気管挿管または気管切開して行う陽圧換気をいう. 侵襲的人工呼吸法である
VAP	ventilator-associated pneumonia. 人工呼吸器関連肺炎. 人工呼吸を開始してから48時間以降に, 新たに発生した肺炎
運動耐容能	身体の運動負荷に耐えるために必要な呼吸器系や循環器系などの能力
簡易栄養評価法	mini nutritional assessment, MNA. 国際老年医学会が作成した簡便で実用的な栄養評価法
コンプレッサー式（ジェット）ネブライザ	加圧により, 空気がジェット気流となり, 薬物が毛細管現象によって吸い上げられるネブライザ
酸素負債	筋肉運動に伴う無酸素呼吸によって生じた乳酸を除去し, 筋グリコーゲンを回復するために行われる呼吸に必要な酸素の量
舌苔	舌表面にある糸状乳頭の上皮が剥離し, それに微生物などが付着したもの
超音波式ネブライザ	水や薬液に超音波振動を与えることで, 薬液を1～5μmの小さな粒子にし, 細気管支から肺胞に到達させるネブライザ
動的肺過膨張	吸気開始時点において, 気道圧よりも肺内の圧力が高い状態. すなわち肺に残圧が存在する場合を示す. 肺弾性収縮圧の減弱に起因する場合が多い
慢性閉塞性肺疾患	chronic obstructive pulmonary diseases, COPD. 有毒な粒子やガスの吸入によって生じた肺の炎症に起因する進行性の気流制限を呈する病態の総称. 慢性気管支炎や肺気腫を合併している場合もある
陽圧	内部の圧力が外部よりも高い状態のこと. NPPVにおける陽圧には吸気陽圧（IPAP：inspiratory positive airway pressure）と, 呼気陽圧（EPAP：expiratory positive airway pressure）がある

index

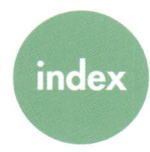

(製)：製品名

数字・欧文

3Mキャビロン非アルコール性皮膜(製)	9
3Mキャビロン皮膚用リムーバー(製)	30
AC	59
AF	59
AMC	59
BEE	61
BMI	57
CAPD	114
COPD	159, 160
Cough Assist(製)	139
CVI	45
DESIGN-R	36
EJ連結チューブ(製)	93
EN	64
FT	101
HCO_3^-	70
HMV	130, 136
HOT	139, 145
HPN	95
MNA	134
MWST	101
NE-C28(製)	118
NE-U07(製)	118
NMF	3, 4
NPPV	21
NPPV	136
NPPVマスク	21, 22
PEGソリッド(製)	93
PEH	16, 18
PEM	59, 65, 68
RSST	101
SF	59
TIME	36
TPN	64
TPPV	130, 131
TSF	59
UBW	57
VAP	151
VE	101
VF	101
WBP	36
β_2刺激薬	156

あ行

亜鉛	61
握力	60
足踏み吸引器	144
—QQ KFS-400(製)	113
アセスメント（皮膚の）	2
アダプトストーマパウダー(製)	14
圧迫	17
—療法	47
アテントSケア(製)	8
—軟便安心パッド(製)	13
アドエア125エアゾール120吸入用(製)	118
アドエア250ディスカス60吸入用(製)	118
アラーム（人工呼吸器の）	132
アルカリ性皮膚洗浄剤	4
泡状清拭剤	10
息切れ	159, 160
息苦しさ	111
意思伝達装置「伝の心」(製)	134
異常呼吸音	111
イソジンガーグル(製)	151
一次性リンパ浮腫	47
一包化薬	155
いびき音	110
医療用材料	34
医療用粘着テープ	31
胃瘻	24, 64, 90
いんきんたむし	11
インサーテープ	57
陰部洗浄	10
ウイルス性皮膚感染症	49
う歯	73, 75
ウレパールローション10%(製)	6
運動療法	47
在宅酸素療法中の—	147
栄養アセスメント	56
栄養剤注入	86
栄養摂取量	59
栄養素	62, 63
栄養評価	56
栄養ボトル	86
壊死性筋膜炎	49
柄付きくるリーナブラシ(製)	153
得手体位	35
エネルギー投与量	59
エレファント・ノーズ法	86
嚥下後誤嚥	84
嚥下造影検査	101
嚥下中誤嚥	82
嚥下内視鏡検査	101
嚥下前誤嚥	82
エンジョイゼリー(製)	64
オーエスワン(製)	105
オーエスワンゼリー(製)	105
オーラルバランス(製)	151, 152
奥舌音	100
おむつ	7

か行

加圧式定量噴霧式吸入器　　　117, 118
加圧バッグ付きエクステンションチューブ(製)　　　93
カームソリッド300，400，500(製)　　　92
介護職員等によるたんの吸引等の実施のための制度　　　116
介護力　　　35, 36
外出用バッテリー　　　134
外傷　　　51
咳嗽　　　161
　―介助　　　161
改訂水飲みテスト　　　101
外部固定具　　　91
外部ストッパー　　　24, 25, 27
外部バンパー　　　24
界面活性剤　　　4
潰瘍　　　14, 152
化学的刺激　　　29
過換気症候群　　　128
角質細胞間脂質　　　3
角質軟化剤　　　53
火災事故　　　150
下肢支持法　　　39
下腿周囲長　　　60
活動係数　　　59
カテーテル（胃瘻用の）　　　24, 90
過敏性腸症候群　　　70
カフ圧（気管カニューレの）　　　124
かゆみ　　　41
簡易栄養評価法　　　133
間欠注入法　　　92
カンジタ菌　　　11
間接訓練（嚥下機能訓練）　　　102
感染　　　15, 17, 29
　―管理　　　86
完全皮下埋め込み式カテーテル　　　96

乾燥　　　42
寒天　　　92
カンファレンス（退院時）　　　38, 40
気管カニューレ　　　121, 123, 132
気管吸引　　　123
気管呼吸音　　　109
気管支拡張薬　　　118, 119, 156
気管支呼吸音　　　109
気管支肺胞呼吸音　　　109
気管切開　　　121
　―下間欠的陽圧換気　　　130, 131
器質性便秘　　　71
偽上皮腫性肥厚　　　16, 17
基礎代謝量　　　61
気道確保　　　127
気道クリアランス　　　132
気道防御（嚥下時の）　　　79
気泡音　　　85
キャリパー(製)　　　57
吸引　　　112, 153
　―ICUブラシ(製)　　　153
　―カテーテル　　　113, 114
　―器　　　112
　―くるリーナブラシ(製)　　　153
救急車要請　　　142
吸収パッド　　　8
　前側―　　　8
急性期褥瘡　　　37
急性下痢　　　69, 70
急性増悪　　　147
吸入　　　117
　―器　　　117
　―指導　　　157, 158
　―ステロイド　　　157
　―薬　　　157
キュレル薬用入浴剤(製)　　　5
強制呼出　　　161
局所療法　　　42, 45
　瘙痒の―　　　42
　糖尿病足病変の―　　　52

居宅療養管理指導　　　158
禁煙指導　　　51
緊急時カード　　　149
口すぼめ呼吸　　　160
グラインダー　　　52
クランベリー UR65(製)　　　18
クランベリージュース　　　18
グローションカテーテル　　　97
クワシオコール　　　65, 66
鶏眼　　　49
経管栄養　　　99
経口摂取　　　99
経口補水液　　　105
経口補水療法　　　105
携帯型接触圧力測定器　　　39
携帯用吸引器　　　113, 144
経腸栄養　　　64, 90
　―剤　　　87
経鼻胃管　　　31, 32
経鼻栄養　　　84
　―チューブ　　　84
経鼻経管栄養法　　　31
頸部聴診　　　100
痙攣性便秘　　　71, 72
化粧用あぶらとり紙　　　22
血清アルブミン値　　　62
血中コレステロール値　　　62
ケラチナミンコーワクリーム20%(製)　　　6
下痢　　　69, 72, 86
　経鼻栄養による―　　　86
限局性瘙痒症　　　42
原発性リンパ浮腫　　　47
降圧薬　　　74
構音　　　80
口渇　　　104
口腔アセスメント　　　152
口腔乾燥　　　73
口腔機能　　　77
口腔ケア　　　73, 151, 152

―ブラシ	153	
―用品	153	
口腔内乾燥	151	
口腔粘膜損傷	75	
口腔保湿剤	152	
抗血栓薬	23	
抗コリン薬	156	
口唇音	100	
高張性脱水	103, 105	
高調性連続性副雑音	110	
喉頭	80	
紅斑	14, 17	
肛門周囲皮膚障害	12, 13	
誤嚥	82	
―性肺炎	73, 75	
呼吸アセスメント	108	
呼吸音	111, 132	
呼吸介助法	114, 128, 161	
呼吸回路	131	
呼吸管理	108	
呼吸器疾患	155	
呼吸苦	159	
呼吸訓練	160	
呼吸困難感	125	
呼吸パターン	109	
固形化栄養剤	92, 93	
固定	26, 32, 33	
カテーテルの―	26	
経鼻胃管の―	32	
膀胱留置カテーテルの―	32, 33	
粉状皮膚保護剤	14	
股部白癬	11	
コミュニケーションツール	134	
こより	27	
コラージュフルフル泡石鹸(製)	9, 10	
コンプレッサー式ネブライザ	117, 118	

さ行

ザーネクリーム(製)	6	
坐位	101	
災害	142, 149, 161	
坐位下部呼吸介助	128	
細菌感染	18, 19	
細菌性皮膚感染症	49	
細小血管症	49	
坐位上部呼吸介助	128	
在宅酸素療法	139, 145	
在宅人工呼吸療法	130, 136	
在宅中心静脈栄養法	31, 95	
サニーナ(製)	15	
サルコペニア	59	
酸外套	31	
三環系抗うつ薬	74	
酸素濃縮器	149	
酸素負債	159	
三大栄養素	62	
ジェットネブライザ	117, 118	
歯科衛生士	155	
シカケア(製)	22	
弛緩性便秘	72	
指極	57	
刺激(皮膚への)	29	
支持体(医療用粘着テープの)	31	
視診	108	
持続携行式腹膜透析	114	
持続注入法	92	
疾患別栄養剤	87	
湿性嗄声	100	
弱酸性洗浄剤	4, 25	
シャワーチェア	146	
修正ボルグスケール	126	
重炭酸イオン	70	
出血	17, 152	
手動式吸引器HA-210(製)	113	
消化液	26	
消化態栄養剤	87	
上腕筋周囲	59	
上腕三頭筋皮下脂肪厚	59	
上腕周囲長	57	
触診	108	
褥瘡	10, 14, 35	
―発生リスク	36	
急性期―	37	
慢性期―	37	
食物残渣	80	
食欲	61	
―低下	61	
シリコンジェルシート	22	
真菌感染	20	
真菌性皮膚感染症	49	
人工呼吸器	21, 131, 137, 151	
―関連肺炎	151	
―装着	141	
人工鼻	131	
身体活動量	59	
身体計測	56	
身体障害者手帳	20	
身長	56	
振動法	114	
浸軟	2, 7, 10, 13, 14	
真皮	2, 3	
水分	62	
―バランス	103	
―不足	63	
水疱	33	
―性類天疱瘡	41	
水泡音	110	
水様便	70	
スキナクレン(製)	10	
スキンクリーンコットンSCC(製)	13	
スクイージング	114	
ステージ分類(糖尿病足病変の)	52	
ストーマ	16	
―外来	20	
―周囲皮膚炎	16	
―装具	16, 25	

―袋	19
ストッパー(胃瘻用カテーテルの)	24, 91
ストレス係数	59
スピーチカニューレ	122
正常呼吸音	110
静的栄養アセスメント	56
成分栄養剤	87
生理的刺激	29
セキューラCL(製)	4, 5
セキューラDC(製)	9
セキューラPO(製)	9, 25
摂食・嚥下障害	78
接触皮膚炎	19, 33
舌尖音	100
舌苔	152
背抜き	38
セパーⅡ(製)	113
セラミド	3, 4
セルフリンパドレナージ	47
穿孔性潰瘍	50
洗浄法(皮膚の)	3
全身性瘙痒症	42
全身性浮腫	44
先天性リンパ浮腫	47
搔破	41, 42
早発性リンパ浮腫	47
瘙痒感	41
続発性リンパ浮腫	47
ソフティ(製)	15

た行

第一世代抗ヒスタミン薬	74
体位ドレナージ	114
退院時カンファレンス	38, 40
体外式カテーテル	31
体格指数	57
代謝性アシドーシス	70
体重	57
―減少率	57, 62
代償的嚥下法	99
唾液	80
―腺マッサージ	152
―分泌量	73, 74
卓上用吸引器	113
打診	109, 110
脱水	103
タッピング	114
ダブルサンクションタイプ気管カニューレ	133
単管	122
断続性副雑音	110
断続性ラ音	110
タンパク質漏出性胃腸症	65
中心静脈栄養	64
中心静脈ポート	97
中枢性抗コリン薬	74
チューブ	29
超音波式ネブライザ	117, 118
聴診	109, 110
直腸型便秘	71, 72
爪白癬	53
低栄養	65, 68
定型抗精神病薬	74
泥状便	70
低張性脱水	103, 105
低調性連続性副雑音	110
停電	142, 149
定量持続吸引器	133
定量パウダー式吸入器	117, 118
定量噴霧式吸入器	117, 118
テープ(医療用粘着)	31
適応性弛緩	92
笛音	110
デルマドローム	11
テルミールPGソフト40(製)	92
天然保湿因子	3, 4
等張性脱水	104
疼痛	159
動的栄養アセスメント	57
動的肺過膨張	159
糖尿病	49
―足潰瘍	49
―足病変	52
―足病変のステージ分類	52
―合併症管理料	53
透明文字盤(製)	134
投薬カレンダー	155, 156
ドライスキン	3, 13
―の発生機序	13
ドレーン	29

な行

内部固定具	91
内部ストッパー	24, 27
内部バンパー	24
軟便	71
―用吸収パッド	12, 13
二次性リンパ浮腫	47
二重発赤	37
入浴(在宅酸素療法中の)	146
尿吸引ロボ「ヒューマニー」(製)	11
尿失禁	7
尿素配合保湿剤	6
ネイルケア	51
寝かせきり	75
熱傷	50
粘着剤	18
医療用粘着テープの―	31
捻髪音	110
飲み忘れ(薬の)	155

は行

パーミロール(製)	15
パームQ(製)	39
肺炎球菌ワクチン	148
バイオティーンオーラルバランスジェル(製)	152
ハイグロバックS(製)	131
排泄(在宅酸素療法中の)	147

排痰 112	膝高 57	フェルゼアHA20クリーム㈱ 6
排痰体位 114	皮脂膜 3	フェルゼア薬用スキンケアベール
ハイドロコロイドドレッシング材 22, 33	皮疹 41	入浴液㈱ 5
排尿記録 7	非侵襲的陽圧換気 21, 136	複管 122
排尿パターン 7	ビタミン 62	複合的理学療法 44
バイブレーション 114	必要エネルギー 59	副雑音 110
肺胞呼吸音 109	菲薄化（皮膚の） 2	腹式呼吸 160
ハイムリック法 127	皮膚 2	服薬 155
パウチング（肛門への） 12, 14	―・排泄ケア認定看護師 35	―指導 155
白色ワセリン 25	―炎 19	浮腫 44
剥離剤 30	―カンジダ症 11	物理的刺激 29
剥離方法 30	―感染症 49	ブラバ粘着剥離剤㈱ 30
バッグバルブマスク 141, 144	―疾患 43	不良肉芽 27, 28
発生機序（ドライスキンの） 13	―症候性瘙痒 41	フルタイド100μgエアゾール60
ハッフィング 114, 161	―洗浄剤 4, 5	吸入用㈱ 157
バリア機能 3, 4	―瘙痒症 41	フルタイド100ディスカス吸入用㈱ 157
針刺し防止機能付きポート用注射針 97	―ツルゴール 104, 105	フレックステンド皮膚保護シート㈱ 14
バルン型胃瘻チューブ 24, 91	―のアセスメント 2	フレックステンドフィーカル㈱ 14
バルン型胃瘻ボタン 24, 91	―の観察 2	プロケアーリムーバー㈱ 30
パワースマイルKS-700㈱ 113	―の洗浄法 3	糞便塞栓 15
半固形栄養剤 87, 92	―のバリア機能 2, 3, 4	平常時体重 57
半固形短時間摂取法 92	―被膜剤 25	ペーパータオル 22
半消化態栄養剤 87	―保護クリーム 9	ペグポケット㈱ 91
絆創膏跡 43	―保護材 18, 22, 25	ヘパリン類似物質軟膏 6
バンパー（胃瘻用カテーテルの） 24, 91	―保護剤（粉状） 14	ヘルニア 17
―型胃瘻チューブ 24, 91	高齢者の― 2	便失禁 12, 14, 15
―型胃瘻ボタン 24, 91	被膜剤 9	便秘 69, 71, 72
晩発性リンパ浮腫 47	鼻マスク 22	蜂窩織炎 45
反復唾液嚥下テスト 101	ヒューバー針 96	膀胱留置カテーテル 32, 33
非アルコール性皮膚被膜剤 9	標準感染予防策 115	ポート付きカテーテル 96
皮下埋め込み式中心静脈ポート 96	標準体重 57	ポート用注射針 96
皮下脂肪 57	表皮 2, 3	歩行練習 148
―厚 57	表皮剥離 14, 17, 33	保護オイル 38
―計 57	びらん 14, 18	保湿剤 6, 9, 53
鼻カニューレ 148	ヒルドイドソフト軟膏0.3%㈱ 6	補助食品 64, 68
非吸水性コットン 12, 13	ファイティング 132	発赤 17, 21, 26
鼻腔マスク 22	フィジカルアセスメント 108, 127	
	フィッティング（人工呼吸器マスクの） 137, 138	
	フードテスト 101	

ポリウレタンフィルムドレッシング材 ……… 10

ま行

前側吸収パッド ……… 8
マスク ……… 22
　―装着 ……… 21
末梢性抗コリン薬 ……… 74
マラスムス ……… 65, 66
慢性期褥瘡 ……… 37
慢性下痢 ……… 69, 70
慢性静脈機能不全症 ……… 44
慢性閉塞性肺疾患 ……… 159, 160
ミイラ化作戦 ……… 52
ミクロアンギオパチー ……… 49
ミセル ……… 4
ミニックDC1400㈱ ……… 113
ミニモアブラシ㈱ ……… 153
ミラージュアクティバLTマスク㈱ ……… 138
ミラージュクアトロマスク㈱ ……… 138
ミラージュリバティマスク㈱ ……… 138
メチルキサンチン類 ……… 157
メプチンクリックヘラードライパウダー吸入用㈱ ……… 157
面板 ……… 16
免疫賦活栄養剤 ……… 87
モアブラシ㈱ ……… 153
毛細血管の再充血時間 ……… 104
問診 ……… 108, 125

や行

薬用石けん ……… 9
薬用入浴剤 ……… 5
有棘細胞層 ……… 2

ら行

リクライニング位 ……… 101
立位下部呼吸介助 ……… 128
利尿薬 ……… 74
リモイスクレンズ㈱ ……… 4, 5, 10
リモイスコート㈱ ……… 9
リモイスバリア㈱ ……… 9, 25
リラクセーション ……… 161
リンパドレナージ ……… 47
リンパ浮腫 ……… 44, 45
　―指導管理料 ……… 48
　―セラピスト ……… 44
冷却シート ……… 22
レティナ㈱ ……… 122
連続性副雑音 ……… 110
連続性ラ音 ……… 110
瘻孔完成期 ……… 24
瘻孔周囲炎 ……… 27
老人性皮膚掻痒症 ……… 10

実践できる 在宅看護技術ガイド

2013年 9月25日	初　版　第1刷発行
2018年 2月 9日	初　版　第3刷発行

編　　集	角田　直枝（かくた　なおえ）
発 行 人	影山　博之
編 集 人	向井　直人
発 行 所	株式会社 学研メディカル秀潤社 〒141-8414　東京都品川区西五反田2-11-8
発 売 元	株式会社 学研プラス 〒141-8415　東京都品川区西五反田2-11-8
印刷製本	凸版印刷株式会社

この本に関する各種お問い合わせ先
【電話の場合】
● 編集内容についてはTel 03-6431-1237（編集部）
● 在庫については Tel 03-6431-1234（営業部）
● 不良品（落丁，乱丁）については Tel 0570-000577
学研業務センター
〒354-0045　埼玉県入間郡三芳町上富 279-1
● 上記以外のお問い合わせは Tel 03-6431-1002（学研お客様センター）
【文書の場合】
● 〒141-8418　東京都品川区西五反田2-11-8
　　学研お客様センター
　　『実践できる 在宅看護技術ガイド』係

©N.Kakuta 2013．Printed in Japan
● ショメイ：ジッセンデキル　ザイタクカンゴギジュツガイド
本書の無断転載，複製，頒布，公衆送信，翻訳，翻案等を禁じます．
本書を代行業者等の第三者に依頼してスキャンやデジタル化することは，たとえ個人や家庭内の利用であっても，著作権法上，認められておりません．
本書に掲載する著作物の複製権・翻訳権・上映権・譲渡権・公衆送信権（送信可能化権を含む）は株式会社学研メディカル秀潤社が管理します．

JCOPY〈出版者著作権管理機構委託出版物〉
本書の無断複写は著作権法上での例外を除き禁じられています．複写される場合は，そのつど事前に，出版者著作権管理機構（電話 03-3513-6969，FAX 03-3513-6979，e-mail：info@jcopy.or.jp）の許可を得てください．

本書に記載されている内容は，出版時の最新情報に基づくとともに，臨床例をもとに正確かつ普遍化すべく，著者，編者，監修者，編集委員ならびに出版社それぞれが最善の努力をしております．しかし，本書の記載内容によりトラブルや損害，不測の事故等が生じた場合，著者，編者，監修者，編集委員ならびに出版社は，その責を負いかねます．
また，本書に記載されている医薬品や機器等の使用にあたっては，常に最新の各々の添付文書や取り扱い説明書を参照のうえ，適応や使用方法等をご確認ください．
　　　　　　　　　　　　　　　　　　　株式会社 学研メディカル秀潤社